G. POYET

MANUEL PRATIQUE DE LARYNGOSCOPIE ET DE LARYNGOLOGIE

avec 35 figures dans le Texte
et 24 Dessins en Couleur hors Texte

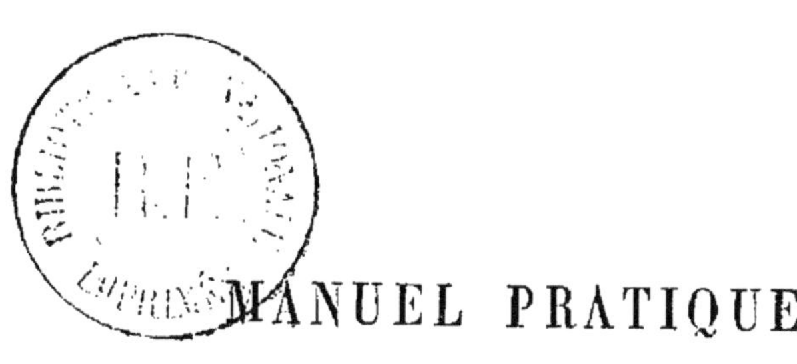

MANUEL PRATIQUE

DE

LARYNGOSCOPIE

ET DE

LARYNGOLOGIE

OUVRAGES PARUS DANS LA MÊME COLECTION

Manuel clinique de Laryngoscopie et de Laryngologie, par le Dr G. POYET, ancien interne des hôpitaux de Paris. 1 vol. in-18, cartonné diamant, de 400 pages, avec 35 figures dans le texte et 24 dessins chromo-lithographiques hors texte.... prix 7 fr. 50

Manuel de dissection des régions et des nerfs, par Charles AUFFRET, professeur d'anatomie et de physiologie à l'École de médecine navale de Brest. 1 vol. in-18, cartonné diamant, de 471 pages, avec 60 figures originales dans le texte, exécutées pour la plupart d'après les préparations de l'auteur........... prix 7 fr.

Manuel pratique de médecine thermale, par le Dr Henri CANDELLÉ, ancien interne des hôpitaux de Paris. 1 vol. in-18, cartonné diamant, de 450 pages..................... prix 6 fr.

Manuel clinique de l'analyse des urines, par P. YVON, pharmacien de 1re classe, ancien interne des hôpitaux de Paris. 1 vol. in-18, cartonné diamant, de 300 pages, avec 40 figures dans le texte.................................. prix 5 fr.

Manuel pratique des maladies de l'oreille, par le Dr P. GUERDER. 1 vol. in-18, cartonné diamant, de 320 pages, prix 5 fr.

Des vers chez les enfants et des maladies vermineuses, par le Dr Elie GOUBERT, ouvrage couronné (médaille d'or) par la Société protectrice de l'Enfance. 1 vol. in-18, cartonné diamant, de 180 pages, avec 60 figures dans le texte........... prix 4 fr.

Manuel d'ophthalmoscopie, par le Dr LANDOLT, directeur du laboratoire d'ophthalmologie à la Sorbonne. 1 vol. in-18, cartonné diamant, avec figures dans le texte...... prix 3 fr. 50

Manuel d'Hygiène et d'Éducation de la première enfance, par le Dr A. BOURGEOIS, médecin de la Garde républicaine. 1 vol. in-18, cartonné diamant, de 170 pages......... prix 3 fr.

MOTTEROZ, Adm.-Direct. des Imprimeries réunies, B, Puteaux

MANUEL PRATIQUE

DE

LARYNGOSCOPIE

ET DE

LARYNGOLOGIE

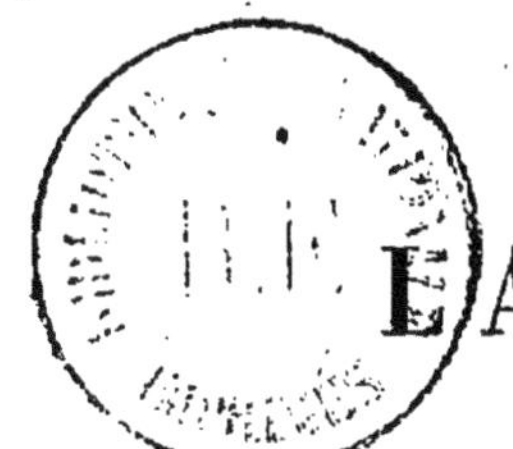

PAR

LE Dr G. POYET
Ancien interne des hôpitaux de Paris

AVEC 35 FIGURES INTERCALÉES DANS LE TEXTE

et 24 dessins en couleur hors texte reproduits d'après nature

PARIS
OCTAVE DOIN, ÉDITEUR
8, PLACE DE L'ODÉON, 8

1883

MANUEL PRATIQUE

DE

LARYNGOSCOPIE

APERÇU HISTORIQUE

Nous ne croyons pas utile, dans un manuel du genre de celui-ci, de refaire un historique étendu de la laryngoscopie et d'entretenir le lecteur de tous les essais infructueux tentés par Levret (1743), Bozzini, Senn, Babington, Bennati, Selligue et autres.

Garcia, le chanteur, est le premier qui, en 1854, arriva à voir suffisamment bien le larynx pour pouvoir en donner une description : ses recherches sont consignées dans un travail qu'il publia à cette époque. Amoureux de son art, et désireux de connaître le mécanisme de l'organe auquel il devait sa réputation, il parvint à voir son larynx au moyen d'un miroir de dentiste éclairé par la lumière solaire. Il renouvela assez souvent ses expériences pour pouvoir étudier les deux grandes fonctions de l'organe laryngien, la production du son et la respiration. On peut donc, en quelque sorte, le regarder comme ayant été le premier laryngoscopiste.

Trois ans plus tard (1857), Türck, professeur de pathologie à Vienne, Czermak, professeur de physiologie à Pesth, firent paraître simultanément des mémoires dans lesquels ils relataient leurs recherches et démontraient qu'il était possible de voir le larynx au moyen de la lumière artificielle. Leur procédé leur permettait d'en étudier le mécanisme et d'en constater les altérations. Une question de priorité s'éleva entre ces deux maîtres; mais il serait trop long d'en faire ici l'histoire, d'autant plus que les preuves fournies par l'un et par l'autre ne sont pas complètement probantes.

Quoi qu'il en soit, Czermak, apôtre enthousiaste de la laryngoscopie, entreprit une véritable croisade, et tour à tour, en Allemagne, en Angleterre, en France, il alla préconisant et enseignant ce nouveau mode d'examen. Partout il créa des prosélytes qui, marchant dignement sur la trace du maître, concoururent bientôt par leurs travaux à créer une méthode laryngoscopique et une nouvelle pathologie laryngienne basée sur l'examen direct de l'organe et reléguant à l'état de souvenir les idées reçues jusqu'à ce jour.

LARYNGOSCOPIE

Pour pratiquer l'examen du larynx, il est de toute nécessité d'éclairer vivement le voile du palais et la paroi postérieure du pharynx. C'est cette nécessité qui exerce encore aujourd'hui l'ingéniosité de tous les fabricants d'instruments de chirurgie et de tous les médecins qui s'occupent de laryngologie.

En France, où l'on se sert à peu près exclusivement de la lumière directe, nous n'en connaissons pas un seul qui n'ait inventé un appareil photogénique plus ou moins compliqué, plus ou moins ingénieux pour remplir le but proposé. Hâtons-nous de dire que tous ces appareils dérivent du même principe, la concentration de rayons lumineux artificiels au moyen de une ou de plusieurs lentilles convergentes bi-convexes ou plan-convexes.

Sans parler de l'ophthalmoscope de Ruete qui servit aux premières expériences de Czermak, le premier appareil, l'appareil-type en quelque sorte, ayant servi de point de départ aux nombreux appareils que nous décrirons plus loin, est dû à Moura-Bourouillou. C'est celui que chacun de nous a pu voir et manier dans l'arsenal chirurgical que l'on trouve dans toutes les salles de chirurgie des hôpitaux de Paris. Tous ces appareils fournissent une lumière directe très suffisante pour pratiquer l'examen du larynx. Toutefois elle est très inférieure à celle que donne le soleil. Nous verrons cependant que la lumière oxhydrique et la lumière électrique remplacent avantageusement celle du soleil dans beaucoup de cas, car on peut en disposer à toute heure.

Les Allemands, les Anglais, les Américains chez qui les études laryngoscopiques sont beaucoup plus vulgarisées que chez nous, préfèrent éclairer leur miroir au moyen de la lumière réfléchie. Ils se servent pour cela de grands miroirs concaves qui renvoient la lumière d'une lampe ou mieux du gaz.

Nous allons examiner successivement les appareils employés dans les deux méthodes, puis nous en ferons ressortir les avantages et les inconvénients.

APPAREILS D'ÉCLAIRAGE

ÉCLAIRAGE PAR CONCENTRATION

Cet éclairage se fait au moyen de rayons lumineux concentrés sur un point, le pharynx, au moyen de lentilles convergentes plan-convexes ou bi-convexes. Les rayons lumineux sont fournis soit par une lampe alimentée par l'huile ou le pétrole, soit par le gaz ordinaire, soit par le mélange de l'hydrogène et de l'oxygène projetés sur un crayon de chaux (lumière de Drummond), soit enfin par l'électricité.

Les appareils portatifs, c'est-à-dire les plus usuelle ont tous été construits pour être adaptés à une lampe à huile ou à pétrole ou sur le verre d'un simple bec de gaz. Le premier qui ait été construit est celui de Moura-Bourouillou.

Il consiste en un collier de cuivre en forme de pince destiné à supporter d'une part la lentille bi-convexe, d'autre part un écran pour protéger la vue de l'opérateur.

Cet appareil présente plusieurs inconvénients. La pince ne s'ouvre pas assez pour permettre d'adapter le collier aux lampes de tous calibres, surtout sur les verres des lampes à gaz. Les ressorts qui font jouer la pince s'affaiblissent avec le temps, et l'instrument glisse sur le verre où il a été adapté. La lentille elle-même est supportée par une tige articulée qui au bout de très peu de temps lui permet de basculer en avant et en arrière. — Le miroir auto-laryngoscopique ne jouit pas de mouvements indépendants de ceux de la lentille. Enfin la lentille bi-convexe ne peut s'élever ou s'abaisser selon les besoins de l'examen sans que l'on élève ou que l'on baisse le collier.

C'est pour remédier à tous ces inconvénients que notre maître M. Fauvel fit construire par Galante le laryngoscope qui porte son nom. Nous empruntons sa description à l'ouvrage de Fauvel : Cet appareil (fig. 1) se compose d'un collier pouvant s'adapter à toutes les lampes quelles que soient leurs dimensions, et est maintenu solidement au moyen de vis de pression latérales *t*. Sur ce collier, se fixe au moyen de la vis *n* une tige *f* pouvant s'allonger pour faire varier à volonté la distance focale de la lentille *a*. Cette lentille supportée par la tige *s* peut s'élever ou s'abaisser et être maintenue dans la position voulue, grâce à la vis *h*. La genouillère *c* permet de l'incliner dans tous les sens ; *b* est un miroir pour l'autolaryngoscopie, il s'incline en avant et en arrière, tournant autour des points *o* comme axe, *l* est une pièce portant un écran destiné à protéger les yeux de l'observateur contre la lumière de la lampe.

Cet appareil est celui dont je me sers depuis dix ans, c'est dire que c'est celui que je trouve le plus commode, sinon le plus complet. Au bout d'un certain temps, les pièces telles que la genouillère et les articulations du miroir auto-laryngoscopique jouent

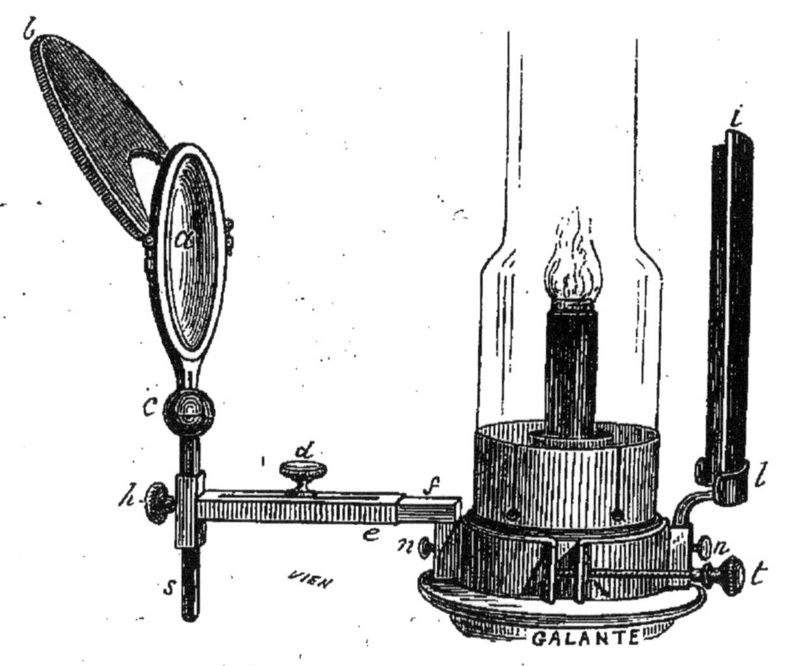

Fig. 1. — Laryngoscope de Fauvel.

avec trop de facilité et la lentille ou le miroir basculent en avant ou en arrière, mais ce sont là de bien petits inconvénients auxquels il est toujours facile de remédier.

Le laryngoscope de Krishaber (fig. 2) se compose d'un collier métallique ovale à grand diamètre transversal : deux ressorts à boudin très forts remplacent les vis de pression du laryngoscope Fauvel. En avant et en arrière du collier, sont deux pièces faisant corps avec lui, l'une, en arrière, supportant un porte-écran

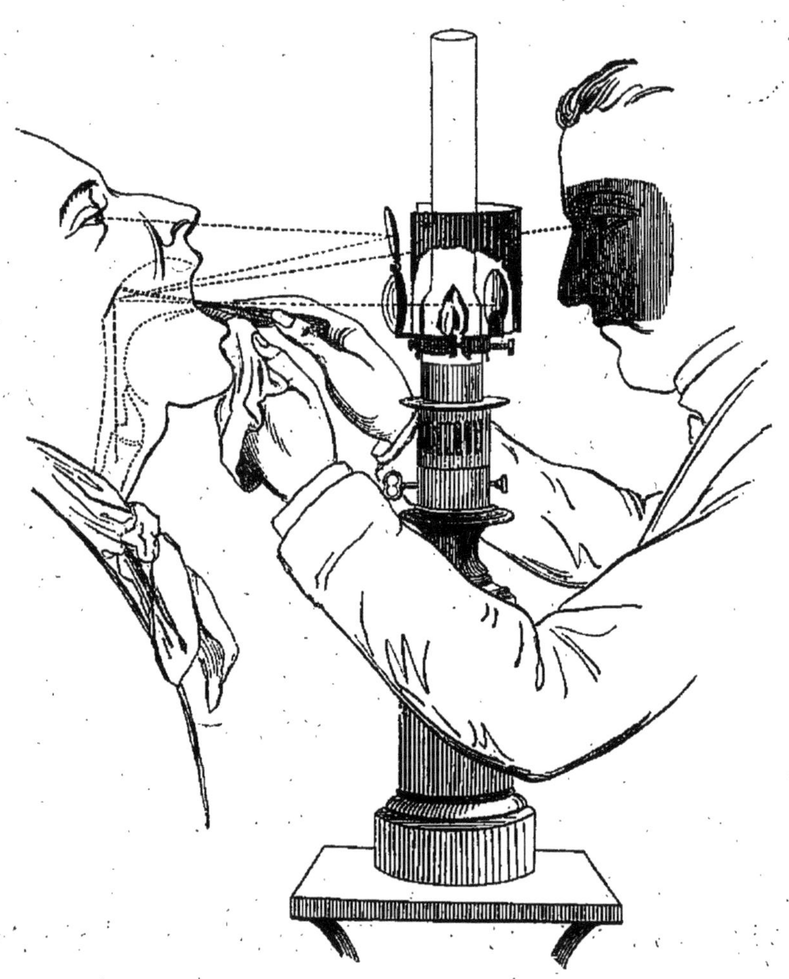

Fig. 2. — Laryngoscope de Krishaber.

sur le milieu duquel se trouve fixé à demeure un petit miroir concave métallique, l'autre, en avant, supporte une lentille plan-convexe surmontée d'un petit miroir auto-laryngoscopique. De la façon dont l'appareil est construit, on ne peut changer, comme dans l'appareil Fauvel, le foyer du miroir, ni élever ni abaisser ce dernier, ce qui d'ailleurs rendrait inutile la présence du réflecteur dont l'axe central doit correspondre à l'axe de la lentille. Nous croyons inutile la présence de ce réflecteur, car les rayons lumineux partis de la flamme de la lampe doivent repasser à travers cette flamme avant d'atteindre la surface convergente. Un écran, en carton souple, entoure tout l'appareil et protège très bien les yeux de l'observateur.

Cet appareil donne un éclairage un peu plus intense que le précédent, mais les rayons sont moins convergents, de telle sorte que ce n'est pas seulement le fond du pharynx et le voile du palais qui sont éclairés, mais tout le visage du sujet. C'est là un assez grand inconvénient.

Le laryngoscope de Cadier (fig. 3) se compose d'un tube en cuivre dans lequel est sertie la lentille convergente. Ce tube, au moyen d'un manchon, peut s'adapter à toutes les lampes. Le manchon lui-même muni de deux tourillons avec pas de vis peut varier de hauteur. Un réflecteur métallique concave est placé derrière la lampe et a pour but d'augmenter le pouvoir éclairant de la flamme. En arrière, fixé par une tige rigide, se trouve un contrepoids destiné à maintenir l'appareil en équilibre, que l'on abaisse ou que l'on relève le tube.

Pour se servir de cet appareil, le médecin se place

sur le côté du tube, un peu en avant toutefois, presque vis-à-vis du malade qui, lui, est assis directement en face.

De cette manière on n'est pas forcé d'embrasser avec ses bras la lampe et l'appareil laryngoscopique qu'elle

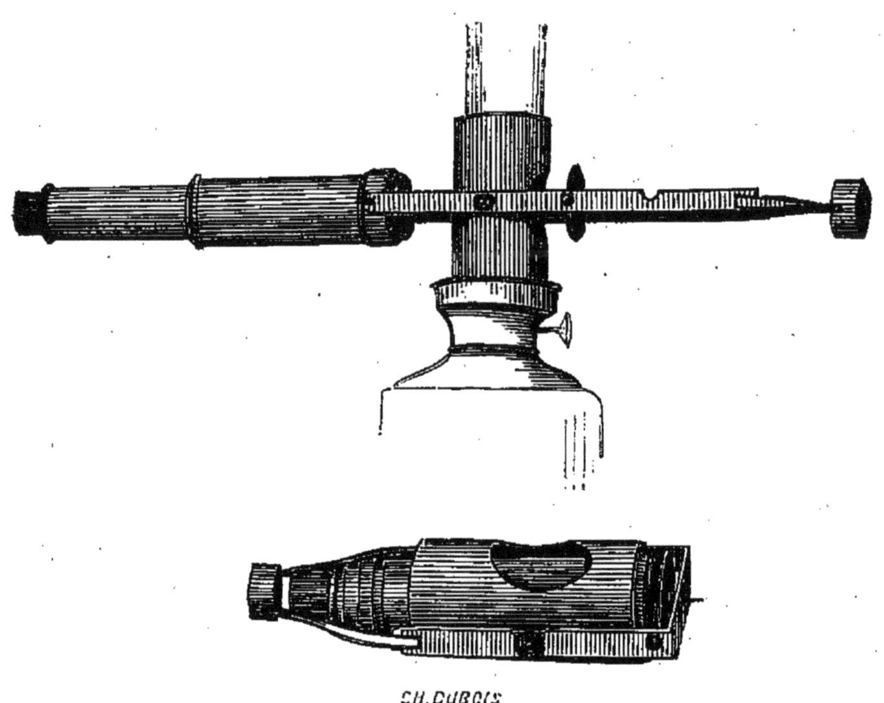

Fig. 3. — Laryngoscope de Cadier. — Le même, replié.

supporte, ce qui est certainement un grand avantage. D'autre part, l'opérateur n'a pas dans les yeux les rayons lumineux diffus qui filtrent toujours autour des écrans.

Pour remédier à cet inconvénient, Mackenzie, de Londres, avait imaginé de fixer la lentille sur un manchon qui coiffait complètement le verre de la lampe. La lentille, placée sur deux tourillons, pouvait s'abaisser et s'élever à volonté. Mais une pareille disposition a pour inconvénient principal, si l'on se sert de cet appareil pour l'éclairage direct, de chauffer considérable-

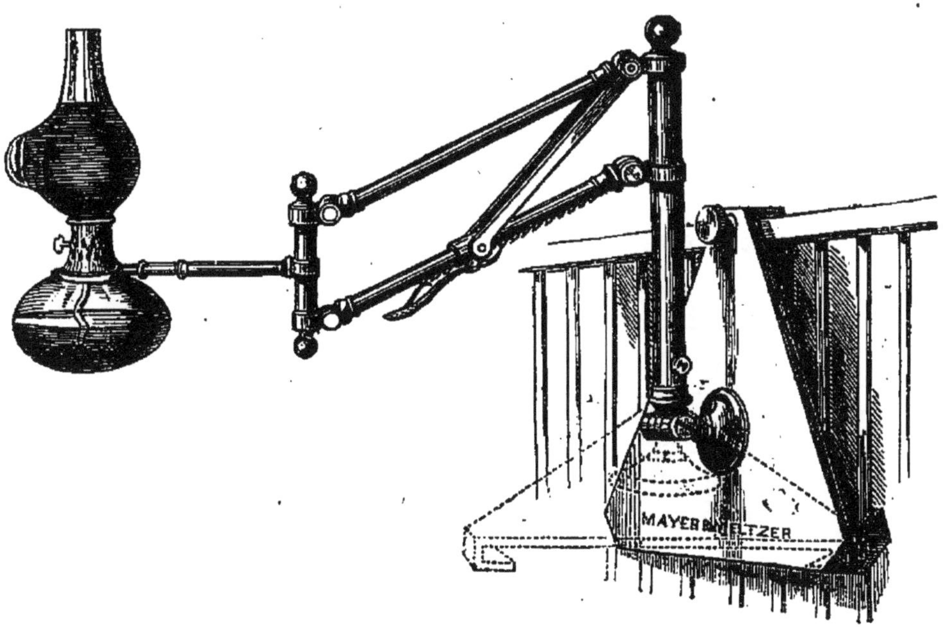

Fig. 4. — Lampe de Mackenzie pour l'usage clinique. Dans ce dessin la lampe est représentée fixée sur la partie horizontale d'un lit; les lignes pointillées indiquent la position du pied lorsque la lampe est posée sur une table.

ment le visage de l'opérateur. Aussi Mackenzie ne s'en sert-il plus que comme source de lumière pour éclairer un miroir concave avec lequel il fait ses examens (fig. 4).

La lampe à pétrole est fixée au mur par un mécanisme ingénieux qui permet de l'abaisser, de l'élever et de la tourner dans tous les sens.

Ces différents instruments, que nous venons de décrire, sont tous, sauf celui de Cadier, assez portatifs mais ils sont peu commodes pour faire un examen au lit du malade. Pour un examen de ce genre, la lumière

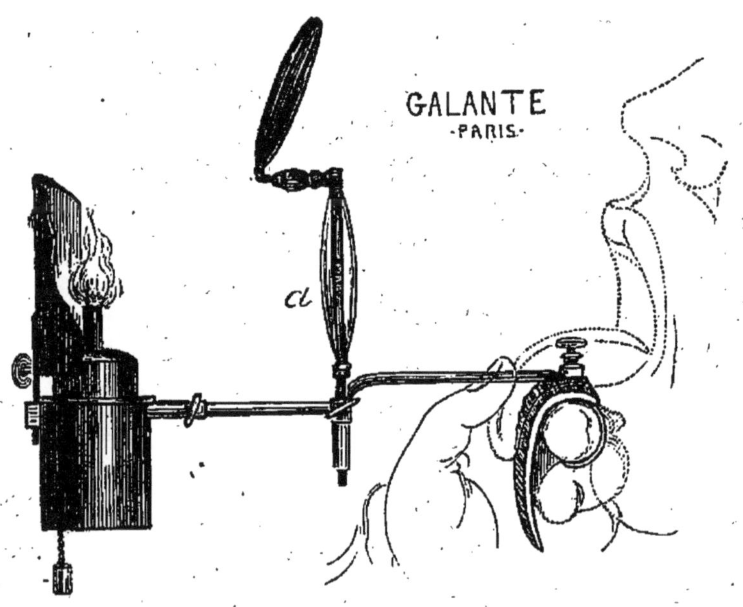

Fig. 5. — Appareil photophore de Fauvel.

réfléchie, ainsi que nous le verrons plus loin, est beaucoup plus pratique. Cependant, on peut se servir de l'appareil dit photophore inventé par Fauvel (fig. 5).

Les rayons lumineux d'une petite lampe à pétrole ou à essence minérale *e* sont concentrés par une lentille bi-convexe *a*. La main gauche de l'opérateur soutient tout l'appareil avec l'index placé dans un anneau. Avec le pouce, on maintient la langue du patient sur la plaque striée qui recouvre l'anneau. Au-dessus de la lentille se trouve un petit miroir *c* dans lequel le malade peut se voir de façon à bien rester dans le champ lumineux.

Mathieu a construit un petit appareil (fig. 6) rem-

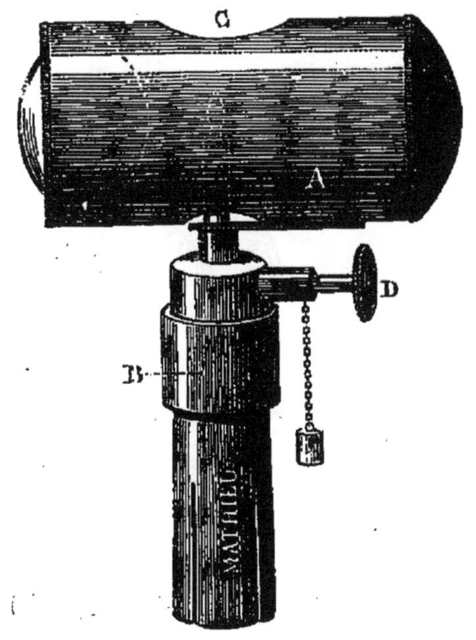

Fig. 6. — Laryngoscope portatif de Mathieu.

plissant le même but. Il se compose d'une petite lampe à pétrole B dont la mèche peut être élevée ou abaissée au moyen du bouton D.

Cette petite lampe est surmontée d'un tube métallique horizontal C, à l'une des extrémités duquel est un réflecteur, tandis qu'à l'autre se trouve une forte lentille plan-convexe.

Le concentrateur de lumière du Dr Mackenzie (fig. 7) remplit aussi la même indication. Il se fixe sur une simple bougie. *a* est une armature en forme de pinces qui fixe ce petit appareil sur la bougie, *s*, un écrou pour serrer cette armature, *b*, une plaque de liège, mauvaise

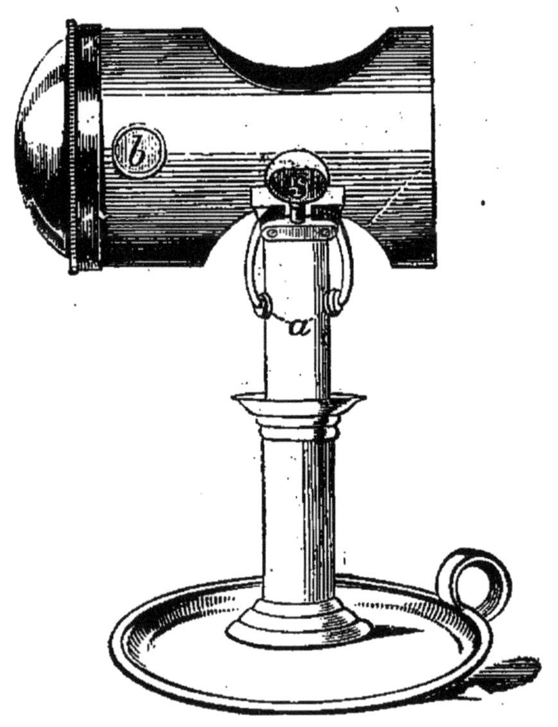

Fig. 7. — Concentrateur de lumière de Mackenzie.

conductrice de la chaleur, destinée à saisir l'appareil quand il est échauffé. La lentille, plan-convexe, très puissante, est fixée au-devant d'un tube métallique qui embrasse exactement la flamme de la bougie. Inutile de dire qu'à la rigueur ce petit appareil peut être placé sur le verre d'une lampe ordinaire ou sur celui d'un bec de gaz.

Un excellent appareil concentrateur consiste en une simple boule de verre remplie d'eau et placée au-devant d'une lampe ou d'un bec de gaz. Dans ce cas, il faut examiner son malade comme on le fait avec la lumière de Drummond, c'est-à-dire en plaçant la boule et la lampe sur une table, derrière l'opérateur, et à sa droite, en face même du patient.

Tous ces différents appareils donnent une lumière très suffisante, non seulement pour faire un examen laryngoscopique, mais encore pour pratiquer dans le larynx toutes les opérations courantes. Mais lorsqu'il s'agit de démonstrations, et si on veut montrer le larynx d'un malade à plusieurs personnes à la fois, surtout si les assistants ne sont pas très versés en laryngoscopie, il devient nécessaire, pour ne pas dire indispensable, d'user de moyens d'éclairage plus intense.

Nous ne rappelons que pour mémoire que l'on peut utiliser dans ce cas la lumière solaire. Il faut, pour que cela puisse se faire, que le soleil soit suffisamment incliné à l'horizon, ce qui n'a lieu que le matin et le soir. De plus, cet examen est désagréable pour le malade qui reçoit les rayons lumineux directement. Nous verrons au contraire que pour la lumière réfléchie, c'est évidemment à la lumière solaire que l'on doit donner la préférence.

La lumière oxhydrique ou de Drummond remplit toutes les conditions voulues pour éclairer le larynx. Elle se compose, comme on sait, d'un jet d'hydrogène et d'oxygène enflammés et projetés sur un crayon de

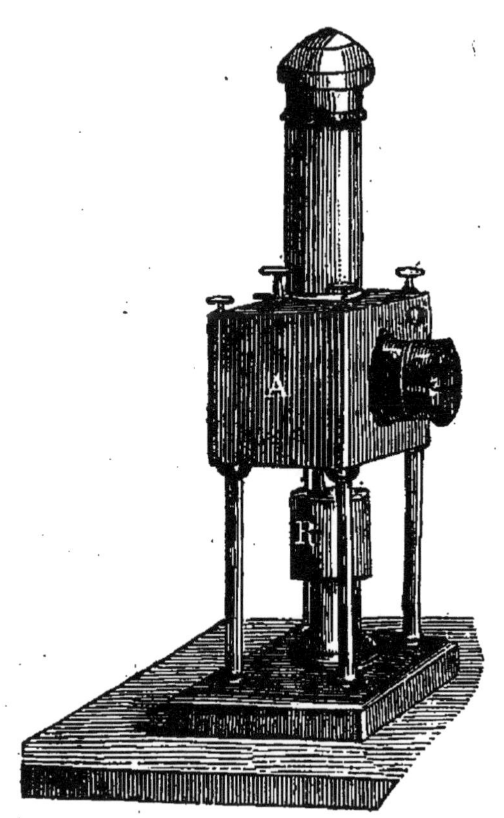

Fig. 8. — Lanterne de Dubosc.

chaux. M. Debray, l'éminent chimiste, a inventé un chalumeau grâce auquel le mélange des deux gaz se fait au moment même où ils s'enflamment, ce qui évite toute chance d'explosion. C'est ce chalumeau qui est employé dans la lanterne de Dubosc et dans celle que

Molteni a construite sur les indications du docteur Fauvel.

Je donne ici le dessin de ces deux lanternes sans entrer dans aucune description (fig. 8 et 9). Il suffit de dire que ce n'est toujours qu'une modification de l'éclairage lenticulaire. Les rayons lumineux, dans ces deux appareils, sont fournis par la lumière oxhydrique et concentrés par une lentille plan-convexe.

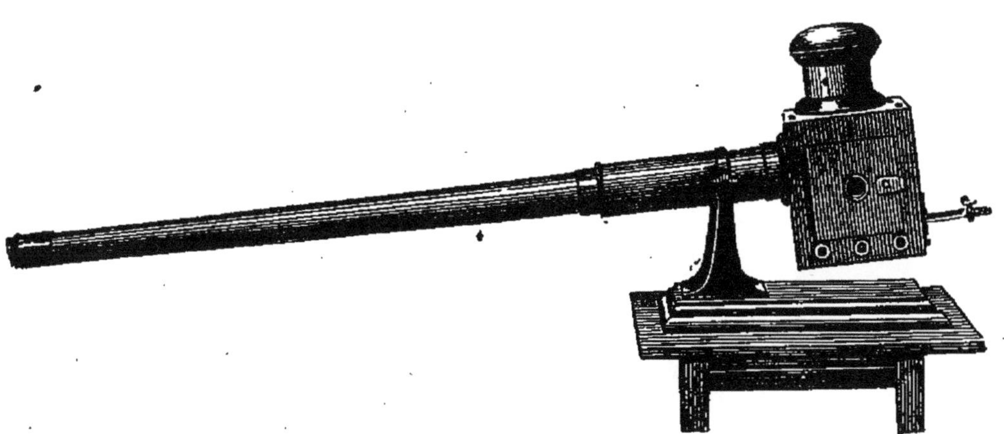

Fig. 9. — Lanterne de Molteni.

Avec la lanterne de Dubosc, il est nécessaire de placer le malade sur un tabouret de piano ou sur un fauteuil pareil à celui de Mackenzie (fig. 10) de façon à amener sa bouche à la hauteur du faisceau lumineux. Avec la lanterne de Molteni, il n'est plus nécessaire de faire bouger le malade. C'est le but que Fauvel s'est proposé en la faisant construire. En effet, cette lanterne mobile autour d'un axe vertical, ce qui permet de la déplacer à droite et à gauche, est encore mobile d'arrière en avant autour d'un axe horizontal, grâce aux tourillons sur lesquels elle repose. Le foyer princi-

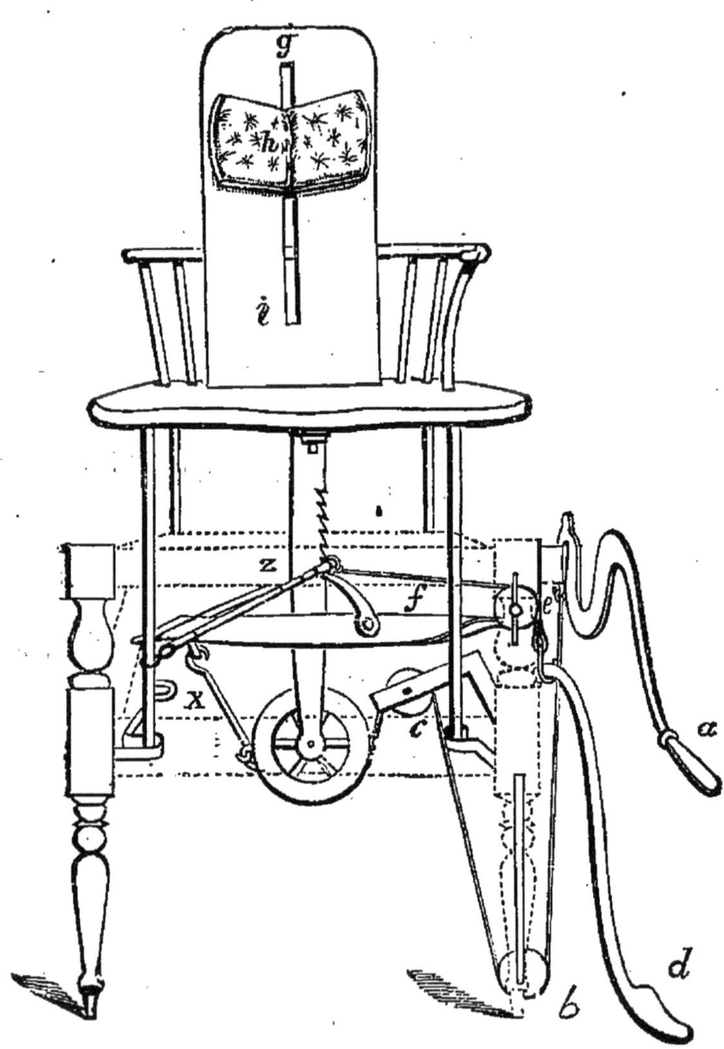

Fig. 10. — Fauteuil de Mackenzie.

En *a* un levier du second genre, mis en activité, en *b* et en *c*, le point d'appui est en *x*. En appuyant sur la branche *d* avec le pied, l'opérateur fait partir le ressort de la crémaillère et la chaise descend peu à peu. Il existe un étroit dossier avec un appui mobile pour la tête, qui monte et descend par une rainure et peut être fixé par derrière au moyen d'une crémaillère.

pal de la lentille convergente est à longue distance, de façon à ce qu'un long tube puisse être adapté à la lanterne. Le poids de ce tube contre-balance exactement le poids de la lanterne, de telle sorte qu'elle reste toujours fixe quelle que soit l'inclinaison qu'on lui donne en avant et en arrière. La longueur du tube a pour but, ainsi que le dit M. Fauvel, de permettre à un grand nombre de personnes de voir l'image laryngée en même temps que l'opérateur lui-même.

Pour faire un examen laryngoscopique avec cet éclairage, le médecin s'asseoit en face du malade et se place de façon à ce que le tube de la lanterne arrive au niveau de son oreille droite, de telle sorte qu'avec sa tête ou avec son épaule il peut faire varier la direction du faisceau lumineux et éclairer convenablement le pharynx.

Je me contente de citer simplement la possibilité d'éclairer le miroir laryngien avec la lumière du magnésium en combustion. Avec cette lumière, j'ai fait avec le docteur Fauvel et M. Franck des essais infructueux de photographies de l'image laryngienne. La combustion du magnésium produit une fumée intense; de plus, la lumière est très inégale et d'un prix considérable.

ÉCLAIRAGE PAR RÉFLEXION

Nous avons vu que les médecins allemands et anglais se servaient de préférence de la lumière réfléchie pour éclairer le laryngoscope. Les réflecteurs varient selon qu'ils sont fixes ou pour mieux dire indépendants de l'opérateur, et selon qu'ils sont placés et maintenus par l'opérateur lui-même.

De tous les réflecteurs fixes le meilleur est sans contredit le petit héliostat de Cusco. Grâce à ce petit appareil qui consiste en une simple glace mue par un mouvement d'horlogerie, on peut à volonté diriger à toutes les hauteurs et dans toutes les directions un faisceau de rayons solaires de 7 à 8 centimètres de diamètre. C'est évidemment le meilleur éclairage que l'on puisse rêver. Malheureusement on ne peut, surtout dans notre climat, espérer avoir le soleil pendant un temps suffisant et d'une façon assez régulière.

Pour mon compte, lorsque je veux faire un examen avec la lumière solaire, je me contente de faire diriger par un aide les rayons solaires réfléchis par une glace. Avec cet éclairage on a la véritable coloration des tissus qui sont légèrement colorés en rouge jaunâtre par la lumière des lampes et du gaz, et en blanc par la lumière oxhydrique et par l'électricité.

Czermak est le premier qui ait employé un réflecteur

fixe pour éclairer le larynx; et pour cela il se servit de l'ophthalmoscope de Ruete. C'est un miroir concave placé au-devant d'un écran destiné à protéger les yeux de l'examinateur. Avec ce miroir il réfléchissait la lumière d'une lampe ou d'un bec de gaz. Ce moyen d'éclairage est encore un des meilleurs et je m'en sers quelquefois. J'ai fixé au mur un grand miroir concave de 25 centimètres de diamètre que je peux, grâce à une tige articulée à double genouillère, diriger dans toutes les directions et à toutes les hauteurs. Ma source de lumière est une lampe Carcel de gros calibre dont les rayons lumineux sont concentrés par une boule de cristal remplie d'eau légèrement teintée avec du sulfate de cuivre.

Tobold et Lewin de Berlin ont fixé leur réflecteur à la lampe même qui fournit la lumière.

Le laryngoscope de Tobold se compose d'une lampe à pétrole de forte dimension sur laquelle est placée une armature en fer en forme de tube qui contient dans son intérieur une boule de verre remplie d'eau destinée à concentrer les rayons lumineux sur un miroir légèrement concave. Ce miroir, percé au centre d'une petite ouverture pour l'observation, est fixé à l'extrémité du tube et peut être déplacé dans tous les sens.

Dans l'appareil de Lewin et dans l'appareil de Mandl, la boule destinée à concentrer les rayons lumineux est remplacée par une forte lentille; de plus dans ce dernier c'est une armature particulière fixée à la lampe même qui supporte le miroir réflecteur.

Je me sers moi-même d'un appareil analogue à celui de Tobold. Les rayons lumineux d'une forte lampe ordinaire sont concentrés par une boule de verre de 20 centimètres de diamètre, remplie d'eau très pure légèrement colorée en vert par un peu de sulfate de cuivre. Mon réflecteur a 25 centimètres de diamètre, et j'éclaire le pharynx de mon malade en me plaçant au-devant de lui comme on le fait pour pratiquer un examen avec la lumière oxhydrique.

D'autres fois encore, j'emploie le réflecteur en le fixant à mon front au moyen d'un ruban. C'est là un moyen très pratique d'utiliser la lumière réfléchie.

On peut fixer le miroir concave sur son front au moyen d'un ruban, comme le faisait Kramer, ou sur son nez au moyen d'une armature légère en forme de lunette (fig. 11), ainsi que le fait Duplay pour l'examen des oreilles, ou entre ses dents au moyen d'un petit manche construit pour cet usage. — Czermak pratiquait ainsi ses examens.

L'éclairage par réflexion a ses avantages et ses inconvénients. L'avantage le plus sérieux consiste en ce que le médecin peut suivre son malade s'il fait quelque mouvement de tête et pratiquer quand même son examen. Mais pour cela il faut être très habitué à examiner les malades de cette façon, sans cela on est gêné dans ses mouvements et pour peu que l'on incline la tête à gauche ou à droite on cesse d'éclairer le sujet. De plus, si on veut montrer le larynx à un assistant, cela devient presque impossible, car l'opérateur est forcé d'écarter un peu sa tête pour faire place à la per-

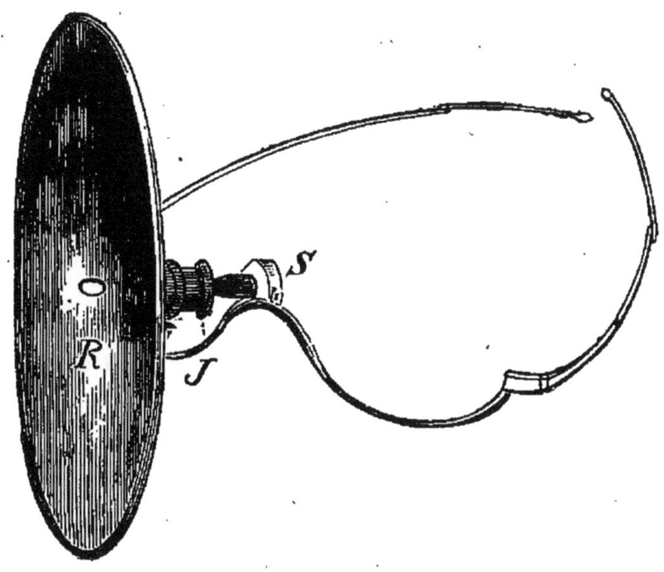

Fig. 11. — Réflecteur fixé à une monture de lunette dont la moitié supérieure des bords a été enlevée.

A la partie postérieure du réflecteur il se trouve une petite dépression où vient s'adapter une boule unie à la monture de la lunette, un anneau est vissé sur la boule, et l'articulation est ainsi formée en J.

sonne et par suite de ce mouvement même le pharynx du malade n'est plus éclairé. Je ne parle pas de l'aspect un peu ridicule du médecin orné de son miroir ni de ce qu'il y a de répugnant, si on emploie le réflecteur de Czermak, à maintenir entre ses dents un appareil dont un autre peut s'être servi avant vous. En outre, avec ce système, il vous est impossible de parler à votre malade et de lui donner les conseils nécessaires pour faciliter l'examen.

Les réflecteurs fixés sur le front au moyen d'un bandeau ou sur le nez au moyen de lunettes sont les meilleurs instruments pour pratiquer un examen laryngoscopique avec la lumière solaire réfléchie. Quelle que soit la source lumineuse que l'on utilise, il faut avoir soin d'employer comme réflecteur un très grand miroir dont la surface réfléchissante ne soit pas d'une courbure trop petite ou trop grande. Il faut l'expérimenter avant de l'utiliser et s'assurer que le foyer principal se trouve à une longueur de 40 à 45 centimètres, car il ne faut pas oublier que c'est un peu en avant ou un peu en arrière de ce foyer que doit se trouver le pharynx du malade à examiner. Avec un foyer trop court, la figure de l'opérateur est trop rapprochée de celle du malade; avec un foyer trop long, l'examen nécessite une position très gênante, les bras étant très étendus.

Dans ce dernier cas, surtout si l'on veut pratiquer une opération, on perd beaucoup de sa sûreté de main.

En résumé, nous conseillons au médecin qui voudra pratiquer des examens laryngoscopiques et se servir de lumière directe, d'employer le laryngoscope de Fauvel ou celui de Krishaber. Si au contraire il veut se servir de la lumière réfléchie, nous lui conseillons un grand miroir frontal éclairé par une lampe à huile ou à gaz dont les rayons seront concentrés par une boule de cristal remplie d'eau.

Ce n'est que dans la minorité des cas qu'il pourra se servir de la lumière solaire. Quant à la lumière de Drummond, elle trouve plutôt son application dans l'enseignement.

Jusqu'à ce que l'on ait trouvé une source d'électricité continue, bien réglée et d'un prix raisonnable, nous conseillons de s'abstenir de ce mode d'éclairage.

MIROIRS LARYNGIENS

Quelques auteurs donnent exclusivement au miroir laryngien le nom de laryngoscope. Au point de vue strict du mot, ils sont dans le vrai, mais, comme le miroir laryngien n'a plus sa raison d'être sans l'appareil concentrateur, nous réservons le nom de laryngoscope à l'ensemble des instruments nécessaires pour pratiquer l'examen du larynx. D'ailleurs, ceux mêmes qui ont réservé le nom de laryngoscope au miroir seul ne se font pas faute dans le courant de leurs ouvrages d'appliquer cette dénomination, tantôt à l'appareil concentrateur, tantôt à la glace elle-même : nous imiterons leur exemple.

Les miroirs laryngiens sont de petites glaces de différentes tailles, de différentes formes, fixées à une tige mince et plus ou moins rigide, destinée à les porter dans le fond du pharynx selon une inclinaison variable au gré de l'opérateur. Ces glaces sont généralement étamées au mercure et serties avec soin dans une armature métallique. Le sertissage en doit être fait avec beaucoup de précision, sans quoi les lavages, la salive des malades, les médicaments eux-mêmes avec lesquels ces glaces sont en contact, en amènent très rapidement la détérioration.

C'est pour obvier à cet inconvénient que l'on a proposé de se servir de miroirs métalliques à surface bien polie. Malheureusement, malgré leur prix plus élevé, ils donnent une image moins nette, un peu terne, surtout s'ils servent depuis quelque temps.

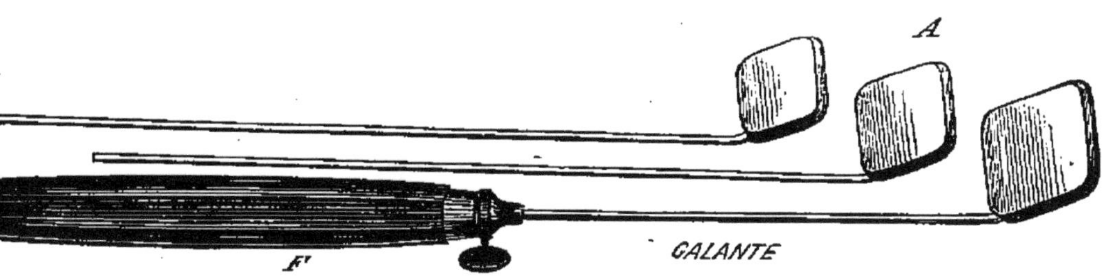

Fig. 12. — Miroirs laryngoscopiques avec leur manche.

La forme carrée est la plus employée en France, c'est celle des miroirs dont nous donnons le dessin (fig. 12); leurs angles sont légèrement arrondis et ils mesurent 15, 20, 25 millimètres de diamètre. Ce sont là les proportions les plus usitées. Nous ferons seulement remarquer que toutes les fois que l'on pourra se servir de miroirs de dimensions plus grandes, il ne faudra pas manquer de le faire. L'observation sera mieux faite : une plus grande quantité de rayons lumineux étant projetée dans le larynx, le champ d'examen sera plus étendu. De même aussi on sera forcé dans certains cas d'employer de plus petits miroirs, soit parce que l'on aura affaire à un enfant, soit parce qu'il y aura un rétrécissement du pharynx ou tout autre obstacle à l'introduction d'un miroir de dimensions normales.

Les Allemands, les Anglais, les Italiens se servent presque exclusivement de miroirs circulaires dont les

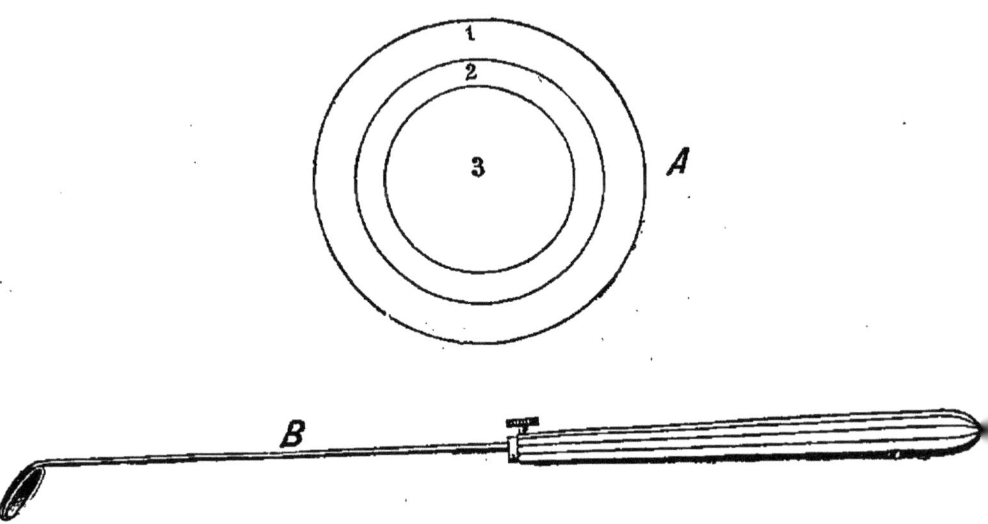

Fig. 13. — Miroirs laryngiens.

A, diagramme montrant les dimensions exactes de la surface réfléchissante des miroirs nos 1, 2, 3. — B, miroir et manche (demi-grandeur), vus de profil.

diamètres sont à peu de chose près les mêmes que chez nous (fig. 13). Ils prétendent que la forme circulaire est plus facilement supportée par les malades parce que l'on est moins exposé avec ces miroirs à frôler les parties sensibles du pharynx (base de la langue, piliers du voile du palais). C'est là une affaire d'habitude et je crois que pour l'opérateur le meilleur miroir est celui qu'il a fréquemment appliqué. Je reproche seulement aux miroirs ronds d'être en général moins bien sertis que les carrés et par conséquent de se détériorer plus rapidement. Nous ferons le même reproche aux miroirs ovales. De plus, on ne peut appliquer ces miroirs indistinctement de la main droite et de la main gauche, par suite de la disposition de la tige qui est toujours fixée à l'extrémité du grand diamètre, tantôt un peu à gauche, tantôt un peu à droite. Ils ont cependant un léger avantage, c'est de donner un champ visuel un peu plus étendu puisque leur grand axe se place dans le sens de l'axe du pharynx.

Tels sont les miroirs laryngiens les plus employés. On en a imaginé de formes particulières pour répondre à certains cas donnés. C'est ainsi que Türck a fait construire des miroirs carrés en bas, arrondis en haut, plus hauts que larges et à tige fixée sur le milieu du bord le plus long, et que d'autres (Meckel, Mandl) en ont fait construire portant sur leur surface réfléchissante une échelle graduée en millimètres dans le but de mesurer les parties réfléchies. En parlant de l'image laryngoscopique, nous verrons que les mensurations obtenues de cette façon sont complètement inexactes puisque tout le larynx est vu en raccourci.

Enfin, on a construit des miroirs portant à leur partie postérieure une cupule destinée à maintenir la luette dans le cas où elle était un obstacle à l'examen. Je me contenterai de citer pour mémoire ceux que l'on a faits avec un réservoir destiné à contenir de l'eau chaude.

Tous les miroirs sont soudés à une tige métallique de 12 à 15 centimètres de long environ, sous un angle de 120 à 130 degrés. Ces limites sont celles qui facilitent le plus l'examen dans la majorité des cas, mais on peut toujours les faire varier selon les besoins.

Quant à la tige elle-même, les uns la veulent flexible, et c'est la majorité, les autres au contraire, et je suis de ce nombre, la préfèrent complètement rigide. L'inflexibilité de la tige n'empêche pas la légèreté de la main de l'opérateur, et ce n'est pas parce qu'il aura une tige rigide qu'il appuiera plus fortement sur le voile du palais. Au contraire, si le malade est récalcitrant, et s'il est nécessaire, comme cela arrive souvent, de déprimer fortement le voile du palais, on ne sera pas exposé à changer brusquement l'angle d'inclinaison du miroir sur sa tige. J'ai vu des cas où, n'ayant pas sous la main de miroir à tige rigide, j'ai dû renoncer momentanément à pratiquer un examen.

Les miroirs, quelles que soient leurs formes et leurs dimensions, se fixent dans un manche en bois, en os, en ivoire, en corne, etc. Ces manches sont perforés dans toute leur longueur pour permettre de raccourcir ou d'allonger la tige. Une vis de pression permet de fixer solidement la tige à la longueur désirée.

TECHNIQUE LARYNGOSCOPIQUE

EXAMEN LARYNGOSCOPIQUE

Pour faire un examen laryngoscopique complet, nous avons dit qu'il était nécessaire de bien éclairer le pharynx du malade, et nous avons décrit les appareils les plus usités pour arriver à ce résultat. L'emploi de ces appareils et l'application du miroir laryngien constituent ce que l'on peut appeler la technique laryngoscopique. Cette technique, sous le rapport du maniement des appareils photogéniques, varie selon que l'on a fait choix de la lumière directe artificielle ou de la lumière réfléchie pour éclairer son miroir. Quant au maniement du miroir, il reste toujours le même, que l'on se serve de la lumière directe ou de la lumière réfléchie.

Nous servant à peu près exclusivement de la lumière directe, voici comment nous pratiquons l'examen. Notre laryngoscope (Système Fauvel ou Krishaber) est monté sur une lampe modérateur à double courant d'air, de gros calibre. Le verre en est droit de façon à ce que la lumière soit aussi blanche que possible. Nous plaçons l'appareil sur une table de 1 mètre de long sur

30 centimètres de large, construite par Galante sur nos indications (fig. 14). Au milieu de cette table se trouve un pied P que l'on peut abaisser et élever à volonté, grâce à une manivelle V qui met en mouvement une simple crémaillère. Un déclic L permet de fixer le pied

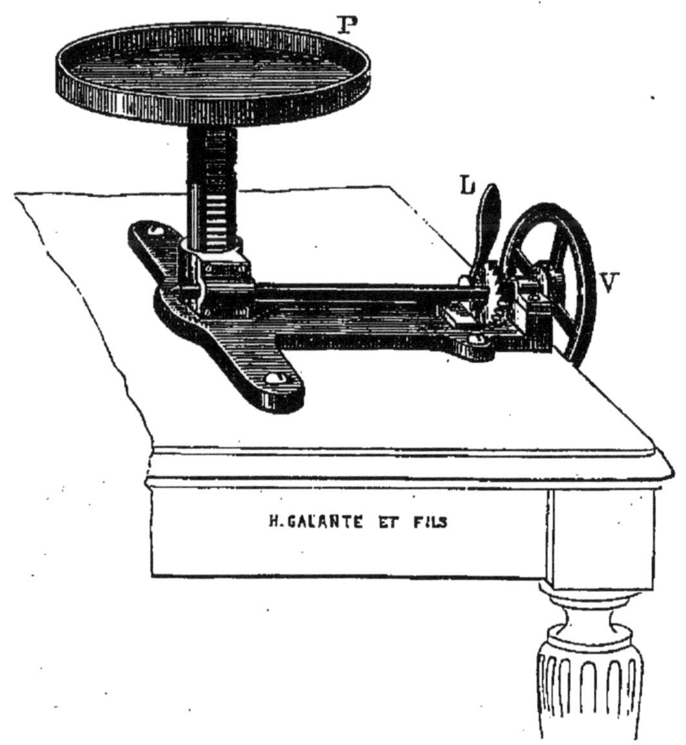

Fig. 14. — Notre table laryngoscopique.

à la hauteur voulue. C'est sur ce pied que se place la lampe dont l'élévation et l'abaissement permettent de diriger les rayons à la hauteur convenable.

On fait placer le malade d'un côté de la table, tandis que l'opérateur est vis-à-vis de lui. Le malade doit être assis sur une chaise un peu plus élevée que celle du médecin ; il doit se tenir droit, sans raideur, la tête fixe. Ce n'est que dans la minorité des cas que la tête doit être plus ou moins renversée en arrière, ou même penchée en avant. On ne doit faire prendre ces positions que dans plusieurs circonstances que nous indiquerons plus loin lorsque nous expliquerons les moyens de remédier à certains vices de conformation qui empêchent de voir telle ou telle partie du larynx. Faisant alors ouvrir la bouche du patient, on élève ou on abaisse la lampe, de manière à ce que les rayons concentrés par la lentille du laryngoscope éclairent parfaitement le fond du pharynx. Les mouvements d'abaissement et d'élévation de la lampe ne suffisent pas toujours pour atteindre ce but, il faut alors avoir recours à un léger déplacement de la lentille soit en haut, soit en bas, ou bien la rapprocher ou l'éloigner de la flamme de la lampe, pour varier la distance de son foyer principal. Règle générale, pour obtenir le meilleur éclairage, il faut que le centre de la flamme, celui de la lentille et le milieu de la paroi postérieure du pharynx, c'est-à-dire l'extrémité de la luette, soient sur un même axe horizontal et sur un même plan. Nous verrons qu'une fois le miroir appliqué, c'est suivant cet axe que l'opérateur devra diriger son rayon visuel. (Voy. fig. 2.)

Nous ferons remarquer que le pharynx ne doit pas être éclairé par les rayons lumineux réunis au foyer principal, bien que ce soit là le point le plus lumineux

Au foyer principal, en effet, on obtient l'image intense et renversée de la flamme, mais cette image est trop petite, et il suffit d'un trop faible déplacement du miroir pour qu'il ne soit plus éclairé. Il vaut mieux choisir l'un des foyers secondaires en arrière ou en avant du foyer principal, alors la lumière est suffisante pour permettre de pratiquer un examen fructueux.

Avant de commencer l'examen laryngoscopique, il faut prévenir le patient qu'il doit rester immobile dans la situation qu'on lui a fait prendre, en lui expliquant que, s'il déplace sa tête à gauche ou à droite, l'examen ne pourra se faire.

Quelques laryngoscopistes ont proposé de faire fixer la tête du patient par un aide ou de l'assujettir au moyen d'un appui-tête analogue à celui des photographes (fig. 14). Nous ne conseillons pas d'user de ces moyens qui n'atteignent jamais le but que l'on se propose et qui effrayent le malade déjà trop porté à croire que l'examen sera douloureux, qu'il lui causera des nausées et qu'il ne pourra le supporter. Souvent aussi, pour faciliter l'examen, le médecin est obligé d'imprimer des mouvements à la tête du patient, ce qu'il ne pourrait faire dans le cas de fixation.

Lorsqu'un bon éclairage du pharynx est obtenu, nous conseillons, avant d'introduire le miroir, de faire un examen de la gorge au moyen de l'abaisse-langue coudé. Cet examen a un double but : d'abord il permet de se rendre compte du degré de sensibilité et de tolérance du sujet, et ensuite il donne souvent de très utiles indications sur la nature de l'affection laryngienne pour laquelle on est consulté.

C'est après que cet examen aura été fait que l'on procédera à l'application du glottiscope.

Après avoir chauffé la surface réfléchissante du miroir, soit en l'exposant au-dessus de la lampe ordinaire, soit au-dessus d'une lampe à alcool, soit encore mieux en le plongeant dans de l'eau chaude, on s'assure du degré de chaleur obtenu en l'appliquant sur sa main ou sur sa joue, pour être certain que l'on ne brûlera pas le voile du palais de son malade. Il est toujours nécessaire que le miroir ait un degré de chaleur suffisant pour que l'haleine du malade n'en ternisse pas la surface réfléchissante. Le miroir ayant le degré de chaleur voulu, il faut l'essuyer avec soin pour ne perdre aucun des rayons lumineux.

On engage alors le malade à ouvrir la bouche autant que cela lui est possible, en découvrant ses dents, et à tirer la langue. Il est aussi très important de lui recommander de respirer naturellement, de ne pas faire d'efforts respiratoires exagérés, et surtout de ne pas retenir sa respiration pendant l'examen que l'on se propose de faire. On saisit la langue entre le pouce et l'index de la main gauche, transversalement, de façon à ce que la face inférieure de l'organe repose sur la face palmaire de l'index et que la face dorsale de l'index s'appuie sur l'arcade dentaire inférieure recouverte par la lèvre. On a eu au préalable le soin de se recouvrir les doigts d'un linge en toile fine, car sans cette précaution la langue glisserait et ne pourrait être maintenue.

La langue ne doit pas être *tirée* par l'observateur, elle doit être simplement *maintenue* et cela sans brutalité, en ayant soin de mesurer la pression nécessaire sur l'effort que fait le malade pour la ramener en arrière. En effet, une pression, même très forte, faite sur l'extrémité de la langue contractée pour se retirer, n'est nullement douloureuse, et elle l'est au contraire si la langue est flasque.

La langue ne doit pas être tirée par l'observateur, avons-nous dit. Cependant, dans quelques cas où cela est nécessaire, il faut avoir soin de ne pas la tirer directement en bas, car alors on s'expose à blesser et à couper son frein sur l'arcade dentaire, ce qui rend toujours l'examen douloureux et pénible. La langue étant maintenue convenablement, on passe horizontalement le médius sous le menton du patient, de telle sorte que, la tête du malade prise entre l'index appuyé sur l'arcade dentaire inférieure et sur le sillon labio-mentonnier et le médius appuyé sous le menton, on peut toujours, lorsque le malade n'est pas récalcitrant, déplacer sa tête en haut, en bas, à gauche ou à droite, sans faire aucune traction sur la langue. De cette manière, on peut ramener la bouche dans l'axe des rayons lumineux ou produire des déplacements peu sensibles qui favorisent beaucoup l'examen laryngoscopique. Cette position a un autre avantage : l'annulaire et l'auriculaire restant libres, peuvent servir d'appui à la main qui tient le miroir ; or, nous verrons que cela est fort utile lorsqu'il s'agit de faire un examen sur une personne très sensible.

Le malade étant ainsi bien éclairé, avant de procéder à l'introduction du miroir, il faut insister de nouveau sur la nécessité d'une respiration calme et régulière et ne tenter l'introduction que lorsque celle-ci est bien réglée, et lorsque le sujet ne fait plus d'efforts pour ramener sa langue en arrière. Ces conditions étant obtenues, on saisit le miroir de la main droite, soit comme une plume à écrire (fig. 15) soit en plaçant l'index et le médius en dessous du manche, et le pouce par-dessus, comme le représente la figure 16 ; on le chauffe convenablement et on l'introduit très doucement dans la bouche du malade, en ayant soin de tenir la surface réfléchissante bien parallèle à la surface de la langue, sans toucher celle-ci, non seulement pour ne pas ternir le miroir, mais encore pour éviter toute action réflexe qui pourrait donner des nausées.

Pendant cette opération, la tige du miroir doit être placée dans la commissure labiale gauche du malade (nous supposons toujours que l'opérateur se sert de sa main droite). On pousse directement le miroir en arrière, de façon à ce que son bord inférieur s'applique contre la luette qu'il doit repousser en arrière, et en haut. Dans cette position, toute la face postérieure du miroir doit être appliquée contre le voile du palais qu'elle déprime.

Le miroir doit alors être incliné à peu près à 45 degrés, nous disons à peu près, car, selon nous, il n'y a pas règle fixe pour cette inclinaison ; elle varie suivant

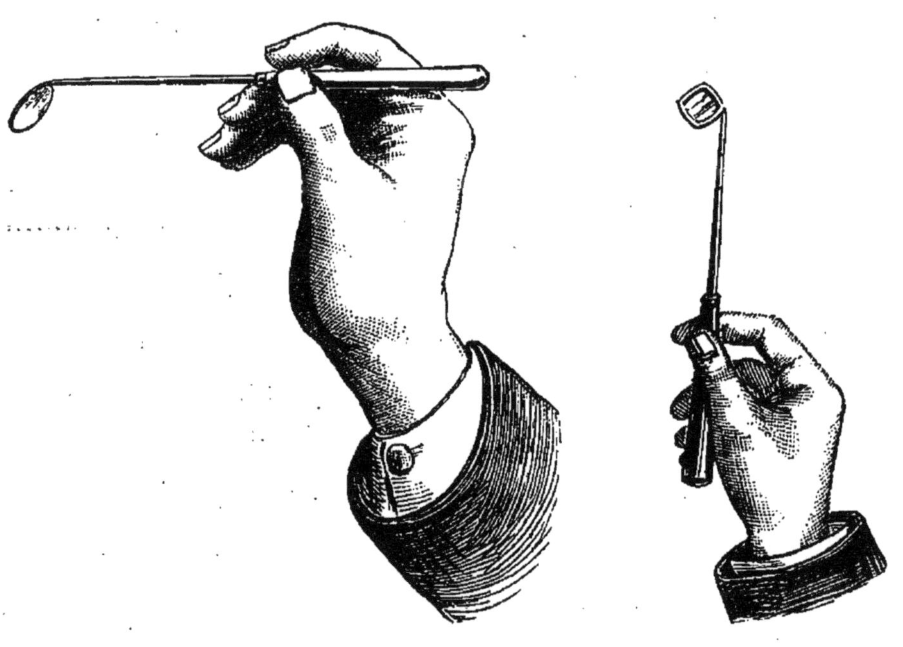

Fig. 15. — 1re position. Fig. 16. — 2e position.

la structure du larynx et suivant les parties du larynx que l'on veut spécialement examiner. Or, il est toujours facile de voir l'épiglotte, et lorsque l'on a obtenu l'image de cette portion de l'organe vocal, on peut toujours diriger son miroir, de façon à voir tout le reste de l'organe. Pour cela, il suffit de déplacer le miroir, en ayant bien soin de ne pas le faire glisser en totalité, car dans ce cas on touche et on chatouille forcément le pharynx, ce qui amène des nausées et l'impossibilité de continuer l'examen. Le déplacement du miroir doit se faire exactement comme s'il était fixé au fond du pharynx par une articulation à genouillère, en d'autres termes, son centre ne doit pas se déplacer. Ce n'est pas cependant une loi absolue, car il est des cas où on est obligé de l'abaisser considérablement, ou de le porter entièrement soit à gauche soit à droite, lorsqu'on veut explorer les gouttières, pharyngo-laryngées, par exemple.

Lorsque le miroir est convenablement appliqué, on voit toujours facilement l'épiglotte, avons-nous dit; pour voir le reste de l'organe vocal, il est nécessaire de faire pousser au malade une série de sons qui varient beaucoup. En général il suffit de l'engager à donner la note *è* en voix de fausset ou en voix de tête. Czermack est le premier qui ait fait cette remarque, et il attribue la non réussite de ses devanciers en laryngoscopie à l'ignorance où ils étaient de cette particularité. Lui-même y est arrivé empiriquement et par hasard : c'est en étudiant les voyelles arabes et la situation que prenait le larynx pendant leur articulation qu'il en fit, dit-il, la remarque. L'articulation de la voyelle *è* en voix de tête élève le larynx, déprime la base de la langue, relève l'épiglotte et permet dans la plupart des cas d'examiner les cordes vocales jusqu'à leur insertion antérieure. Il n'y a pas de règle fixe pour l'articulation de cette voyelle, tantôt elle doit être soutenue pendant un certain temps et l'épiglotte se relève petit à petit, tantôt elle doit être donnée par saccades, et produire en quelque sorte un petit bruit explosif ; tantôt elle doit être donnée en voix grave ou en voix de médium, ou en voix de poitrine, ou en voix de tête ou de fausset. C'est à l'examinateur de juger par lui-même de la meilleure intonation à faire donner au malade, et pour mieux se faire comprendre, il y a un grand avantage pour lui, à donner lui-même l'intonation voulue, cela facilite toujours l'examen.

En faisant la recommandation de faire dire la lettre *è* aigüe, nous ne voulons pas dire que ce soit la seule pendant l'émission de laquelle on puisse voir le larynx. Chez beaucoup de sujets, on peut le voir sans émission d'aucun son ou pendant la toux ou l'effort; nous tenons seulement à faire ressortir que l'émission de la voyelle *è* facilite singulièrement l'examen laryngoscopique et nous engageons fort les débutants à utiliser ce fait.

Telles sont les règles pour pratiquer l'examen des cordes vocales inférieures, de la glotte, de l'épiglotte, des aryténoïdes, enfin de toutes les parties de l'organe vocal. Mais là ne doit pas se borner l'examen. Il est toujours utile, pour ne pas dire indispensable, d'examiner les parois latérales du pharynx et en particulier, les gouttières pharyngo-laryngées (*sinus piriformis* des Allemands). Chez beaucoup de malades, surtout si on se sert de grands miroirs, cet examen ne nécessite pas de manœuvres particulières. Chez d'autres, au contraire, il est indispensable de déplacer le miroir glottique et de lui faire prendre une position oblique en l'appliquant en quelque sorte sur l'une ou l'autre amygdale. Le déplacement du miroir doit se faire sans tâtonnement et son application doit-être très franche sous peine de déterminer des efforts de vomissement.

C'est ainsi que l'on doit procéder lorsque l'on se sert de l'éclairage lenticulaire direct avec les appareils de Moura, Fauvel, Krishaber, etc. Nous allons voir rapidement comment on doit éclairer le pharynx avec les autres appareils, car, bien entendu, l'application du miroir se fait toujours de la même façon.

Si on se sert de l'appareil de Molteni, on doit se placer sur un siège un peu plus bas que celui du malade et s'arranger de manière à avoir sur l'épaule droite l'extrémité du tube de l'appareil, de telle sorte que par un simple mouvement de l'épaule ou de la tête, on puisse hausser le tube ou le déplacer latéralement. Le malade doit être assis très près du médecin, leurs genoux doivent en effet pouvoir se croiser.

Cette même position est encore nécessaire quand on emploie l'appareil de Cadier. Si on se sert de la lanterne de Dubosc qui est immobile, il faut faire asseoir le malade sur un tabouret analogue aux tabourets de piano qui s'élèvent ou s'abaissent à volonté. Morell-Mackenzie se sert à cet effet d'un fauteuil d'un méca nisme très compliqué qui permet, non-seulement d'élever et d'abaisser le malade sans le déranger, mais encore de le déplacer à gauche ou à droite. (Voy. fig. 10.)

Lorsque l'on veut se servir de la lumière réfléchie, la source de lumière doit-être placée un peu en arrière du malade, sur le côté, de façon à ce que les rayons lumineux passent au-dessus de l'une de ses épaules, l'opérateur s'asseoit en face de lui et dirige convenablement son réflecteur s'il est indépendant, et au contraire incline la tête à gauche ou à droite, en haut ou en bas, s'il se sert des miroirs frontaux, en ayant soin autant que possible de n'éclairer que le fond du pharynx. La manœuvre, en un mot, est la même que celle que l'on exécute pour examiner le fond de l'œil avec l'ophthalmoscope (fig. 17).

Nous venons de voir comment se pratique l'examen laryngoscopique dans les cas les plus favorables. Malheureusement, il arrive souvent que cet examen est loin d'être aussi facile que nous l'avons supposé. Nous allons passer en revue les causes qui rendent cet examen difficile et donner en même temps les moyens usuels pour parer aux difficultés qui surgissent le plus communément.

En premier lieu, nous avons dit que le malade devait ouvrir largement la bouche. Or, il arrive souvent que l'on rencontre des personnes qui ne peuvent écarter que très peu les mâchoires de telle sorte qu'il n'y a que

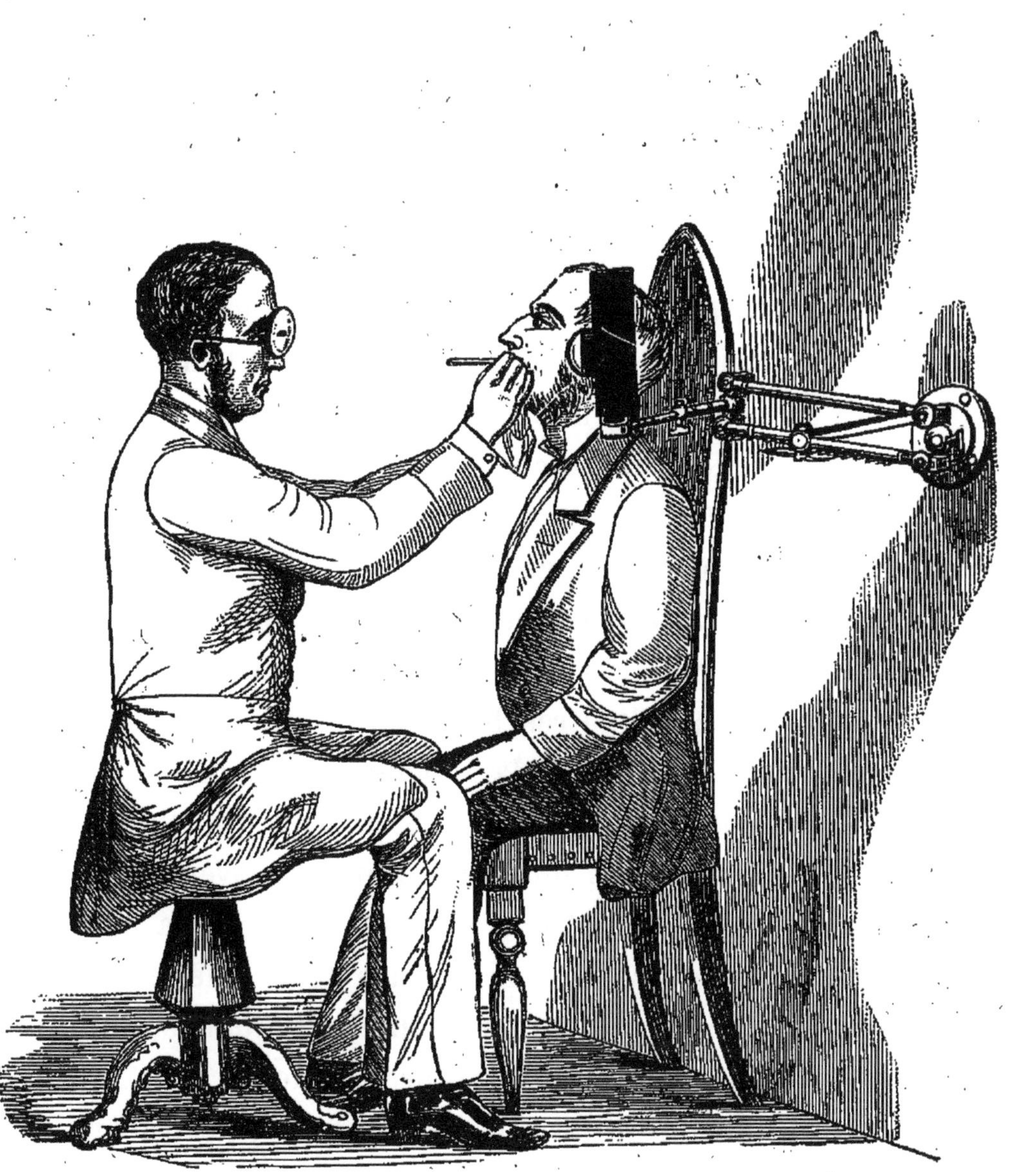

Fig. 17. — Examen laryngoscopique à la lumière réfléchie.

juste l'espace nécessaire pour sortir la langue. Dans

ces cas il faut, après avoir fortement éclairé son malade, porter le miroir jusque sur la paroi postérieure du pharynx en tenant solidement la langue. En déterminant un effort de vomissement la base de la langue se déprime fortement, le larynx remonte de plusieurs centimètres et on a quelques chances pour apercevoir le larynx très rapidement. C'est dans ces cas surtout, qu'il faut avoir une connaissance très exacte de l'aspect du larynx normal, de manière à ce que le moindre détail pathologique, une simple rougeur des cordes, une granulation sur l'une d'elles, vous saute en quelque sorte aux yeux, si l'on veut nous permettre cette expression, bien juste en ce cas.

La langue, chez beaucoup de malades, rend l'examen laryngoscopique très difficile. Chez les uns, elle est très courte, chez d'autres, le frein partant de la pointe l'empêche de sortir de la bouche, et se coupe sur les incisives inférieures, ce qui est très douloureux. Dans le premier cas, nous la maintenons avec l'index recourbé en crochet et couvert d'un linge, en la comprimant sur la face postérieure des dents inférieures. Dans le second, si l'examen peut être ajourné, nous faisons la section du filet en prenant les précautions nécessaires pour éviter une hémorrhagie, c'est-à-dire que nous faisons cette section entre deux serre-fines placées d'avance et que nous laissons en place pendant deux heures, temps plus que suffisant pour permettre au caillot de se former.

Si un examen antérieur a déjà blessé la face inférieure de la langue, en la coupant sur les dents, il faut placer sur le bord tranchant des dents un petit linge fin qui sert de coussin. On a même proposé dans ces cas une gouttière métallique ou en gutta-percha; c'est là un excès de précaution.

Quelques personnes, lorsque l'on veut saisir la langue pour faire l'examen, la retirent involontairement en arrière avec une grande force. C'est dans ces cas qu'il faut tenir vigoureusement l'organe en proportionnant la force de la pression à l'effort fait par le malade.

Nous rejetons complètement l'usage du pince-langue de Türck, véritable objet de torture.

Il arrive très souvent, lorsque l'on est parvenu à bien saisir la langue et à placer convenablement le miroir, que la langue empêche encore de faire l'examen. Dans ces cas, c'est que le malade donne mal le son *è* : il le donne en refermant un peu la bouche et en contractant la langue à sa base. Cela tient à ce qu'il veut trop bien articuler la lettre qu'on lui commande de donner et la face supérieure de la langue vient s'appliquer sur la face du miroir. Il faut renouveler la tentative d'examen, appliquer de nouveau le miroir et se contenter de faire respirer profondément son malade lui faisant comprendre qu'il doit s'attacher à bien régler sa respiration. Ce premier point obtenu, on lui explique qu'il doit faire son expiration sur la lettre *è* sans chercher à l'articuler nettement et surtout sans chercher à rapprocher les deux mâchoires.

Enfin, il est un dernier obstacle apporté par la langue à l'examen laryngoscopique : chez certaines personnes elle est très volumineuse et remplit en

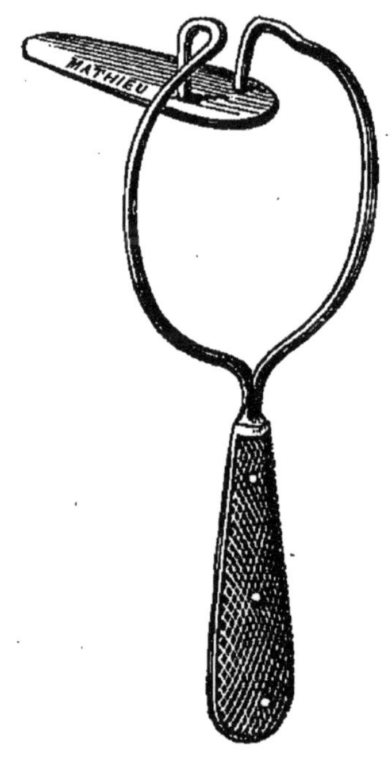

Fig. 18. — Abaisse-langue coudé.

quelque sorte la cavité buccale, elle fait le dos d'âne et empêche presque l'introduction du miroir. Il faut alors tenter de voir le larynx pendant un effort de vomissement ou essayer de la déprimer avec l'index de la main gauche et mieux encore avec une spatule coudée (fig. 18). On arrivera souvent de cette façon à faire un examen suffisant, surtout si la sensibilité pharyngienne n'est pas exagérée. Cette sensibilité est souvent un des principaux obstacles qui s'opposent momentanément à l'examen laryngoscopique. Elle peut toujours être surmontée.

L'application du miroir laryngien doit se faire sans tâtonnement, en ayant soin d'éviter de châtouiller le ond du pharynx avec le dos du miroir. Cependant, malgré toute l'habileté que l'on apportera à l'examen, il est certains malades, surtout ceux qui sont atteints d'inflammations aigües ou chroniques du larynx, chez qui le simple fait d'ouvrir la bouche ou de tirer la langue détermine des efforts de vomissement. Chez d'autres, cette sensibilité n'est réveillée que lorqu'il y a attouchement d'une des parties de la bouche. Dans le premier cas, il suffit souvent de régler la respiration pour faire disparaître les spasmes, d'autres fois, il faut remettre l'examen à un autre moment après avoir fait gargariser le malade avec de l'eau très froide, ou après lui avoir fait un badigeonnage du pharynx avec une solution saturée de bromure de potassium. Si ces moyens ne suffisent pas, il faut remettre l'examen au jour suivant ou au surlendemain, en ordonnant au malade de se gargariser trois à quatre fois par jour avec une cuillerée à bouche de la solution suivante :

Bromure de potassium................	20 gr.
Eau distillée...........................	300

Avaler le soir, en se couchant, une cuillerée à bouche de cette même solution :

Il faut de plus lui recommander de s'exercer lui-même devant une glace à sortir sa langue et à s'introduire dans le fond de la gorge le manche d'une cuillère et de sucer quelques morceaux de glace une demi-heure avant le moment où l'on doit procéder à un nouvel essai d'examen.

Les Allemands conseillent des gargarismes au chlorhydrate de morphine :

Chlorhydrate de morphine.......	0 gr. 50 c.
Eau distillée.........	200 gr.

Des gargarismes au chloral :

Choral............................	4 gr.
Eau distillée..........................	300

Enfin des badigeonnages alternatifs de chloroforme et de morphine.

Nous repoussons complètement ces moyens qui ne sont pas sans danger.

Dans le deuxième cas, c'est-à-dire quand les mouvements réflexes ne sont produits que par le contact de l'instrument avec l'une des parties de la gorge, l'examen doit être fait sans toucher aucune de ces parties. Le miroir doit-être maintenu en quelque sorte en équilibre, très près de la luette, la main qui le tient appuyée sur les doigts de la main gauche si l'on tient son miroir en deuxième position, le petit doigt et l'annulaire appuyée sur la joue du malade si l'on tient son miroir en première position. Pour pratiquer l'examen de cette façon, il faut avoir appris au malade à respirer tranquillement, sans efforts, et lui conseiller de donner la lettre *é* dans le ton voulu, avant que l'introduction du miroir soit faite. Il faut aussi l'engager à faire une forte inspiration avant cette introduction, lui expliquer que le son *é* doit être en quelque sorte filé, soutenu le plus longtemps possible, car c'est pendant l'émission de ce son qu'on introduira le miroir et qu'on pratiquera l'examen.

Mais, nous le répétons encore, la sensibilité exagérée du malade ne sera jamais qu'un obstacle momentané à l'exploration.

La longueur de la luette s'oppose souvent à l'examen du larynx. Lorsqu'elle est très développée, on ne peut pas toujours la refouler en arrière avec le dos du miroir qui reproduit l'image de son extrémité. Il y a tout avantage alors à réséquer cette extrémité, opération peu douloureuse et qui débarrasse et soulage souvent le malade qui croit toujours avoir un corps étranger dans la gorge, comme s'il y avait une mucosité en permanence. Si elle est volumineuse sans exagération, il suffit, pour la refouler en arrière de bien la ramasser avec le dos du miroir.

Nous ne ferons que citer, pour en prohiber l'usage, le miroir pourvu d'une cupule à sa partie postérieure, cupule destinée à loger la luette et dont le seul avantage est de chatouiller inévitablement la paroi postérieure du pharynx.

Les amygdales sont plus souvent que la luette un obstacle véritable à l'examen laryngoscopique. Lorsqu'elles sont très volumineuses et enflammées, elles entretiennent une sensibilité exagérée du pharynx; de plus, elles empêchent de placer le miroir et viennent former leur image à sa surface. Toutes les fois que l'on pourra les enlever, nous conseillons de donner la préférence à ce moyen radical. Si cela n'est pas possible, pour une raison ou pour une autre, nous conseillons d'employer un très petit miroir ou un miroir allongé à grand diamètre vertical.

Nous employons aussi un artifice recommandé par tous les laryngoscopistes, qui consiste à faire rire le patient.

Il arrive parfois que l'on rencontre des personnes ayant le voile du palais très court et éloigné de la paroi postérieure du pharynx. Quand on applique le miroir, on le fait passer derrière ce voile, et non seulement les rayons lumineux ne parviennent plus à sa surface, mais encore on détermine de violents efforts de vomissement. Dans ce cas, il faut pratiquer l'examen sans toucher aucune partie du pharynx.

Nous signalerons pour mémoire seulement, les malformations congénitales ou acquises du voile du palais, tumeurs, cicatrices, perforations etc. Nous en dirons autant des tumeurs et déformations de la paroi pharyngienne.

Nous venons de passer en revue une série d'obstacles à l'examen laryngoscopique, obstacles qui peuvent toujours ou presque toujours être surmontés. Nous allons maintenant parler du plus sérieux, et nous entendons par là, celui qui non seulement se présente le plus souvent, mais qui encore ne peut être surmonté dans certains cas : nous voulons parler de l'épiglotte.

Chez les enfants, cet organe est très développé relativement au reste du larynx, de plus il est très abaissé et forme comme un tablier qui recouvre l'organe vocal.

C'est donc seulement dans la minorité des cas que l'on peut faire un examen qui, souvent, se complique de la mauvaise volonté et de la rébellion du malade, que l'on est obligé, en quelque sorte, d'examiner de force.

On retrouve cet abaissement exagéré chez un certain nombre de personnes. Chez les unes, il est impossible de voir le larynx, chez les autres, on ne peut voir que la partie postérieure des cordes. Dans le premier cas, on peut arriver quelquefois au redressement de l'épiglotte en faisant pousser au malade une série de petits cris sur la lettre *è*, ou en lui disant de tousser ou de faire une expiration violente et en portant le miroir plus profondément dans le pharynx. Ces moyens suffisent quand l'abaissement de l'épiglotte n'est pas trop prononcé.

Malheureusement, il n'en est pas toujours ainsi et il

faut avoir recours à d'autres moyens. Le meilleur de tous sans contre-dit, consiste à soulever l'épiglotte avec une tige de gutta-percha recourbée convenablement. Pour cela, il est nécessaire que le sujet soit très tolérant et qu'il tienne lui-même sa langue avec la main gauche. L'opérateur applique le miroir avec la main gauche et de la droite introduit la tige recourbée et convenablement chauffée. Il faut, autant que possible, ne toucher à aucun organe avec cette tige dont l'extrémité doit arriver sans aucun tâtonnement derrière l'épiglotte qu'on doit soulever lentement en ramenant la main en arrière.

Nous proscrivons tout instrument destiné à relever l'épiglotte. Türk avait imaginé une pince avec laquelle il saisissait son bord libre, puis, la pince fixée, il l'abandonnait à son propre poids qui entraînait le petit organe en haut et en avant. On a proposé aussi de passer un fil à travers le fibro-cartilage, et, au moyen de ce fil, de le ramener en haut. Enfin, on a proposé de faire des cautérisations sur le ligament glosso-épiglotique médian disant que le tissu cicatriciel amènerait le redressement de l'épiglbtte. C'est là une erreur véritable. Nous voulons bien admettre que la cicatrice amène un léger soulèvemeut de l'épiglotte, mais qu'elle la redresse en totalité, nous le nions formellement.

Ce n'est pas toujours l'abaissement de l'opercule qui empêche l'examen laryngoscopique. Il arrive souvent que l'on rencontre des épiglottes en forme d'oméga ou en forme de cornet, de telle sorte que l'on n'aperçoit les cordes vocales que dans l'ombre, et souvent, on n'en voit qu'une seule à la fois. Dans ce cas, il est indispensable de porter le miroir très profondément au fond de la gorge, au-dessous du niveau de la courbure de la langue et de l'éclairer de haut en bas.

De tous les organes qui, par leur altération pathologique, peuvent s'opposer à l'examen des cordes vocales, l'épiglotte est le plus souvent affecté. Indépendamment des cicatrices qui peuvent la déprimer ou l'abaisser sur le larynx, elle est très fréquemment dans la syphilis et dans la tuberculose atteinte d'œdèmes qui en décuplent le volume et la font ressembler à un bourrelet ou même à un véritable col ultérin. Dans les cas de tuberculose laryngée surtout, il est fréquent de rencontrer cet œdème s'accompagnant d'œdème des cordes supérieures ou des aryténoïdes. Il est, en résumé, des cas où il faut renoncer à voir les cordes inférieures. Ce n'est qu'un traitement approprié et le plus souvent longtemps prolongé qui peut amener une diminution de l'œdème et permettre l'examen.

Nous ne terminerons pas ce chapitre sans dire quelques mots de la trachéoscopie.

Lorsque le laryngoscope est convenablement appliqué il est toujours facile de voir pendant les larges inspirations faites par le malade un certain nombre des anneaux de la trachée dans presque toute leur étendue. On voit aussi la face postérieure des plateaux thyroïdiens et de l'anneau cricoïdien. Chez quelques personnes qui ont la glotte largement ouverte on peut même apercevoir la bifurcation des bronches et l'éperon de la trachée. Nous avons pu dans certains cas faire cet examen dont Czermack le premier signala la possibilité. Pour le pratiquer il est nécessaire d'être placé beaucoup plus bas que le malade, de mettre son miroir presque parallèlement à la surface de la langue et de l'éclairer de bas en haut. C'est un examen que l'on ne réussira que bien rarement, tandis que l'examen de la partie supérieure de la trachée est toujours facile et ne nécéssite aucune manœuvre particulière.

Nous terminerons en donnant aux élèves le conseil de s'exercer sur eux-mêmes à pratiquer l'examen laryngoscopique, en se servant pour cela de l'autolaryngoscope de Fauvel, le plus commode de tous. Lorsqu'ils sauront bien appliquer le miroir sur eux-mêmes, ils n'éprouveront plus de bien grandes difficultés pour l'appliquer sur les malades. Nous proscrivons complètement l'usage du laryngo-fantôme.

IMAGE LARYNGOSCOPIQUE

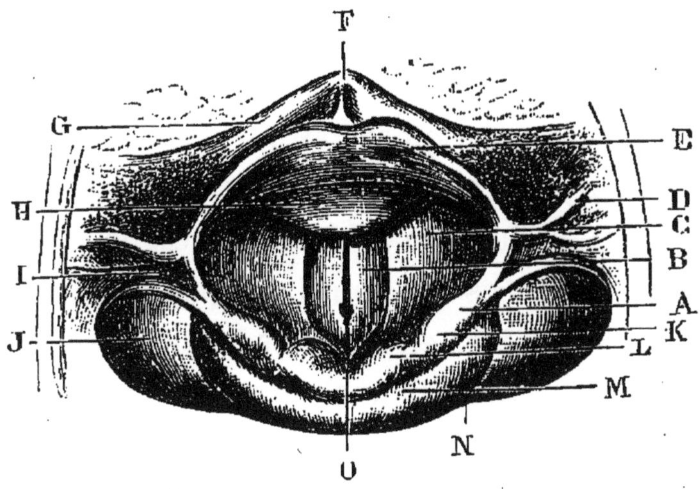

Fig. 19. — Larynx normal.

A. Repli ary-épiglottique. — B. Cordes vocales inférieures. — C. Cordes supérieures. — D. Ligament glosso-épiglottique latéral. — E. Epiglotte. — F. Ligament glosso-épiglottique médian. — G. Fossette sus-épiglottique. — H. Tubercule de Czermack. — I. Ligament pharyngo-épiglottique. — J. Sinus pharyngo-laryngé. — K. Saillie du cartilage de Wrisberg. — L. Saillie de l'arytenoïde surmonté du cartilage de Santorini. — M. Face postérieure du plateau cricoidien. — N. Entrée de l'œsophage. — O. Espace inter-aryténoïdien.

Pour faire un examen fructueux il faut d'abord avoir très présente à l'esprit la forme du larynx, tel qu'on le voit sur le cadavre, et posséder à fond son anatomie descriptive, car il ne faut pas s'attendre à le voir de la même manière que si l'on avait une pièce anatomique sous les yeux. En effet, on le voit complètement en raccourci comme si on le regardait d'en haut et obliquement d'arrière en avant. De plus, l'image fournie par le miroir est une image virtuelle, symétrique, verticale, grâce à l'inclinaison du miroir. L'image est virtuelle comme toutes celles reproduites par les miroirs plans; elle est symétrique, c'est-à-dire que les parties gauches par rapport au sujet sont reproduites à gauche dans le miroir toujours par rapport au malade, à la droite de l'examinateur, par conséquent. Elle est verticale à cause de l'inclinaison du miroir, c'est-à-dire que les parties les plus rapprochées du miroir (l'épiglotte) se reproduisent les premières en haut, les parties les plus éloignées (région aryténoïdienne) se reproduisent en bas, les dernières (fig. 20).

Ceci bien compris, nous allons examiner dans toutes ses parties l'image du larynx.

Lorsque le miroir laryngien est placé convenablement, on aperçoit en haut l'épiglotte E : sa forme est le plus souvent celle que nous donnons dans notre figure, mais il arrive qu'elle ressemble à un fer à cheval, à un chapeau à trois cornes, à un éventail abaissé sur le larynx, à un cornet soit évasé soit au contraire très rétréci. Quelquefois, elle est déviée à gauche ou à droite et présente des pertes de substance. Son épaisseur est variable. Le plus souvent, elle est très-mince mais dans certains cas pathologiques, elle devient énorme. Il suffit d'ailleurs de se reporter aux différentes planches de ce volume, pour se faire une idée

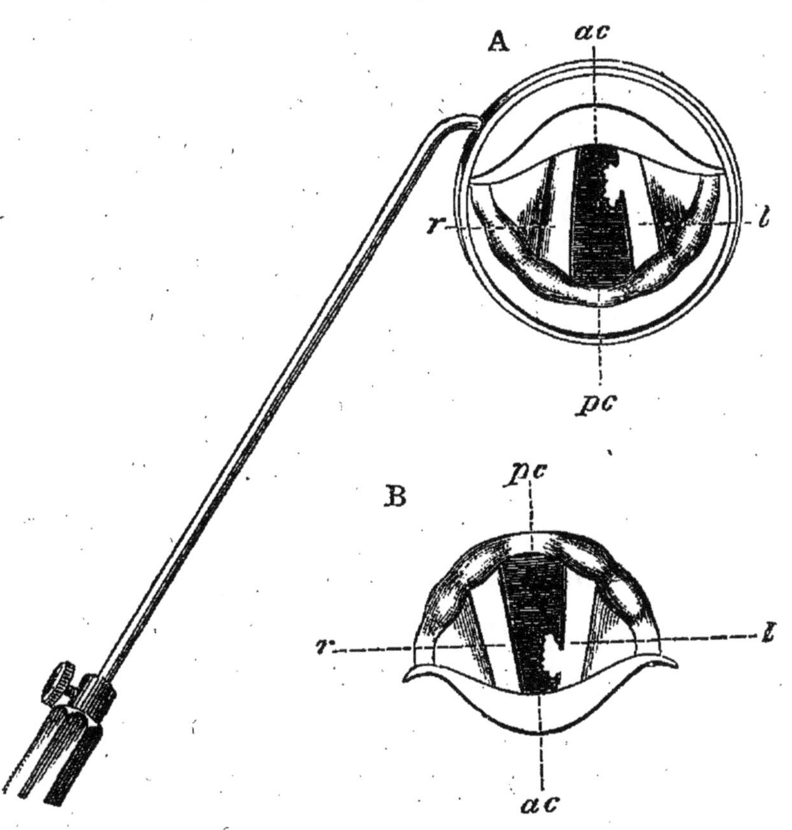

Fig. 20. — Dessin montrant la relation des parties du larynx (B) avec le miroir laryngien (A).

ac. Commissure antérieure des cordes vocales. — *pc.* Commissure postérieure — *r.* Corde vocale droite. — *l.* Corde vocale gauche, avec une excroissance.

des différents aspects que cet organe peut présenter. Sa coloration est à l'état normal d'un rose très-faible, surtout sur son bord libre et à sa face postérieure. Nous verrons en effet qu'à ce niveau la muqueuse est très mince et permet de voir la couleur légèrement jaunâtre du fibro-cartilage qui en forme le squelette.

Lorsque l'épiglotte est très-abaissée sur le larynx on remarque à la partie inférieure de sa base un petit ligament saillant, triangulaire, blanchâtre, qui la relie à la base de la langue. C'est le ligament glosso-épiglottique médian F; la longueur de ce petit ligament est très variable comme celle du frein de la langue. On a vu des cas où il se prolongeait jusqu'au bord libre du fibro-cartilage.

De chaque côté de ce repli, on remarque deux enfoncements arrondis G plus ou moins profonds, selon les sujets, d'un aspect légèrement jaunâtre : ce sont les fossettes sus-épiglottiques. Lorsque l'on est consulté pour un corps étranger du larynx il ne faut jamais oublier de les explorer, car elles sont très-profondes chez certaines personnes et peuvent servir en quelque sorte de réservoirs. Krishaber cite le cas d'une dame qui le consulta parce qu'après chaque repas elle rejetait des parcelles d'aliments, et cela plusieurs heures après le repas; la sensation de corps étranger persistait tant qu'elle n'avait pas rejeté ces quelques parcelles. Il reconnut que c'était dans ces fossettes que s'emmagasinaient les croûtes de pain et autres aliments.

De chaque côté, l'épiglotte à ses extrémités, se divise, en trois ligaments :

1° Le ligament glosso-épiglottique latéral D;

2° Le ligament pharyngo-épiglottique I;

3° Le ligament aryténo-épiglottique A;

Le ligament glosso-épiglottique latéral, est très-court, d'un aspect rosé; il va immédiatement se perdre en haut sur les bords de la langue.

Le ligament pharyngo-épiglottique, encore plus court que le précédent, quadrilatère, assez épais, peu visible chez beaucoup de sujets, se dirige horizontalement en dehors et va s'épanouir en éventail, se confondant avec la naissance du pilier postérieur du voile du palais.

Le ligament aryténo-épiglottique est au point de vue laryngoscopique beaucoup plus important que les deux autres. Nous allons le décrire laryngoscopiquement, bien entendu.

Il se divise en deux faisceaux; d'une part il continue directement le bord libre de l'épiglotte et pour voir cette continuité il faut porter le miroir laryngien très profondément dans la gorge en le tenant presque verticalement; d'autre part, le deuxième faisceau ou faisceau externe va se perdre, en s'épanouissant en éventail sur la muqueuse qui tapisse la face postérieure du plateau thyroïdien correspondant, limitant en haut la gouttière pharyngo-laryngée. Dans quelques cas, et nous en avons choisi un présentant cette structure pour notre dessin, l'épiglotte est très-petite et l'on voit cette continuité.

Le plus souvent, dans l'image laryngoscopique, ce ligament semble sortir de dessous l'épiglotte, se dirige directement en bas et en dedans, se continuant sans ligne de démarcation appréciable avec la muqueuse aryténoïdienne.

Nous avons dit que le ligament aryténo-épiglottique était très-intéressant, au point de vue laryngoscopique parce que, non seulement il forme le bord du vestibule aryngien en se confondant avec la muqueuse, si souvent le siège d'infiltrations et d'ulcérations, mais encore parce qu'il contribue en grande partie à former la paroi interne du sinus pharyngo-laryngé dont la limite supérieure est précisément formée par le ligament pharyngo-épiglottique. Nous reviendrons sur ce sinus.

Dans son trajet vertical de haut en bas et de dehors en dedans, avant d'arriver à la ligne médiane où il va rejoindre celui du côté opposé, ce ligament présente des renflements ; un premier K au milieu de son trajet, peu volumineux, moniliforme, causé par la présence du petit cartilage de Wrisberg qu'il englobe, — un deuxième L à son extrémité inférieure formé par le sommet du cartilage aryténoïde surmonté du cartilage de Santorini, cartilages sur lesquels il va se fixer. Arrivé à la ligne médiane, le ligament du côté opposé vient se continuer avec lui, formant un espace régulier O, arrondi, lisse, de plusieurs millimètres de longueur auquel on a donné le nom d'espace inter-aryténoïdien.

Cet espace visible seulement lorsque le larynx est ouvert pour la respiration, disparaît pendant la phonation; ou n'aperçoit plus alors qu'une légère fente ou incisure aryténoïdienne, bordée quelquefois de deux petit bourrelets formés par la muqueuse plissée.

Il arrive très souvent que dans l'image laryngoscopique, on remarque au-dessous de l'épiglotte un petit bourrelet H rosé, tranchant sur la couleur blanche nacrée des cordes inférieures. C'est encore une portion de l'épiglotte, appelée tubercule de Czermak : chez quelques sujets, ce tubercule est très apparent.

Au-dessous de l'épiglotte, on voit deux plans verticaux, l'un à gauche, l'autre à droite, ayant la forme d'un triangle irrégulier dont la base légèrement convexe en dehors est libre, et dont les deux autres côtés paraissent être formés par l'épiglotte et les ligaments ary-épiglottiques. Ces deux plans, muqueux, rosés, sont les deux cordes vocales supérieures C. La muqueuse qui les recouvre se continue sans lignes de démarcation avec celle qui tapisse l'épiglotte et le ligament ary-épiglottique en formant, avant de se porter sur celui-ci, une légère dépression à laquelle on a donné le nom de fossette innominée.

A sa partie inférieure, la corde vocale supérieure vient se perdre au niveau de l'incisure aryténoïdienne; il semble qu'il y ait là une petite gouttière destinée à conduire les mucosités en arrière, du côté del'œsophage. Anatomiquement parlant, on remarque d'ailleurs que la corde vocale supérieure forme un plan légèrement oblique de dehors en dedans, et d'avant en arrière et cette déclivité est certainement destinée à faciliter le glissement des mucosités qui s'arrêtent à sa surface.

Tel est l'aspect sous lequel se voient les cordes vocales supérieures pendant la respiration tranquille. Cet aspect est complètement différent pendant l'effort ou la toux. Si on fait faire un effort au malade que l'on examine, on voit les deux bords libres des deux cordes vocales supérieures se rapprocher l'un de l'autre jusqu'à se toucher en prenant une forme convexe; en même temps, le plan unique formé alors par ces deux cordes se bombe légèrement sous l'influence de la pression de la colonne d'air qui tend à disjoindre les bords. La pression vient-elle à être supérieure à la résistance offerte par la barrière, les deux cordes vocales supérieures s'écartent vivement, et alors se produit le bruit caractéristique de la toux.

L'examen des cordes supérieures est presque toujours facile. Il faut savoir seulement qu'elles ne se présentent pas toujours avec le même aspect et qu'elles sont sujettes à beaucoup d'affections qui en altèrent la forme. La plus fréquente est la simple tuméfaction, qui leur donne un aspect boursouflé qui fait disparaître complètement l'entrée des ventricules laryngiens : ceux-ci en effet sont situés au-dessous de ces cordes qui en forment la paroi supérieure.

Au-dessous des cordes vocales supérieures, on voit les cordes vocales inférieures ou ligaments thyro-aryténoïdiens B.

Deux particularités les feront toujours très facilement reconnaître chez les personnes dont le larynx est sain : leur coloration et leur mobilité. Leur coloration normale, d'un blanc nacré fait qu'elles tranchent sur la coloration générale de tout l'appareil vocal. Leur mobilité est très grande; elles s'écartent l'une de l'autre pour la respiration et se rapprochent pour la phonation.

Leur aspect varie ainsi que leur forme suivant le moment de l'examen. Pendant la phonation, surtout pendant l'émission de la voyelle *é* aiguë, les deux bords libres sont complètement affrontés, et l'on ne voit qu'une simple ligne sombre qui sépare les deux cordes; il est impossible de les voir vibrer, tant les vibrations sont rapides.

A mesure que l'on donne un son plus grave, les deux bords se disjoignent de bas en haut (dans le miroir) et, à l'attaque du son, il est très facile de distinguer leurs vibrations. Pendant la respiration tranquille, les cordes vocales sont moyennement écartées l'une de l'autre; elles apparaissent sous forme de deux rubans blancs dont la longueur varie suivant l'âge, le sexe et la structure générale des sujets. L'écartement des cordes devient beaucoup plus grand dans les inspirations brusques et profondes. Elles prennent alors une position oblique en bas et en dehors très-accentuée.

A leur partie inférieure, le long du bord libre, on remarque un petit renflement dû à la présence de l'apophyse antérieure interne du cartilage aryténoïde, ou processus vocal, sur lequel viennent s'attacher les ligaments thyro-aryténoïdiens. A leur partie antérieure, on voit parfois un petit renflement analogue, mais beaucoup plus petit. Entre les deux cordes supérieure et inférieure d'un même côté est une ligne d'ombre portée, c'est l'entrée du ventricule de Morgagni. En réalité, cette entrée n'est accusée que par la différence de plan qui existe entre les deux cordes, et c'est l'ombre portée par la corde supérieure sur l'inférieure (le larynx étant éclairé par en haut), qui forme la ligne d'ombre qui fait ressortir la différence de niveau.

Le bord libre des deux cordes vocales inférieures et la région aryténoïdienne délimitent un espace triangulaire auquel on a donné le nom de glotte. Ce triangle qui est à peu près isocèle pendant la respiration tranquille, tend à devenir équilatéral pendant les inspirations profondes. Il disparaît au contraire complètement à mesure que les bords libres des cordes se rapprochent pour la phonation. L'affrontement des cordes se fait de bas en haut pour la phonation, et cet affrontement est d'autant plus complet que les sons émis sont plus élevés.

L'espace glottique peut prendre encore d'autres formes qu'il est bon de connaître. Dans certains sons et dans la respiration très faible, les deux processus vocaux faisant une saillie un peu plus prononcée, la glotte prend un peu la forme d'un 8 de chiffre. Lorsqu'au contraire la respiration est large et en quelque sorte forcée, les cordes inférieures s'écartant plus que les aryténoïdes, la glotte prend un peu la forme losangique.

C'est pendant l'écartement des cordes vocales qu'on peut voir la trachée. Elle apparaît rosée, blanchâtre; on en distingue très nettement les anneaux. Quelquefois, au-dessous de l'angle antérieur des cordes vocales inférieures, on aperçoit une surface triangulaire lisse, rosée, surmontant le premier anneau, ou anneau cricoïdien, c'est la face postérieure de l'angle rentrant du cartilage thyroïde.

Il ne nous reste plus que quelques mots à dire sur l'image de la gouttière pharyngo-laryngée pour en finir avec l'image laryngoscopique.

Cette gouttière J apparaît limitée en haut par le ligament pharyngo-épiglottique qui va se perdre sur la la face postérieure du cartilage thyroïde. En dehors, elle est limitée par la face postérieure de la lame du cartilage thyroïde, en dedans par la face externe du ligament aryténo-épiglottique, les muscles crico-aryténoïdien latéral et thyro-aryténoïdien et par la face externe du cartilage aryténoïde. En bas, elle va se confondre avec une ligne sombre N qui contourne toute la partie inférieure du larynx et qui représente l'entrée de l'œsophage. Dans son ensemble elle a la forme d'une poire dont la queue viendrait contourner le larynx : aussi les Allemands lui ont-ils donné le nom de *sinus piriformis*.

MUQUEUSE LARYNGÉE

La muqueuse laryngée présente une coloration et une structure variables, selon les portions du larynx qu'elle tapisse. En passant de la langue sur la base de l'épiglotte, elle s'amincit considérablement et prend une teinte plus rosée. Au niveau des ligaments glosso-épiglottiques médians, glosso-épiglottiques latéraux, elle est un peu plus décolorée, car elle laisse voir par transparence les trousseaux fibreux des ligaments; au niveau des fossettes sus-épiglottiques, elle est un peu jaunâtre, ce qui est dû à une petite quantité de tissu cellulaire que l'on trouve dans les fossettes. Au niveau du bord libre de l'épiglotte, elle devient encore plus mince et généralement ce bord est plutôt blanchâtre que rose. La couleur rosée faible reparaît à la face postéro-inférieure de l'opercule épiglottique et il n'est pas rare en ce point de remarquer un réseau de vaisseaux très fins qui sillonnent cette surface. Il n'est pas rare non plus d'y observer les ouvertures des glandes épiglottiques.

Sur le tubercule de Czermak, c'est-à-dire à la base de l'épiglotte, la muqueuse qui va se réfléchir sur les cordes vocales supérieures reprend une teinte rose plus foncée, teinte qu'elle conserve sur tout le restant du larynx, moins les cordes vocales inférieures bien entendu.

Il y a cependant quelques points qu'il faut signaler et qui apparaissent plus blancs dans le miroir, soit parce qu'ils sont plus vivement éclairés, soit parce que la transparence de la muqueuse permet d'apercevoir la coloration du squelette du larynx. Au milieu des cordes vocales supérieures, tache blanche rosée due à l'éclairage plus vif qu'au niveau des fossettes innominées. Au niveau des cartilages de Wrisberg et des aryténoïdes, coloration encore plus blanche par suite de l'éclairage et par la présence de fibro-cartilages sous jacents.

La face externe de la gouttière pharyngo-laryngée est d'une coloration jaune rosée limitée par le bord postérieur du cartilage thyroïde et par sa grande corne qui apparaissent presque blancs.

Enfin, la muqueuse du larynx au niveau des cordes vocales inférieures se réduit à sa couche épithéliale et devient blanche et nacrée ; ce n'est plus là sa couleur propre, c'est celle des ligaments thyro-aryténoïdiens que la couche épithéliale ne masque pas plus qu'une couche de vernis ne masque un tableau ou qu'une couche d'émail ne masque les dessins d'une porcelaine.

Quant à sa structure, nous ne pouvons mieux faire que de citer textuellement les conclusions de la thèse si remarquable de notre collègue et ami, le Dr Paul Coyne[1].

« La muqueuse laryngée est formée dans une couche sous-jacente à l'épithélium par un tissu réticulé analogue au tissu lymphoïde ; par ce fait, elle se rapproche de la structure de la muqueuse de l'intestin grêle.

Il existe dans la partie superficielle du derme muqueux des organes lymphatiques analogues aux follicules clos de l'intestin grêle et dont l'existence avait été ignorée jusqu'à ce jour. La présence de ces organes, intéressants au point de vue anatomique, l'est encore plus dans ses conséquences pathologiques, et pourra peut-être rendre compte du développement de certaines ulcérations laryngées dans le cours de pyrexies comme dans la fièvre typhoïde.

Sur le bord libre de la corde vocale inférieure se trouvent des papilles certainement vasculaires et probablement nerveuses. Remarquons que ces papilles sont bien plus développées dans la moitié antérieure de la corde vocale, ce qui est en relation avec le point de départ habituel des papillômes, qui, ainsi qu'on le sait, partent constamment des cordes vocales inférieures, et plus particulièrement de leur moitié antérieure.

Au point de vue physiologique, l'existence des groupes glandulaires mérite l'attention en ce que leur produit

1. *Recherches sur l'anatomie normale du larynx.* Paris, 1874.

de sécrétion entretient l'humectation de la région papillaire de la corde vocale, et en la recouvrant d'un mucus protecteur, tend à assurer l'intégrité de sa fonction.

INSTRUMENTS INDISPENSABLES

AU LARYNGOSCOPISTE

LEUR DESCRIPTION — LEUR MANIEMENT

La solidité est la première qualité qu'on doit rechercher dans tous les instruments destinés à être portés dans le larynx; aussi, autant que possible, vaut-il mieux se servir d'instruments d'une seule pièce, ou tout au moins n'offrant pas d'aspérités susceptibles de s'accrocher, et par conséquent de se briser ou de léser les parties constituantes du larynx. Les instruments indispensables dans la pratique laryngoscopique sont d'ailleurs peu nombreux, et nous allons donner la description de ceux auxquels nous donnons la préférence et en indiquer le maniement.

Dans un grand nombre d'affections laryngées, nous recommandons les applications topiques ou caustiques : nous conseillons de faire ces applications avec une éponge.

Notre porte-éponge (fig. 21) se compose d'une simpl tige métallique en acier ou en fer, de vingt-cinq cene timètres de long et de deux millimètres de diamètre-

A l'une de ses extrémités, cette tige est recourbée à angle droit (l'angle arrondi) de telle sorte que la branche laryngienne a sept centimètres de long. La partie droite se fixe dans un manche analogue au manche des miroirs laryngiens mais plus volumineux : à l'extrémité de la branche laryngée, on attache avec un fil assez fort une petite éponge de la grosseur d'un pois, taillée en forme de dent. Quelques traits de lime facilitent

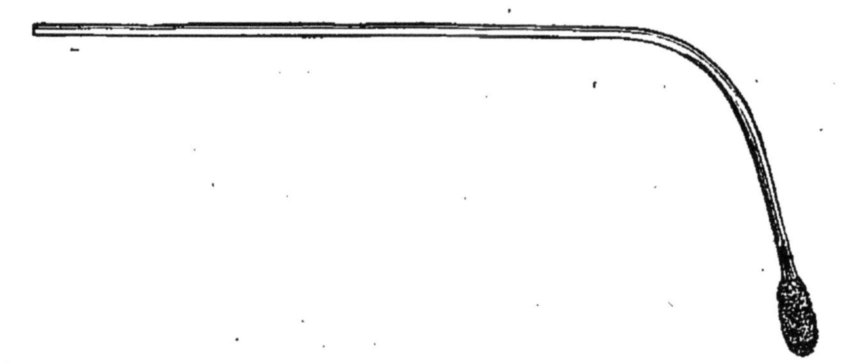

Fig. 21. — Porte-éponge laryngien.

la fixation de l'éponge sur la tige et la rendent très solide. Malgré cela, avant de s'en servir, il est indispensable d'essayer par une traction son degré de solidité. L'éponge doit être choisie fine et à grain très serré, analogue à celle dont on se sert dans les hôpitaux pour les opérations chirurgicales. Avant de l'employer pour faire un attouchement dans le larynx, il est indispensable de la ramollir dans l'eau tiède et de la malaxer légèrement pour qu'elle puisse se charger de la solution médicamenteuse, et celle-ci ne sera jamais en quantité telle qu'il puisse s'en écouler des parcelles ou des gouttes du côté de la trachée. C'est dire qu'après avoir trempé l'éponge dans la solution de nitrate d'argent, d'iode, ou dans tout autre médicament, il faut l'exprimer légèrement.

Pour faire un attouchement du larynx, on prie le malade de tenir lui-même sa langue avec sa main gauche. Ses doigts doivent être recouverts d'un linge fin, et la langue doit être saisie transversalement, le pouce sous la face inférieure, l'index sur la face supérieure et le restant de la main bien effacé, de façon à ne pas gêner les mouvements de l'opérateur qui applique le miroir laryngien de la main gauche, et de la main droite introduit le porte-éponge. L'introduction doit se faire lentement, sans précipitation, sans toucher aucune des parties de la bouche, en se guidant sur ses connaissances anatomiques, car ce n'est qu'à partir du moment où l'éponge arrive au niveau de l'épiglotte qu'on commence à l'apercevoir. Lorsque l'on voit l'éponge arrivée au niveau du bord libre de l'épiglotte il suffit, pour la faire pénétrer dans le larynx, de relever légèrement la main qui tient l'instrument comme si on voulait l'appliquer sur la face du patient. Si on voulait la faire pénétrer dans le larynx, en la dirigeant directement en bas, l'illusion produite par la réflexion de l'image ferait que l'on pénétrerait à coup sûr dans l'œsophage. Chez quelques malades très tolérants, on peut dans le miroir, suivre son éponge jusqu'au mo-

5

ment où elle arrive sur les cordes vocales inférieures, mais c'est là une exception.

Dans tous les cas, on ne doit jamais badigeonner le larynx avec son éponge, ce que les débutants ne sont que trop tentés de faire. De cette façon on provoque des spasmes et des quintes de toux très violentes. Cette manœuvre est d'autant moins nécessaire que lorsque l'éponge est introduite, tout le larynx entre en contraction, et toutes les parties viennent en quelque sorte se toucher d'elles-mêmes.

Pour éviter les quintes de toux, et surtout le spasme de la glotte, il faut, d'une part, avons-nous dit, exprimer suffisamment l'éponge imbibée de substance médicamenteuse, de façon à ce qu'il n'en pénètre pas dans la trachée, et, d'autre part, autant que cela se pourra, ne faire arriver l'éponge dans le larynx que lorsque les cordes vocales inférieures sont bien rapprochées. Pour cela, il faut engager le malade à donner le son *é* en voix très aiguë et soutenue pendant tout le temps de l'attouchement, qui doit être très court. L'éponge doit être retirée comme elle a été introduite, c'est-à-dire suivant la direction du canal bucco-laryngé.

Cette recommandation n'est pas inutile, car si le malade est pris d'efforts de vomissement ou de quintes de toux, il a toujours une tendance à rejeter la tête en arrière, et la tige recourbée accroche la face postérieure de l'épiglotte et la base de la langue, ce qui est toujours douloureux.

Malgré toute l'habileté et toutes les précautions avec lesquelles on aura fait une application topique dans le larynx, il n'est pas rare de voir survenir des spasmes de la glotte plus ou moins violents. Il ne faut pas s'en effrayer, nous n'avons jamais vu survenir d'accidents graves à leur suite. Cependant il est prudent, avant de faire une application caustique un peu violente, d'essayer pendant quelques jours la tolérance du sujet en le touchant avec des solutions graduées, surtout s'il existe un œdème laryngien ou un obstacle déjà sérieux à la pénétration de l'air à travers la glotte. Si, au contraire, la glotte est largement ouverte et qu'il survienne du spasme laryngé, il faut engager vivement le malade à ne faire aucun effort pour parler, à reprendre lentement sa respiration par le nez, à la retenir même comme ferait un plongeur, enfin à essayer d'avaler quelques gorgées d'eau froide. Ces moyens suffisent pour amener la cessation de tous les accidents. Pendant ces quelques minutes d'angoisse, très pénible d'ailleurs, il y a des malades qui déglutissent une certaine quantité d'air qui s'emmagasine dans l'œsophage, et ce n'est qu'après l'expulsion bruyante de cet air que le calme se rétablit.

L'éponge est un excellent instrument pour porter sur les cordes vocales ou dans le larynx un médicament quelconque. Je m'en sers même pour y porter des poudres : morphine, calomel, iodoforme finement pulvérisé, etc... Mais lorsqu'on veut toucher l'épiglotte ou les gouttières pharyngo-laryngées ou tout le vestibule laryngien il est bon de donner la préférence au pinceau en poil de martre (fig. 22). Il se charge en effet d'une plus grande quantité de médicament et son attouchement est moins brutal, mais il a l'inconvénient de se détériorer très facilement, et nous

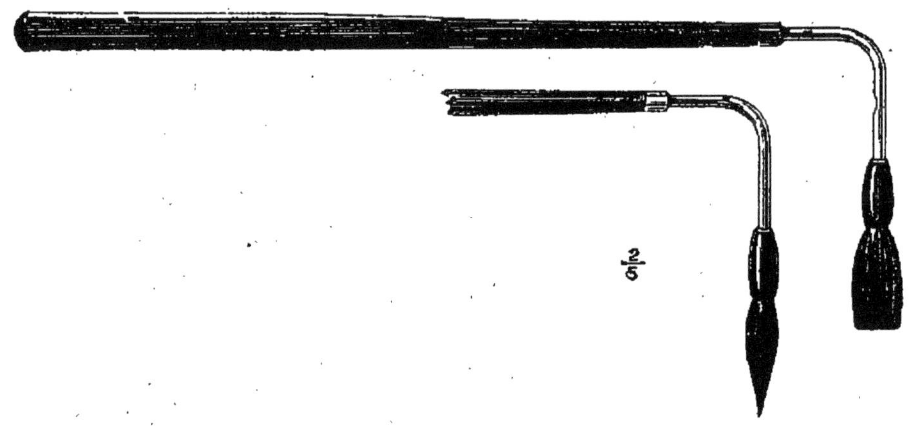

Fig. 22. — Pinceau laryngien.

avons vu des cas où des poils restés dans le larynx ont été la cause de quintes de toux prolongées. L'éponge a encore cet avantage précieux, c'est qu'on peut la changer très facilement, tandis qu'il faut avoir un pinceau spécial pour chaque malade. Nous n'engageons pas les médecins à se servir des différentes pinces porte-éponges qui ont été inventées ; nous n'en connaissons aucune avec laquelle on soit complètement à l'abri d'un accident.

Inutile de dire que la tige en fer peut être remplacée

par une tige en baleine. Le Dr E. Blanc, spécialiste très distingué de Lyon, s'en sert exclusivement, trouvant que l'attouchement de l'éponge est beaucoup plus doux : nous sommes tout à fait de son avis et notre seule objection est que le prix de ces porte-éponges en baleine est trop élevé.

Les éponges sont, avons-nous dit, le meilleur instrument pour porter dans le larynx un médicament liquide ou même pulvérulent; elles peuvent encore servir à y porter un caustique solide tel que le nitrate d'argent, par exemple. Voici comment je procède en ce cas : je taille mon éponge de façon à ce que sa surface inférieure forme un plateau. Après l'avoir ramollie dans l'eau et soigneusement exprimée et essuyée, je touche ce plateau avec un crayon de nitrate d'argent fondu à la flamme de la lampe à alcool, et j'y laisse une goutte de nitrate comme j'y laisserais une goutte de cire à cacheter. Après le refroidissement, je m'assure que cette goutte qui a pénétré dans les pores de l'éponge y est bien adhérente et je pratique ma cautérisation très rapidement. Je n'emploie ce moyen que lorsque je veux faire une cautérisation sur un point bien limité du larynx, surtout sur les cordes vocales inférieures. Dans les autres cas, je me sers du porte-caustique de Fauvel (fig. 23).

Ce porte-caustique a la forme bien connue maintenant de tous les instruments laryngiens. Il se termine par un tube de la dimension du crayon de nitrate d'argent vendu chez tous les pharmaciens, et il est un peu plus étroit à son extrémité qu'à sa base, qui se visse sur la tige. En un mot, le crayon qui y entre très facilement ne peut en sortir par l'extrémité ; sa pointe seule,

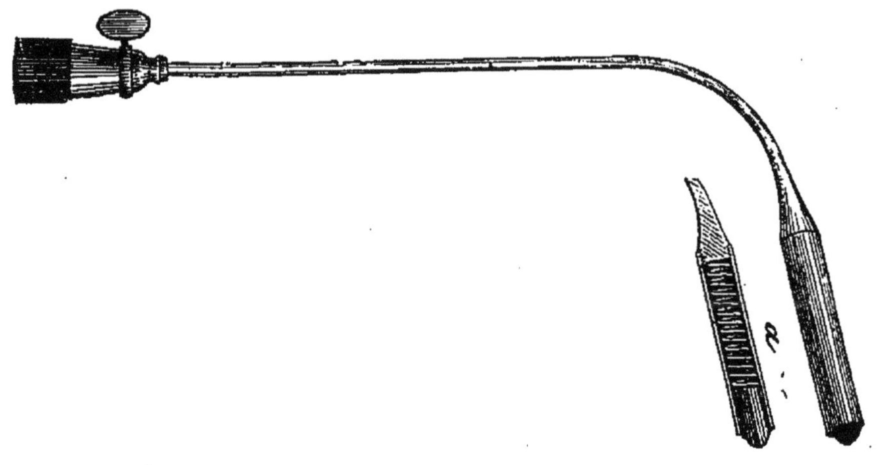

Fig. 23. — Porte-caustique de Fauvel.

que l'on a eu soin d'effiler un peu, fait une légère saillie au dehors. De plus, dans l'intérieur du tube se trouve un petit ressort à boudina qui maintient le crayon dans sa position. Avec ce porte-caustique, on peut toucher et cautériser tous les points du larynx, soit que l'on se serve d'un crayon de nitrate d'argent pur ou mitigé, soit qu'on emploie un crayon de sulfate de cuivre.

Cependant, si on veut faire une cautérisation sur le bord libre de l'une des cordes vocales inférieures, nous préférons nous servir du porte-caustique à cuvette latérale (fig. 24). Il ressemble beaucoup au porte-caustique de Lallemand. La cuvette est latérale; on la rem-

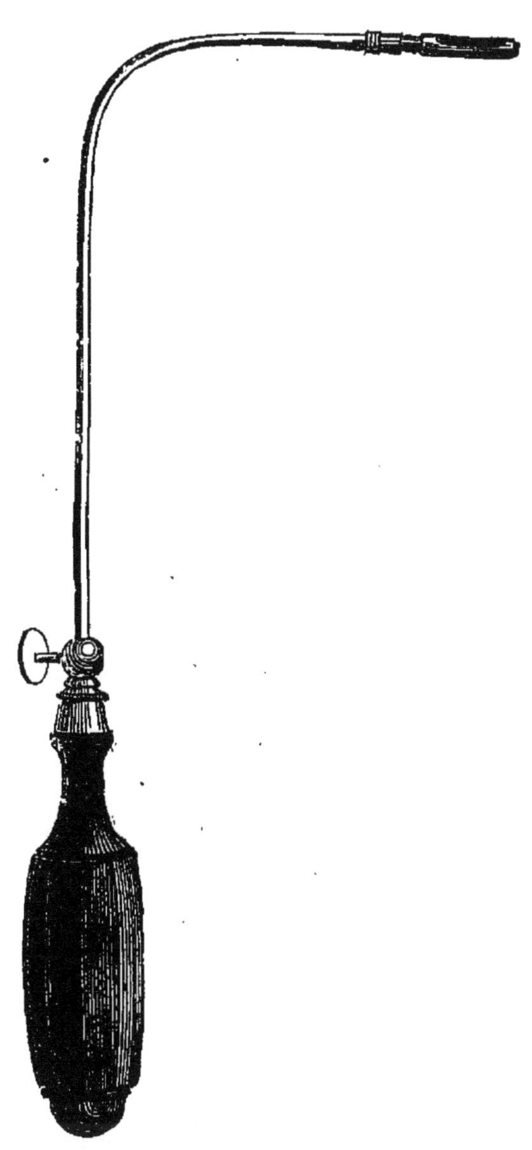

Fig. 24. — Porte caustique à cuvette.

plit de nitrate d'argent fondu à la flamme de la lampe à alcool, et on la visse sur sa tige laryngienne. En la serrant plus ou moins sur cette tige, on peut faire la cautérisation soit à gauche, soit à droite, soit en avant, soit en arrière.

On a inventé beaucoup d'autres porte-caustiques; nous ne les décrirons pas, car nous les trouvons tous défectueux. Le plus employé consiste en une tige métallique à extrémité rugueuse ou en forme de bouton, extrémité que l'on trempe dans une petite quantité de nitrate d'argent en fusion.

Lorsque le nitrate est refroidi, il adhère intimement à cette extrémité, et il n'y a aucun danger à la porter dans le larynx. Mais toutes les parties touchées sont cautérisées, et on dépasse ainsi le but que l'on se propose.

Quant au maniement des différents porte-caustiques, il est le même que celui des éponges et demande seulement un peu plus de précision. Nous engageons donc les débutants à ne faire de cautérisations profondes du larynx qu'après avoir habitué progressivement leurs malades à l'introduction d'instruments dans leur larynx et à des cautérisations graduées de plus enplus fortes.

Il est à remarquer qu'en général, les cautérisations faites avec un caustique solide amènent moins fréquemment le spasme de la glotte que les cautérisations faites avec un liquide, surtout si ce liquide, comme l'iode, donne des vapeurs ou est volatil.

Après les éponges, les pinceaux et les porte-caustiques, les pinces laryngées sont certainement les instruments dont on se sert le plus en chirurgie laryn-

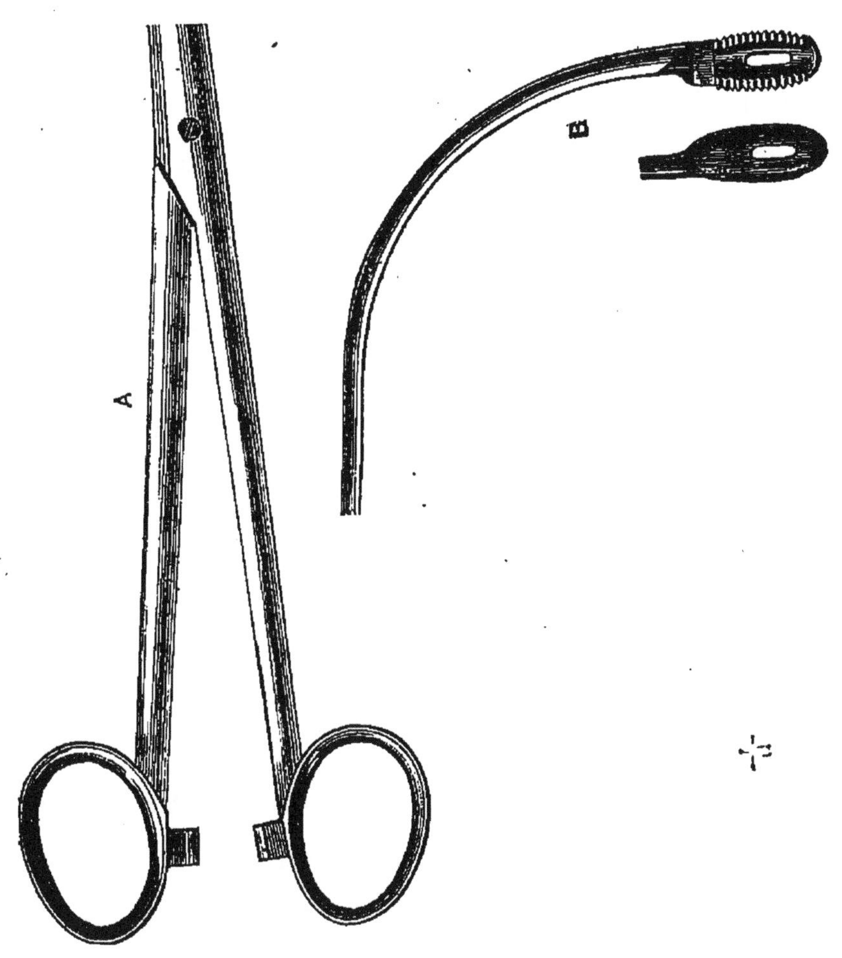

Fig. 25. — Pinces de Fauvel.

A. Branches des pinces. — A. Mors de ces pinces.

gienne. C'est avec elles que l'on arrache les tumeurs et que l'on extrait les corps étrangers du larynx. Les pinces de Fauvel (fig. 25) sont sans contredit les meilleures et les plus commodes. Nous nous servons exclusivement de ses pinces latérales, dont nous donnons ici le modèle réduit à la moitié. Le dessin est suffisamment explicatif pour que nous nous dispensions d'en faire une description. Noùs nous contenterons de dire qu'avec ces pinces, nous sommes toujours arrivé à enlever tous les polypes que nous avons eu à opérer.

Nous ne sommes donc plus de l'avis de notre maître, qui veut que la pince soit construite en quelque sorte pour chaque polype que l'on veut opérer. Sur ce sujet, d'ailleurs, M. Fauvel s'est mis plus d'une fois en contradiction avec son enseignement, car, bien souvent, nous l'avons vu opérer avec ce même modèle de pinces les tumeurs les plus petites, les plus difficiles et les plus diversement implantées.

Il est bon cependant que le médecin qui se livre exclusivement au traitement des affections du larynx ait un arsenal complet de pinces répondant aux différentes indications qui peuvent se présenter, mais pour le praticien, les pinces dont nous donnons ici le dessin sont certainement suffisantes.

Quand on se sert des pinces laryngiennes, le malade doit tenir lui-même sa langue et rester immobile, car le moindre mouvement, à droite ou à gauche, en haut ou en bas, dérange ou supprime l'éclairage du miroir; or c'est surtout lorsque l'on veut faire une opération de polype qu'il est nécessaire d'avoir un très bon éclairage. Le miroir est appliqué de la main gauche, et la droite est armée des pinces qu'il faut tenir de la manière suivante : le pouce doit être aussi engagé que possible dans l'anneau de gauche, l'annulaire dans l'anneau de droite jusqu'à la première articulation phalangienne seulement, tandis que le médius accroche ce même anneau et que l'index s'allonge sur les branches de la pince. De cette façon elle est solidement tenue, elle fait corps avec la main et peut être portée dans toutes les directions.

Après avoir trempé la pince dans l'eau chaude, ou après l'avoir légèrement chauffée on l'introduit légèrement en biais de façon à ce que la main ne gêne pas la vue. À partir du moment où l'on aperçoit dans le miroir les mors de la pince, au niveau de l'épiglotte, on ne doit plus autant, que possible, les perdre de vue. On se dirige alors vivement sur la tumeur que l'on veut saisir, en imprimant à la main qui tient la pince un mouvement de torsion en dehors et en arrière qui fait que de latéraux les mors deviennent antéro-postérieurs. Cette manœuvre est indispensable, si on veut opérer un polype inséré sur le bord libre de l'une des cordes inférieures; elle est moins utile si le polype est situé sur la surface de l'une des cordes, car alors on peut le saisir avec l'extrémité de la pince. Mais, même dans ce cas, nous la conseillons encore, car en appuyant sur le bord libre de la corde, en la déprimant, on amène sa surface à se présenter favorablement aux mors de sa pince.

La manœuvre est beaucoup plus commode s'il s'agit d'enlever un polype siégeant dans l'angle antérieur des cordes. Là, en effet, lorsque l'on est certain que sa pince est engagée entre les deux cordes vocales inférieures, il suffit de la ramener en avant pour pouvoir saisir la tumeur, car on a un point d'appui et un point de repère très sûr, c'est l'angle rentrant du cartilage thyroïde dans lequel ses cordes s'insèrent.

Les pinces doivent-elles être introduites ouvertes ou fermées ? Il est impossible de donner pour cela une règle fixe ; c'est en tâtonnant que l'opérateur verra ce qu'il doit faire. Il est cependant quelques cas bien nets dans lesquels on doit faire pénétrer dans le larynx les pinces fermées. Certains malades en effet font de tels efforts lorsque l'on tente l'introduction, que les cordes se contractent en se rapprochant et qu'il est impossible de faire arriver les mors de la pince entre les cordes vocales inférieures. Dans ces cas, en introduisant les pinces fermées, on peut forcer le passage, pénétrer quand même, et saisir alors la tumeur, soit pendant le rapprochement des cordes, soit pendant l'instant où elles s'écartent vivement pour permettre à l'air d'arriver dans les poumons.

L'opération d'un polype du larynx n'est jamais douloureuse ni suivie d'hémorrhagie. Les polypes par eux-mêmes sont insensibles, aussi recommandons-nous bien, lorsqu'on tente d'en enlever un, de ne pas continuer les tentatives d'arrachement si le malade exprime une sensation de douleur, car dans ce cas c'est que les mors de la pince ont saisi une partie saine de l'organe vocal. Avant de procéder à l'opération on convient donc avec le malade d'un signe qu'il devra faire si l'opération devient douloureuse, et dans ce cas il ne faut pas hésiter à retirer la pince pour faire de nouvelles tentatives plus fructueuses.

Le maniement des pinces antéro-postérieures est à peu de chose près le même que celui des précédentes. Les deux anneaux superposés servent à l'introduction du pouce et du médius, l'index allongé sert en quelque sorte de tuteur à l'instrument. Les mouvements de cette pince sont moins précis et la main qui tient l'instrument doit rester sur la ligne médiane, ce qui gêne la vue. Il y a encore un autre inconvénient; lorsque les mors des pinces arrivent au niveau de l'épiglotte, on n'aperçoit dans le miroir qu'un seul de ces mors qui masque complètement l'autre. Mais on peut arriver à suppléer, par l'esprit, à cette vision incomplète, et la meilleure preuve de ce que nous avançons ici, c'est que Morell-Mackenzie opère presque exclusivement ses malades avec ces pinces (fig. 26), et sa statistique accuse les plus beaux résultats. Nous reprochons encore deux choses à ces pinces : la première, c'est que l'introduction des mors, entre les cordes vocales, ne peut se faire qu'autant que celles-ci sont écartées, et qu'on ne peut opérer avec elles que les tumeurs situées sur le bord libre des cordes; la seconde, c'est leur mode d'articulation. Tantôt elles sont articulées au niveau de leur point de courbure; or ce point correspond précisément au point où d'horizontale, la langue devient verticale, ce qui fait que l'une des branches chatouille la base de la langue; tantôt au contraire elles sont articulées près de leurs mors (fig. 27) (pince de Cusco) et alors le plus

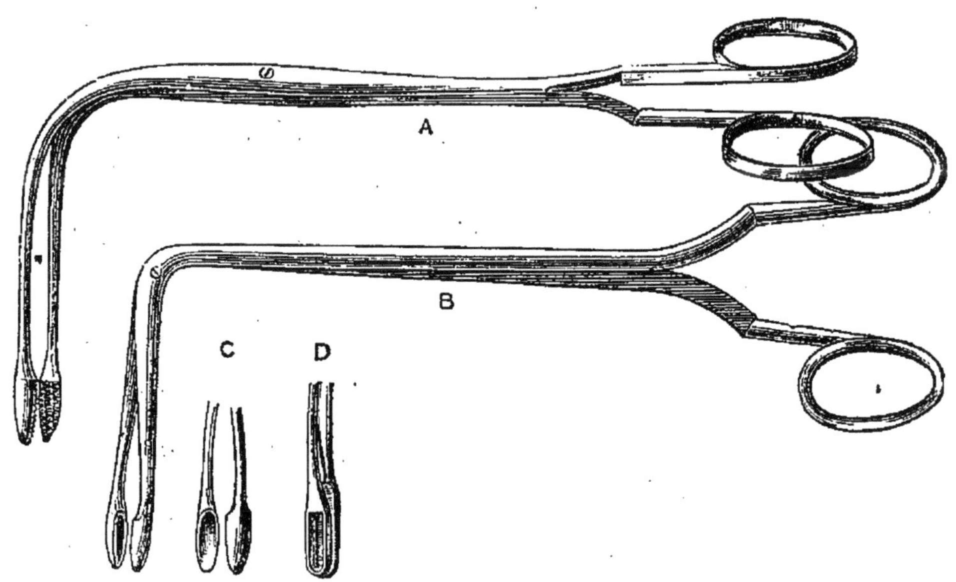

Fig. 26. — Pince coupante de Mackenzie.

A. Pince latérale. — B. Pince antéro-postérieure. — C. Pince en forme de cuillère. — D. Pince emporte-pièce.

grand écartement des branches se fait à peu près au niveau de l'épiglotte, ce qui détermine des frôlements et amène des efforts de toux et de vomissement.

Pour les arrachements de polypes, Mackenzie se sert beaucoup d'un instrument dont il fait le plus grand éloge, et auquel il donne le nom de tube-forceps (fig. 28). C'est une pince dont les mors se rapprochent par glissement du tube qui renferme la pince, comme se rapprochent les deux valves du porte-crayon ordinaire. Nous ne nous sommes jamais servi de cet instrument, il ne nous est donc pas possible de l'apprécier.

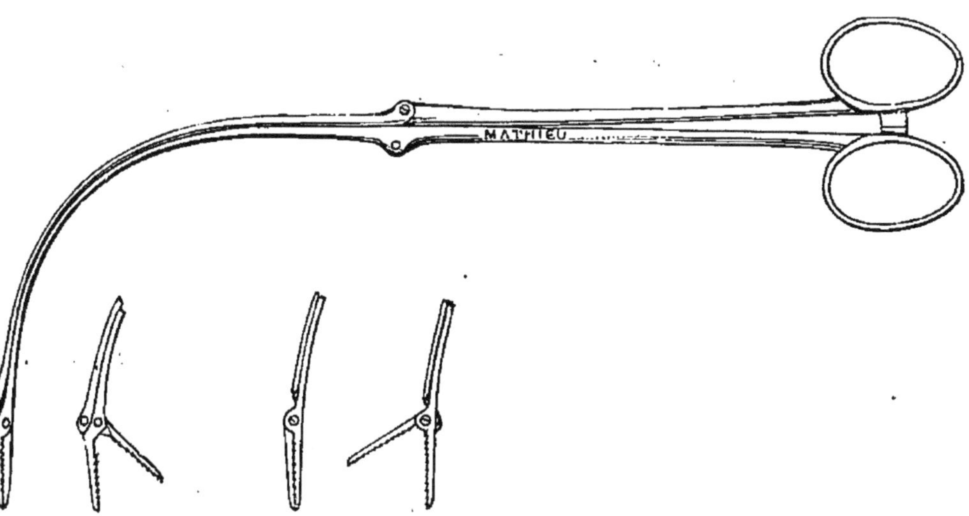

Fig. 27. — Pinces antéro-postérieures.

Les pinces ne sont pas les seuls instruments avec lesquels on peut opérer les tumeurs laryngées. Nous passerons sous silence les divers couteaux et ciseaux qui ont été inventés dans ce but : malgré les magnifiques résultats publiés par quelques médecins allemands, nous ne croyons pas qu'il soit possible de se servir de ces instruments avec sécurité. Il n'en est pas de même des guillotines, qui donnent quelquefois d'excellents résultats, surtout quand on a à opérer un polype situé tout-à-fait sur le bord libre de l'une des cordes vocales inférieures. La guillotine la mieux construite et la mieux comprise est celle de Stœrk de Vienne; nous en donnons ici le dessein (fig. 29). Nous

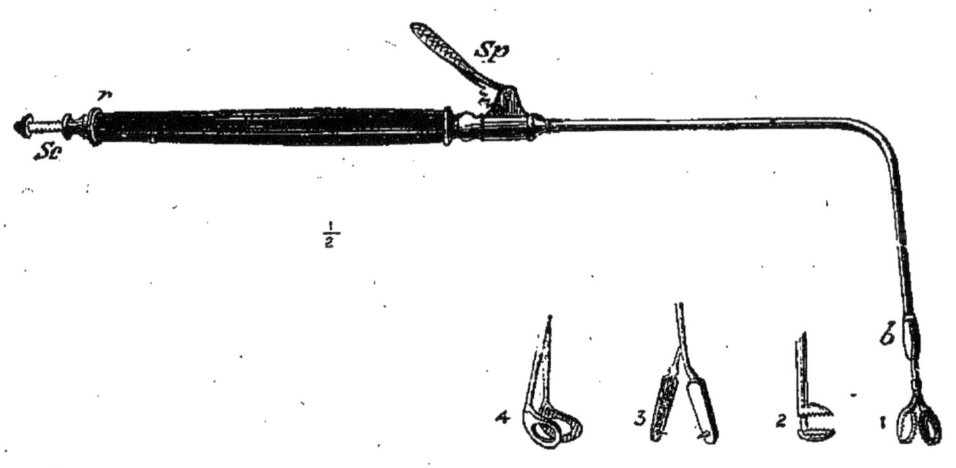

Fig. 28. — Tube forceps et ciseaux de Mackenzie.

Sp. Ressort, en pressant sur ce dernier le tube passe au-dessus de la pince. — *b.* articulation où l'on peut appliquer des tubes plus longs ou plus courts, et d'où l'on peut sortir les pinces pour les nettoyer (cette articulation a été faite inutilement grande par le dessinateur). — *r.* anneau qui, en tournant, permet de tourner la pince de telle sorte que ses mors peuvent s'ouvrir dans toutes les directions. — *Sc.* écrou pour séparer les différentes pièces de l'instrument et les nettoyer.

1. Mors perpendiculaires. — 2 et 4. Mors horizontaux. — 3. Ciseaux avec deux crochets qui y sont fixés.

ne décrirons ni sa tige ni les différents couteaux ou pinces que l'on peut adapter au corps de l'instrument qui seul mérite une description. En effet à sa partie postérieure *o* se trouve un anneau destiné à laisser passer le pouce qui devra supporter tout l'effort nécessaire à l'opération et maintenir l'instrument dans la position voulue. Les deux anneaux *p q* antérieurs superposés servent à engager le médius et l'index, et

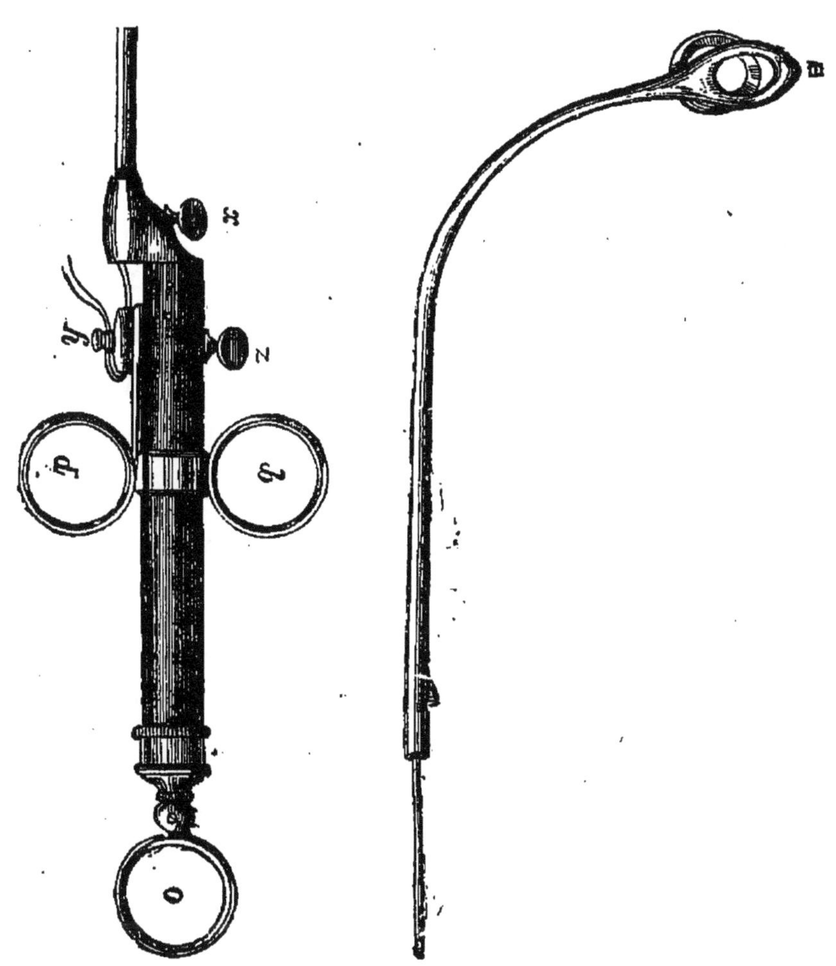

Fig. 29. — Manche de la guillotine de Stœrk.

ceux-ci par un mouvement de recul entraînent la tige qui se termine par le couteau et qui glisse dans un tube fixé au manche par *x z*. Dans le corps de l'instrument, entre l'anneau postérieur et les deux anneaux antérieurs est un ressort à boudin qui permet de régler l'effort de traction.

Nous citerons encore la guillotine de Jelenffy de Pesth, avec laquelle on peut sectionner le polype soit en poussant soit en retirant la lame.

Le maniement de toutes ces guillotines ne diffère en rien de celui des autres instruments laryngiens. Nous ferons cependant une recommandation importante, c'est de ne jamais faire jouer le couteau si l'on n'est pas sûr d'avoir bien saisi le polype dans la lunette de l'instrument. Nous avons eu l'occasion de voir chez M. Fauvel un malade à qui un opérateur maladroit et imprudent, avait enlevé ainsi les sommets des deux aryténoïdes. Quant au polype, M. Fauvel l'extirpa avec ses pinces.

Quelques spécialistes traitent leurs malades par des insufflations de poudres médicamenteuses, plusieurs médecins allemands emploient même ce traitement exclusivement. Bien que nous rejetions ce mode de traitement en tant qu'insufflations, il peut être nécessaire de l'employer dans certains cas particuliers. C'est ainsi que nous le recommandons dans les ulcérations de l'épiglotte et des gouttières pharyngo-laryngées. Pour les faire, on se servira de l'insufflateur de Gariel (fig. 30). Ce petit instrument se compose d'une poire en caoutchouc adaptée à un tube de gutta-percha convenablement recourbé, et portant sur sa partie moyenne une ouverture dans laquelle on dépose la poudre médicamenteuse. Cette ouverture *tà* est

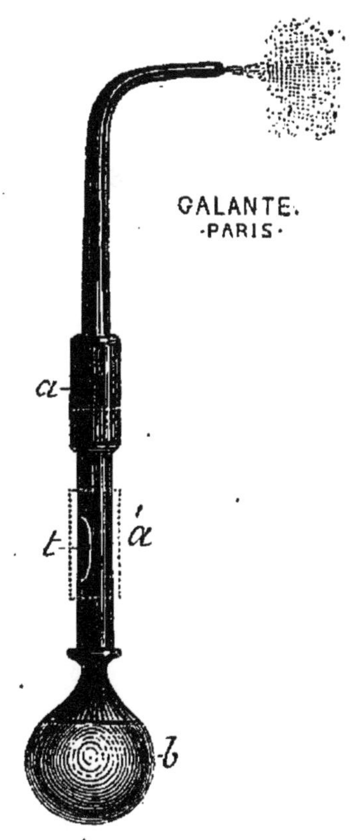

Fig. 30. — Insufflateur de Gariel.

b. Poire en caoutchouc. — *a't*. portion du tube où on introduit a poudre. — *a*. manchon destiné à fermer l'ouverture.

fermée au moyen d'un coulant *a* lorsque le tube est chargé. En se dirigeant à l'aide du miroir laryngien on porte l'extrémité du tube sur le point que l'on veut couvrir de poudre et une simple pression sur la poire suffit pour projeter toute la poudre contenue dans le réservoir.

Dans les cas de fausses membranes laryngiennes et trachéales, dans le croup, M. Fauvel se sert comme insufflateur du soufflet à punaises de Vicat auquel il adapte une sonde uréthrale ordinaire d'un calibre un peu fort. Avec cet appareil primitif, mais véritablement très bien compris, il insuffle du nitrate d'argent en poudre, du poivre de Cubèbe, etc.

Il ne nous reste plus que quelques mots à dire sur les instruments servant à électriser le larynx pour en finir avec les instruments les plus utiles, pour ne pas dire indispensables au praticien qui veut s'occuper de laryngoscopie.

Les électrisations du larynx se font soit avec le rhéophore simple (fig. 31) soit avec le rhéophore double. Le premier se compose d'une tige métallique recouverte d'un vernis isolant et munie à son extrémité laryngée ou d'un bouton ou mieux d'une éponge A. Cette tige est vissée sur un manche portant un interrupteur à pédale B, manche auquel on adapte un des pôles de la pile C.

Pour se servir de cet instrument on applique l'un des pôles sur le devant du cou ou sur le bras de la personne que l'on veut électriser et l'on porte l'autre pèle dans le larynx après s'être assuré que l'intensité du courant n'est pas trop considérable.

Mackenzie, qui l'un des premiers pratiqua l'électrisation du larynx, fixe l'un des pôles au devant du cou

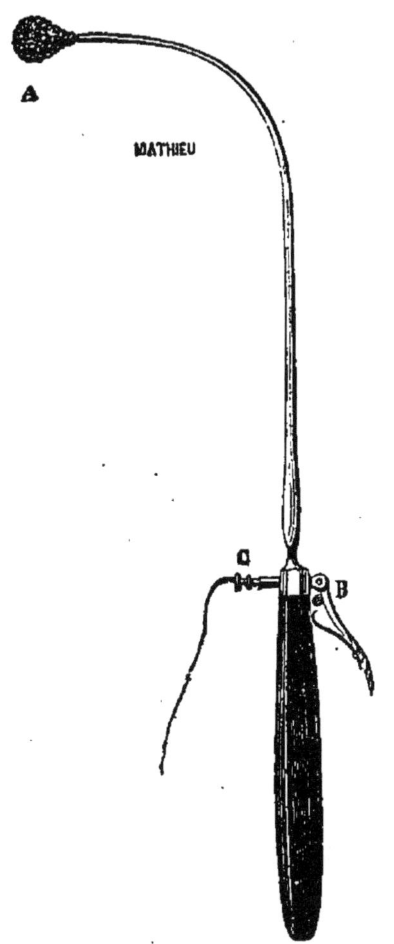

Fig. 31. — Electrode simple.

au moyen d'un collier métallique : nous ne croyons pas cette petite complication indispensable.

Dans certains cas il est bon de porter les deux pôles dans le larynx ; M. Fauvel a fait construire par Trouvé un instrument très commode pour ce genre d'électrisation (fig. 32.). Il se compose de deux tiges métalliques accolées l'une à l'autre mais séparées par une couche qui les isole. Chacune de ces tiges se termine par un bouton que l'on peut écarter à volonté ou rapprocher

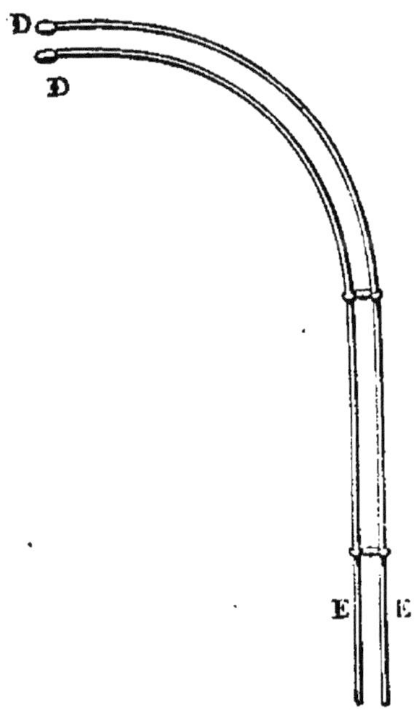

Fig. 32. — Electrode double.

EE, tiges se fixant dans un manche. — DD, boutons que l'on peut écarter ou rapprocher à volonté.

au moyen d'un petit curseur. Sur le manche de l'instrument se trouve un interrupteur à pédale, de telle sorte que l'on ne fait passer le courant que lorsque l'instrument a pénétré et est placé dans le larynx.

Nous ne décrirons pas les appareils de galvanocaustie : leurs applications sont trop peu fréquentes en chirurgie laryngoscopique pour que l'on puisse les faire rentrer dans les instruments indispensables à la pratique journalière.

PATHOLOGIE

LARYNGITE CATARRHALE AIGUE

Définition. — On donne le nom de laryngite catarrhale ou de catarrhe laryngien à l'inflammation aigüe de la muqueuse laryngée.

Étiologie. — Cette inflammation peut se développer sous l'influence des causes les plus variées. La plus commune est l'impression vive et brusque du froid déterminant d'abord du coryza, de la chaleur de la gorge et un certain degré d'angine et consécutivement l'inflammation de la muqueuse laryngée. En un mot c'est le rhume vulgaire qui survient à la suite d'un refroidissement ou du passage brusque du chaud au froid.

Certaines localités dont le climat est froid et humide favorisent le développement du catarrhe laryngé. On ne peut nier non plus une certaine influence saisonnière amenant de véritables épidémies de grippe dont la laryngite catarrhale est une des complications ordinaires.

Nous avons vu le catarrhe laryngien se développer sous l'influence d'un froid au pied prolongé ou à la suite de l'ingestion brusque d'une grande quantité de boisson glacée, le corps étant en transpiration.

Les efforts de voix prolongés, chez les orateurs, les chanteurs, les prêtres, les agents de change, les marchands, etc. déterminent une irritation locale qui amène souvent l'inflammation de la muqueuse. Chez ces malades, les causes d'irritation persistant, d'aiguë, la laryngite peut devenir chronique.

Les abus alcooliques, l'inspiration de vapeurs ou de fumées irritantes, celles du tabac en particulier, agissent directement sur la muqueuse et amènent son inflammation.

Toutes les maladies éruptives sont presque toujours accompagnée d'un certain degré de catharre aigu du larynx. Nous n'en dirons que quelques mots dans ce chapitre, car très souvent cette inflammation catarrhale n'est que le prélude d'inflammations plus profondes et de lésions plus sérieuses que nous étudierons à part.

Symptomatologie. — La laryngite catarrhale aiguë n'a pas de symptômes généraux qui lui soient propres, à de rares exceptions près. Ceux que l'on observe doivent le plus souvent être mis sur le compte de l'affection déterminante telle que la fièvre catarrhale ou rhume, la grippe, la fièvre de foin, les fièvres éruptives, etc. Nous avons vu cependant quelques cas dans lesquels l'apparition d'une inflammation bien limitée du larynx, de l'épiglotte en particulier (épiglottite) avait déterminé un mouvement fébrile, de la courbature générale, de l'insomnie et même un peu de délire. mais ce sont là des faits extrêmement rares.

Les symptômes locaux et fonctionnels au contraire ne font jamais défaut et varient suivant l'intensité, l'étendue et la cause de l'inflammation. La douleur ne se fait jamais sentir que lorsque l'épiglotte ou les replis aryténoïdiens sont enflammés. Dans le premier cas, le malade ressent au niveau du larynx une sensation de corps étranger accompagnée d'un sentiment de chaleur, de sécheresse qui rend la parole pénible et la déglutition douloureuse. Si la région aryténoïdienne est prise c'est surtout la déglutition de la salive qui devient pénible. La respiration n'est jamais gênée par la légère tuméfaction de la muqueuse, mais elle s'accompagne très souvent d'une sensation de chatouillement fort désagréable, car elle force le malade à tousser, croyant qu'il a quelques mucosités à rejeter. Là toux, lorsque le catarrhe laryngien accompagne une grippe ou une fièvre éruptive, devient très pénible et occasionne au larynx la sensation d'une brûlure vive. Elle n'est pas douloureuse au contraire lorsque le catarrhe est purement laryngien.

De toutes les fonctions de l'organe, c'est certainement la phonation qui se trouve le plus atteinte. L'altération de la voie varie depuis le simple enrouement jusqu'à l'extinction complète. On trouve celle-ci lorsque l'inflammation a porté principalement sur les cordes vocales inférieures ou même sur les cordes supérieures. L'examen laryngoscopique va, dans un instant, nous donner l'explication de ce fait.

La voix au contraire est très peu altérée lorsque le *processus* inflammatoire s'est fixé sur l'épiglotte ou sur les aryténoïdes.

Quelle que soit la cause de l'inflammation catarrhale du larynx, elle s'accompagne toujours d'une sécrétion plus ou moins abondante.

Dans les cas de laryngites catarrhales liées à l'asthme de foin, à la grippe, aux fièvres éruptives, la sécrétion laryngée se mélangeant aux sécrétions bronchiques, les caractères de cette sécrétion ne peuvent être appréciés. S'il s'agit de laryngites professionnelles au contraire, les crachats au début, pendant les trois premiers jours, sont visqueux, collants, incolores ou striés de parcelles noirâtres et ne peuvent être en quelque sorte arrachés que grâce aux plus violents efforts de toux. Vers le quatrième jour ils deviennent légèrement jaunâtres et purulents; ils se détachent alors plus facilement parce qu'ils ne nécessitent plus d'efforts de toux mais un simple effort de *hemmage*. Quelle que soit la période de la laryngite catarrhale professionnelle, la quantité des crachats est toujours peu abondante.

Examen laryngoscopique. — Dans la laryngite catarrhale accompagnant le catarrhe nasal et bronchique. le laryngoscope nous montre la muqueuse laryngée rouge dans toute son étendue. Cette rougeur est un peu plus accusée au niveau de l'épiglotte, qui dans quelques cas prend une teinte vineuse. Les replis ary-épiglottiques sont rouges mais jamais œdémateux; les cordes vocales inférieures sont rosées et présentent un aspect dépoli caractéristique (voy. pl. I, fig. 1).

Quand la laryngite est très intense, les cordes inférieures sont légèrement boursouflées; les supérieures sont d'un rouge foncé, tuméfiées et obstruent plus ou moins complètement l'entrée des ventricules de Morgagni. En même temps les glandes inter-aryténoïdiennes enflammées fournissent une sécrétion gommeuse ou légèrement purulente suivant la période où on pratique l'examen. La tuméfaction des cordes inférieures, le boursouflement des supérieures, les mucosités encombrant ces cordes suffisent pour donner l'explication des extinctions complètes de la voix que l'on rencontre souvent dans la laryngite catarrhale proprement dite, à son début.

Nous venons de donner ici l'aspect que présente le larynx lorsque la laryngite est très intense et généralisée; mais dans certains cas, quelques parties seules du larynx peuvent être enflammées.

Il n'est pas rare de voir l'inflammation limitée à l'épiglotte. C'est ainsi que Morell-Mackenzie cite dans ses ouvrages des cas d'épiglottites survenues chez des enfants anglais à la suite d'ingestion de thé brûlant, bu au bec même de la théière.

Les laryngites catarrhales professionnelles portent quelquefois sur les cordes vocales supérieures ; le plus souvent ce sont les inférieures seules qui sont atteintes. Elles présentent alors une rougeur plus ou moins prononcée, ordinairement plus accusée sur leurs bords libres et au niveau de la commissure antérieure. Quelquefois une corde est plus enflammée que l'autre. Il arrive aussi que l'on trouve sur l'une d'elles, de véritables ecchymoses bien circonscrites et que l'on pourrait prendre pour un petit caillot sanguin (pl. I, fig. 3).

La formation de ces ecchymoses peut être expliquée de la façon suivante : un chanteur, un avocat, atteint de laryngite catarrhale aiguë, force sa voix ; sous l'influence de cet effort il se produit une rupture d'un petit vaisseau et une infiltration sanguine sous-muqueuse peu étendue en raison même du petit volume du vaisseau rompu et de l'adhérence de la muqueuse. Il est d'ailleurs à remarquer que c'est presque toujours au niveau du bord libre des cordes inférieures que ces petites extravasions sanguines se rencontrent et que c'est précisément en ce point que la muqueuse est le moins adhérente. J'ai vu des cas très rares dans lesquels une des cordes présentait dans toute sa longueur et sur toute sa surface un aspect ecchymotique. En même temps que de la rougeur la surface des cordes présente un dépoli tout particulier: la muqueuse n'a pas l'aspect luisant et humide que l'on trouve sur les muqueuses en général. L'épithélium paraît avoir disparu et ce dépoli même favorise le séjour des mucosités qui à force d'être battues entre les bords libres des cordes, prennent un aspect écumeux, blanchâtre, et une consistance gommeuse plus accentuée : les cordes inférieures paraissent être bordées d'un liseré blanc qui s'étire comme les fils d'une toile d'araignée lorsque le malade les écarte pour respirer. C'est surtout la présence de ces mucosités qui fait dire aux malades qu'ils ont comme un voile sur la voix et qui les force à *hemmer* fréquemment.

Lorsque la laryngite catarrhale est limitée aux cordes vocales, elles prennent une teinte particulière. Elles sont d'un rose louche uniforme et présentent souvent à leur surface de petits vaisseaux longitudinaux très développés, presque variqueux. Cette forme de laryngite figurerait peut-être mieux dans la laryngite chronique; si nous lui donnons place ici c'est qu'elle procède en quelque sorte par poussées et que l'on a affaire à de véritables laryngites aiguës venant se greffer sur une laryngite chronique. Quoiqu'il en soit, indépendamment de la rougeur uniforme, on trouve au niveau des cordes inférieures un épaississement de la muqueuse s'accompagnant d'une sécrétion abondante due non seulement aux glandes aryténoïdiennes, mais encore aux glandes épiglottiques et aux glandes de Coyne. Signalons aussi, dans cette forme de laryngite, l'absence du dépoli de la muqueuse dû très probablement à l'augmentation d'épaisseur de la couche épithéliale.

Dans les laryngites dues à des inspirations de vapeurs irritantes tout le larynx est uniformément rouge et cette rougeur est en raison directe de l'irritation produite. C'est ce que j'ai eu l'occasion de constater bien des fois en examinant le larynx de beaucoup de malades qui venaient d'inhaler des vapeurs de chloroforme pour subir de longues opérations chirurgicales.

Diagnostic. — Grâce à l'ensemble des symptômes que nous venons de passer en revue, il est facile de diagnostiquer la laryngite catarrhale aiguë. Il est d'ailleurs peu d'affections avec lesquelles elle puisse être confondue. A part la congestion du larynx que l'on trouve chez beaucoup de tuberculeux pulmonaires et la rougeur des cordes vocales que l'on observe quelquefois au début ou dans le cours de la syphilis, je ne vois aucune affection qui puisse en imposer pour un catarrhe laryngien aigu. Beaucoup d'auteurs d'ailleurs donnent à cette rougeur le nom de catarrhe tuberculeux et de catarrhe syphilitique; nous partageons cette manière de voir et nous décrirons avec la phthisie laryngée et avec la syphilis ces deux formes de catarrhe.

Dans le catarrhe laryngien aigu, le point important

est donc le diagnostic de la cause, car c'est cette cause qui dirige la médication à employer.

Le diagnostic se tire des commémoratifs, de l'ensemble des symptômes, le laryngoscope nous indique le siége précis, l'étendue, les phases de l'inflammation, renseignements précieux si on songe encore que, grâce au miroir, les différentes parties constituantes du larynx sont en quelque sorte sous l'œil et sous la main du médecin.

Pronostic. — Le catarrhe laryngien aigu n'offre aucune gravité si ce n'est pour la voix. En général cependant lorsque l'inflammation est liée à un catarrhe nasal et bronchique, on a une véritable fièvre catarrhale, la voix ne court pas de grands risques, c'est-à-dire que vingt à vingt-cinq jours après le début de l'affection elle a repris toutes ses qualités. En effet à ce moment les cordes vocales inférieures ont repris leur aspect normal.

Chez les chanteurs, les avocats, les prêtres, etc., en un mot chez toutes les personnes qui exercent une profession pour l'exercice de laquelle une voix pure est indispensable, le catarrhe aigu professionnel est toujours fâcheux. D'abord parce qu'il a toujours une tendance à récidiver, le malade continuant à exercer la même profesion, ensuite parce que les récidives fréquentes, pendant lesquelles on ne peut laisser le larynx au repos, amènent forcément le passage de l'état aigu à l'état chronique. Or, nous verrons que la guérison du catarrhe laryngien chronique est une chose fort problématique.

Traitement. — Nous n'avons pas à parler ici du trai-

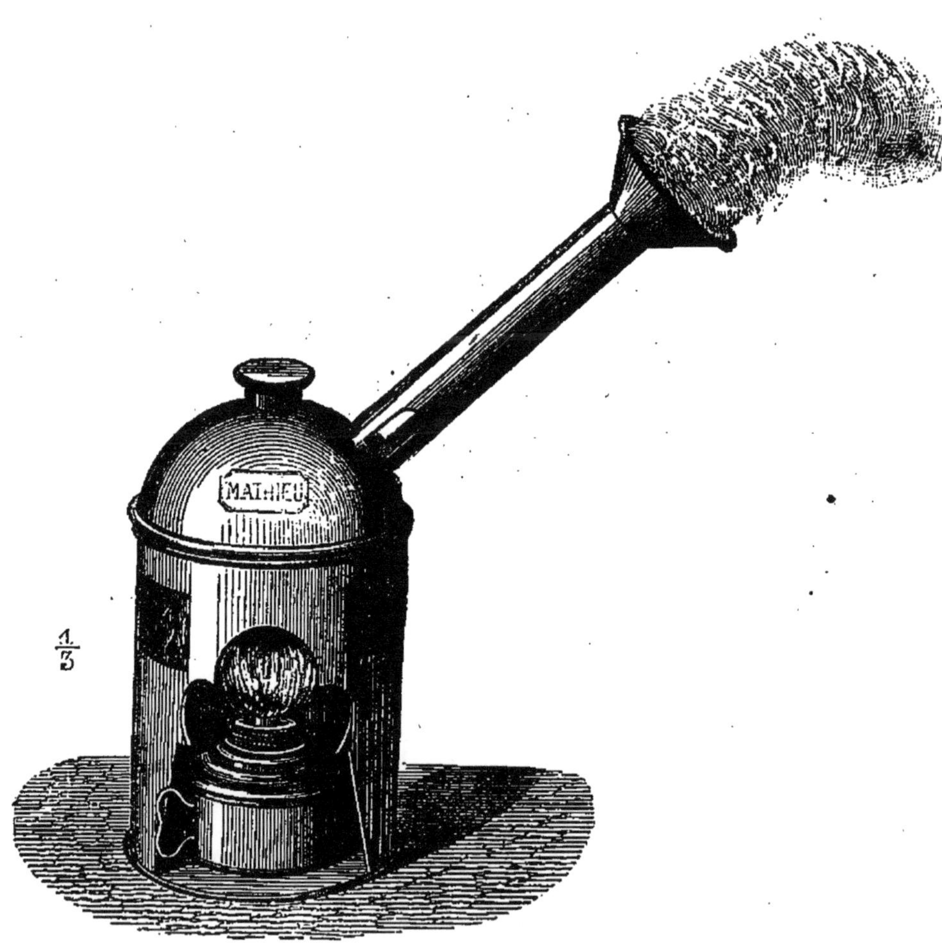

Fig. 33. — Fumigateur de Mathieu.

tement des symptômes généraux qui accompagnent quelquefois le catarrhe laryngien, dans les cas de rhume et de grippe. Nos efforts doivent se diriger sur les accidents laryngés. Nous conseillons des badigeonnages de teinture d'iode au devant du cou, en prenant soin de ne pas aller jusqu'à la vésication. Les inhalations émollientes, faites avec une décoction de guimauve et de pavot, avec une décoction de fleurs de sureau donnent les meilleurs résultats. Pour faire ces fumigations nous conseillons de se servir du fumigateur de Mathieu(fig. 33).

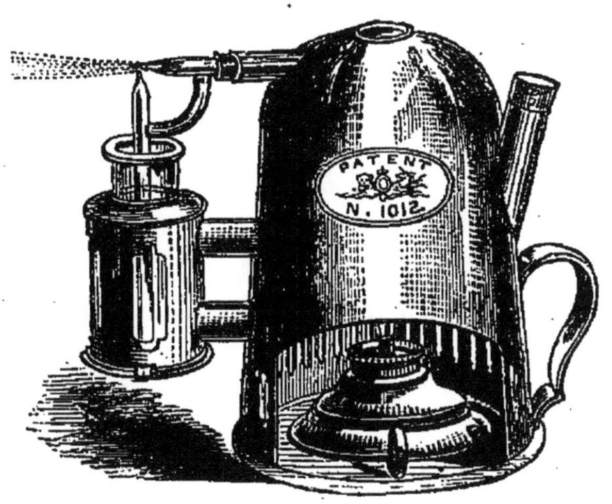

Fig. 34. — Pulvérisateur du professeur Siègle.

Çe fumigateur peut être remplacé par un vase ordinaire sur l'orifice duquel on place un cornet de papier un peu fort. L'un des orifices du cornet recouvre le vase, l'autre doit être taillé de façon à emboîter exactement le nez et la bouche du malade.

Les pulvérisations des mêmes décoctions émollientes sont excellentes aussi, mais elles doivent être filtrées pour ne pas encrasser l'appareil pulvérisateur. Nous conseillons pour ces pulvérisations de se servir de l'appareil de Siëgle (fig. 34).

Si la laryngite catarrhale porte surtout sur l'épiglotte il est indiqué de prescrire des gargarismes émollients si la douleur est modérée, émollients et marcotiques, quand elle est trop vive. J'emploie dans ces cas le gargarisme suivant :

Racine de guimauve..................	10 gr.
Tête de pavot..........................	n° 1
Eau....................................	1 litre.

Faire bouillir quinze à vingt minutes, passer sur un linge fin et ajouter :

Chlorhydrate de morphine..........	25 centigr.

Ne pas avaler.

Ce gargarisme est d'ailleurs du plus grand secours, même lorsqu'il n'y a pas de douleur, mais lorsque la toux est pénible. Je le fais alterner avec le suivant :

Bromure de potassium.................	15 gr.
Eau distillée..........................	300

Ainsi que l'a démontré l'expérience, ce gargarisme insensibilise notablement la muqueuse du pharynx.

Repos absolu de l'organe ; boissons chaudes ; sudations artificielles.

Les mêmes moyens peuvent et doivent être employés dans le catarrhe professionnel, mais les indications sont plus nombreuses. Il faut surtout et d'abord, insister sur le repos absolu du larynx. Le malade au début doit observer le silence le plus absolu. Nous conseillons alors de faire une dérivation sur le tube digestif et sur la peau. Les eaux purgatives alcalines (Janos, Birmenstorf, Pullna), doivent être préférées à toutes les autres. Le thapsia, l'huile de croton, en frictions sur le haut de la poitrine ou dans le dos sont d'excellents révulsifs.

Les sudations, aromatiques ou non, prises dans des étuves et suivies de douches froides courtes (25 à 30 secondes) agissent de la même façon.

Si le malade se plaint de la difficulté d'expectorer les crachats qui le font tousser, une potion au kermès ou à l'oxyde blanc d'antimoine associé à l'esprit de Mindérérus l'en débarrassera rapidement. Enfin si les quintes de toux sont incessantes et empêchent le malade de dormir, on lui administrera un peu de sirop de codéïne et au besoin on touchera le larynx avec une solution morphinée.

Il n'est pas besoin de dire que, dans tous les cas, l'usage du tabac doit être formellement proscrit.

Ordonnance n° 1.

Laryngite catarrhale aigüe, accompagnant un catarrhe bronchique, avec prédominance d'inflammation de l'épiglotte.

1° Repos absolu du larynx.

2° Pendant trois jours consécutifs, badigeonner le devant du cou avec la teinture d'iode.

3° Matin et soir faire une fumigation avec une décoction de guimauve et de pavot.

4° Se gargariser très fréquemment et alternativement avec les deux gargarismes suivants :

Gargarisme n° 1.

Racine de guimauve..................	10 gr.
Tête de pavot........................	n° 1.
Eau..................................	1 litre.

Faire bouillir 15 à 20 minutes, passer sur un linge fin et ajouter :

Chlorhydrate de morphine.........	25 centigr.

Ne pas avaler.

Gargarisme n° 2.

Bromure de potassium ou d'ammonium.	15 gr.
Eau................................	300

5° Boire de la tisane des quatre fleurs, de bourrache, ou de mauve, sucrée avec une cuillerée de sirop de bourgeons de sapin ou une cuillerée de sirop de tolu pour une tasse.

Ne pas fumer.

Ordonnance n° 2.

Laryngite catarrhale professionnelle.

1° Repos absolue de l'organe vocal.

2° Faire sur la poitrine une légère friction avec 2 grammes d'huile de croton.

Huile de croton...........................	2 gr

3° Pendant cinq jours, le matin à jeun, prendre un grand verre d'eau de Janos.

4° Matin et soir prendre une cuillerée à bouche de la potion suivante :

Oxyde blanc d'antimoine................	2 gr.
Sirop de codéine.........................	40
Julep diacodé............................	120

5° Tous les deux jours prendre un bain de vapeur de vingt minutes avec douche froide en jet sur tout le corps (15 à 20 secondes) suivie d'une friction sèche.

6° Si la sensation de brûlure du larynx et la toux persistent, toucher chaque jour le larynx avec la solution suivante :

Chlorhydrate de morphine....	10 centigr.
Eau de laurier-cerise........	10 gr.

Ne pas fumer.

LARYNGITE CATARRHALE CHRONIQUE

CATARRHE CHRONIQUE DU LARYNX

Définition. — Le catarrhe chronique du larynx est l'inflammation chronique de la muqueuse laryngée, survenant à la suite d'une ou de plusieurs inflammations aiguës consécutives.

Étiologie. — L'inflammation chronique de la muqueuse laryngée ne s'établit jamais d'emblée, elle est toujours consécutive à l'inflammation aiguë, et encore faut-il que les causes qui ont déterminé cette inflammation continuent leur action pour que l'affection passe à l'état chronique.

L'abus de la voix est la cause la plus fréquente de la laryngite catarrhale chronique, et c'est surtout parmi les gens qui exercent une profession où de grands efforts de voix sont nécessaires que l'on rencontre le plus souvent cette affection. Le tabac par lui-même est un irritant de la muqueuse laryngée, surtout chez les fumeurs de cigarettes; aussi bon nombre de laryngites chroniques doivent-elles être comptées à son actif. A côté du tabac et sur la même ligne nous devons inscrire l'alcool. Son abus détermine des catarrhes chroniques du larynx d'autant plus rebelles à tout traitement qu'il est à peu près impossible de faire renoncer les malades à leurs habitudes d'intempérance. Les malades, d'ailleurs, à quelques exceptions près, sont tous de classes inférieures; ils exercent des professions et fréquentent un milieu où la pureté de la voix est peu appréciée, de telle sorte que, lorsqu'ils consultent le médecin, les lésions de l'organe sont telles qu'on ne peut songer à y porter un remède efficace. Toutes les professions qui exposent fréquemment les individus à respirer des vapeurs ou des poussières irritantes doivent être considérées comme des causes fréquentes de laryngite professionnelles : chimistes, décapeurs de métaux, plâtriers, tailleurs de pierres, émouleurs, cardeurs, etc.

Parmi les causes de la laryngite catarrhale chronique on doit encore citer les variations brusques de température qui déterminent si fréquemment la laryngite aiguë.

Certains pays semblent privilégiés sous ce rapport : ce sont les pays humides, soit qu'ils soient encaissés dans les vallées, soit qu'ils soient entourés d'eau. Notre ami M. le docteur Blanc, spécialiste de Lyon, nous a souvent dit que la ville où il exerçait, entourée par deux rivières, offrait de très nombreux cas de laryngite catarrhale chronique.

La diathèse herpétique, joue un rôle considérable

dans le développement de certains catarrhes chroniques du larynx.

Les symptômes et, anatomiquement parlant, les altérations et même l'aspect de la muqueuse laryngée étant absolument les mêmes que dans le catarrhe chronique, nous n'hésitons pas à décrire avec cette maladie, l'affection dite laryngite granuleuse ou glanduleuse. Nous hésitons d'autant moins à le faire que nous n'avons jamais trouvé dans le larynx d'éruption herpétique analogue à celle que nous avons observée bien des fois sur le voile du palais de beaucoup de nos malades.

Il ne nous reste plus qu'à parler du lymphatisme comme cause prédisposante du catarrhe chronique du larynx. Il est certain que les enfants et les individus lymphatiques offrent une résistance moins grande à l'action des causes somatiques et sont plus exposés à contracter des catarrhes aigus du larynx qui passent facilement à l'état chronique.

Examen laryngoscopique et anatomie pathologique. — L'anatomie pathologique du catarrhe chronique du larynx peut être étudiée par l'examen laryngoscopique.

Cet examen nous donnera encore l'explication, *de visu*, et l'interprétation de tous les symptômes fonctionnels de l'affection ; aussi, dérogeant pour cette fois à notre plan habituel, commencerons-nous par cet examen.

Le catarrhe chronique du larynx est anatomiquement caractérisé par une hypertrophie plus ou moins marquée, plus ou moins généralisée des glandes de l'organe phonateur en même temps que la muqueuse en est épaissie et congestionnée. Ces lésions peuvent porter sur la totalité du larynx ou sur quelques-unes seulement de ses parties constituantes. Par le fait même de leur hypertrophie, les glandes fournissent une sécrétion plus abondante qu'à l'état normal, et cette sécrétion est altérée non seulement dans sa quantité, mais encore dans sa qualité et dans son aspect. Nous reviendrons sur ce sujet.

Il n'est pas rare, surtout chez les fumeurs et les alcooliques, de voir coïncider un catarrhe pharyngien avec le catarrhe du larynx. Nous n'avons pas à décrire ici l'aspect granuleux du pharynx, le développement de son réseau veineux, l'hypertrophie de la luette, il nous suffit de les signaler.

Dans la laryngite catarrhale chronique due à l'abus de la parole, ce qui frappe d'abord les yeux du laryngoscopiste, c'est la rougeur des cordes vocales. Elles sont rosées dans toute leur étendue et principalement au niveau de leur angle antérieur et de leurs bords libres. La rougeur peut être plus prononcée et atteindre le rouge sombre. Dans ces cas, il est facile de s'apercevoir que la muqueuse des cordes est épaissie, et on remarque à sa surface des vaisseaux longitudinaux plus ou moins nombreux et plus ou moins développés qui lui donnent un aspect fasciculé. Le plus souvent ces cordes ne se rapprochent qu'incomplètement, ce qui est dû surtout au développement des glandes inter aryténoïdiennes, et à l'épaississement de la muqueuse qui est ordinairement recouverte de mucosités gommeuses extrêmement adhérentes.

Nous ne croyons pas que dans ces cas de défaut de rapprochement des cordes, il soit nécessaire, pour en donner l'explication, de faire intervenir une prétendue parésie musculaire. Quelquefois les cordes vocales inférieures, rouges dans toute leur étendue, sont également tuméfiées en forme de fuseau, de telle sorte que la partie moyenne de leurs bords libres arrive au contact, tandis que, en haut et en bas (dans l'image laryngoscopique), il reste une petite ouverture par laquelle s'écoule une partie de l'air expiré destiné à mettre les cordes en vibration.

Les cordes vocales supérieures sont aussi le siège d'altérations non moins importantes. Le plus souvent elles sont simplement plus rouges qu'à l'état normal, mais quelquefois aussi elles sont tuméfiées, à tel point qu'elles obstruent complètement l'ouverture des ventricules et empêchent de voir autre chose que le bord libre des cordes vocales inférieures. Dans cette forme de catarrhe laryngien la sécrétion est très abondante, et le miroir glottique nous montre tout le larynx tapissé par elle.

L'épiglotte ne prend que très rarement part à l'inflammation chronique lorsque cette inflammation reconnaît pour cause l'abus de la voix. Il n'en est plus de même quand il s'agit des laryngites des fumeurs, des buveurs, des chimistes, des tailleurs de pierres, etc. Placée en quelque sorte en sentinelle à l'entrée du larynx, elle est la première à ressentir les effets nocifs des causes extérieures. Aussi, dans ces cas, la voit-on rouge dans toute son étendue; son bord libre parait épaissi, sa face postérieure dépolie, dépouillée d'épithélium est tapissée de mucosités et dans quelques cas on peut y distinguer les orifices des glandes hypertrophiées. Je n'ai jamais rencontré d'œdème. Sa face antérieure ou linguale, surtout chez les buveurs et les fumeurs invétérés, présente toujours une grande quantité de petits vaisseaux dilatés, nombreux principalement au voisinage des fossettes sus-épiglottiques.

Les ulcérations de la muqueuse sont *extrêmement rares* dans le catarrhe chronique du larynx. J'ai eu quelquefois cependant l'occasion d'en observer : elles siègeaient sur l'épiglotte, sur les cordes supérieures et inférieures et présentaient une forme arrondie, elles se développent au niveau de l'ouverture des canaux excréteurs des glandes et ce sont plutôt des exulcérations que de véritables ulcérations. Nous les avons toujours vues se produire à la suite d'une poussée aiguë de catarrhe, envahissant une muqueuse déjà altérée par un catarrhe chronique.

Les mucosités sécrétées par la muqueuse dans

la laryngite catarrhale varient beaucoup: le laryngoscope nous les montre visqueuses, d'un blanc laiteux, plus ou moins abondantes. Tantôt elles siégent dans l'espace inter-aryténoïdien, tantôt sur la face supérieure des cordes supérieures, tantôt sur la face postérieure de l'épiglotte. On en rencontre souvent aussi sur les cordes vocales inférieures, mais là elles ne peuvent sièger longtemps sans être rejetées. Le plus souvent elles s'étalent le long du bord libre des cordes qu'elles frangent de blanc, puis elles se réunissent pour former une petite masse ayant l'aspect d'un grain de riz, c'est alors qu'un effort de *hemmage* les chasse au-dehors. Quelquefois encore elles semblent sortir de l'un des ventricules: dans ce cas, elles sont vitreuses, transparentes, striées de parcelles noirâtres et sont projetées brusquement hors de la bouche. D'autres fois enfin les mucosités que l'on voit dans le larynx sont purulentes, c'est qu'une poussée aiguë s'est faite et a déterminé la formation de leucocytes, ou bien que des mucosités bronchiques sont venues se mêler au mucosités laryngiennes.

Les mucosités de la laryngite catarrhale aiguë se composent de mucine, de débris de cellules épithéliales, de cellules entières et de leucocytes. Quelquefois on y trouve des globules de sang plus ou moins altérés et presque toujours des parcelles de charbon, des fibres végétales et des poussières qui se sont déposées dans le larynx pendant l'inspiration.

Il ne nous reste plus que quelques mots à ajouter sur des lésions rares des cordes vocales inférieures dans le cours de la laryngite catarrhale chronique.

On rencontre quelquefois, chez les sujets herpétiques surtout, de véritables granulations siégeant sur la face supérieure et sur le bord libre des cordes vocales inférieures. Ces granulations sont rosées, arrondies, de même couleur que la muqueuse sur laquelle elles se sont développées. Ce sont des follicules clos hypertrophiés. — C'est à cette variété que l'on a donné le nom de laryngite granuleuse.

Parfois l'une des cordes semble avoir subi une dégénérescence dermoïde et être tuméfiée, en général à sa partie moyenne : autour de la tuméfaction rayonnent de petits vaisseaux très déliés. Türck qui le premier a décrit cette forme de laryngite chronique lui a donné le nom de *chorditis tuberosa* ou de trachôme. (Voy. pl. I, fig. 2.) Cette tuméfaction de la corde paraît être due à l'hypertrophie du tissu conjonctif et à la prolifération de ses noyaux; telle est d'ailleurs la manière de voir de Türck et de Mackenzie.

Symptômes : — Il est encore plus rare que dans la laryngite aiguë d'observer des symptômes généraux dans la laryngite catarrhale chronique. Mais certains signes fonctionnels, l'altération de la voix entre autres, sont beaucoup plus accusés et constants, en raison même des altérations plus étendues et plus profondes surtout de la muqueuse. Dans le catarrhe chronique du larynx, les symptômes locaux varient donc suivant la profondeur de l'altération de la muqueuse.

Disons de suite que le catarrhe de l'épiglotte n'influe que très peu sur la voix. Il ne l'altère qu'en raison de la difficulté avec laquelle l'émission peut se faire et en raison des mucosités sécrétées, surtout s'il existe des exulcérations de la muqueuse.

Le catarrhe chronique des cordes supérieures entraîne presque toujours des altérations profondes de la voix, bien qu'elles ne soient pour rien dans l'émission des sons. Elles agissent alors mécaniquement.

L'inflammation détermine toujours un certain degré de tuméfaction des glandes et des follicules clos de ces replis muqueux, il en résulte donc forcément soit une diminution de l'amplitude des ventricules de Morgagni, soit une oblitération complète de ces cavités, la face inférieure des cordes supérieures reposant sur la face supérieure des cordes inférieures qui sont alors masquées presque complètement. Dans le premier cas, la voix prend simplement un caractère de raucité assez marqué ; dans le second, elle est complètement éteinte, les replis supérieurs agissant sur les cordes inférieures pour éteindre leurs vibrations, comme on éteint les vibrations d'un verre de cristal en posant le doigt sur ses bords.

Il est juste de dire que l'extinction complète de la voix est un symptôme rare du catarrhe chronique, et lorsqu'on la rencontre, on est en droit de supposer une poussée aiguë.

Les altérations de la voix dues à l'inflammation chronique des cordes vocales inférieures sont constantes, mais elles varient suivant la forme et la situation des lésions. En effet, nous avons vu que tantôt les cordes se rapprochaient complètement, tantôt que l'on observait des défauts de rapprochement, et que ces différences tenaient soit à la tuméfaction de la partie moyenne des cordes, soit à des granulations des bords libres, soit à l'hypertrophie des glandes inter-aryténoïdiennes. Si les altérations de la muqueuse n'entraînent pas le défaut de rapprochement des cordes inférieures, la voix devient simplement plus sourde, voilée, quelquefois rauque. Si le malade parle pendant un certain temps, il s'enroue de plus en plus, fatigue beaucoup, car instinctivement il tend ses cordes outre mesure pour émettre le son, et ses efforts augmentent la congestion de la muqueuse. Il éprouve une sensation de sécheresse et de cuisson dans le larynx, en même temps que des sensations de chatouillement qui le forcent à tousser, et la voix peu s'éteindre complètement au bout d'un certain temps de fatigue.

Chez les chanteurs, les symptômes sont les mêmes si le catarrhe laryngien est invétéré. Au début, la voix est *cotonneuse*, *terne*, on sent que les vibrations se font mal. Si une mucosité s'interpose entre les lèvres de la glotte, elle vibre en même temps que les cordes et produit la *roulette*[1], quand elle est peu volumineuse. Mais quand la mucosité est plus volumineuse et passe au-dessus des cordes sur leur face supérieure, si ce passage se fait brusquement pendant l'émission d'un son, il se produit un *chat* ou un *canard*. J'emploie à dessein les termes dont se servent les chanteurs, termes avec lesquels il faut être familiarisé, car les malades qui vous consultent vous les disent naturellement comme étant bien l'expression des accidents qu'ils éprouvent. Peu à peu la voix se couvre de plus en plus, et enfin l'émission du son devient impossible.

Si les lésions de la muqueuse sont situées de telle sorte que les cordes ne puissent plus s'affronter dans toute la longueur de leurs bords libres, indépendamment des symptômes que nous venons de signaler, il s'en produit quelques autres que l'on ne remarque guère que chez les chanteurs en raison même de la pureté de voix que l'on exige d'eux. Il se produit chez eux ce qu'ils appellent un *trou* dans la voix, c'est-à-dire que une ou plusieurs notes qu'ils donnaient parfaitement avant le début de la maladie, leur fait subitement défaut, et il est à remarquer que le manque se produit toujours sur les mêmes notes chez le même individu. C'est

1. Les chanteurs entendent par *roulette* une certaine trépidation du son qui n'est ni le tremblement ni le chevrotement

presque toujours au *passage*[1] de la voix que le trou se produit.

Les sons, le passage de la voix franchi, présentent encore souvent une sorte d'altération, caractéristique du défaut de rapprochement des cordes dans leur partie antérieure. Il sont ce que l'on appelle *soufflés :* c'est-à-dire qu'en même temps que la note, on entend en petit sifflement dû à la sortie d'une certaine quantité d'air qui filtre à travers l'ouverture de la glotte.

Signalons encore une sorte de dédoublement du son dans la voix chantée, dédoublement qui se produit dans la voix de poitrine et dans la voix grave et qui est dû à la présence des mucosités et nous aurons achevé la revue des symptômes vocaux du catarrhe chronique du larynx.

Il est rare que la respiration soit altérée dans l'affection qui nous occupe. Quelquefois cependant, elle se trouve un peu gênée, c'est lorsque la tuméfaction des cordes supérieures est considérable. En même temps, le malade ressent quelques douleurs au niveau de la pointe du sternum, et jusque dans les muscles intercostaux. Ces douleurs sont dues le plus souvent aux efforts de toux et de hemmage que fait le malade pour se débarrasser des mucosités qui voilent sa voix. Enfin la toux peut prendre un caractère quinteux dû aux

1. On donne le nom de passage de la voix au point de l'échelle vocale, où de voix de poitrine, la voix devient mixte, c'est-à-dire participe de la voix de poitrine et de la voix de tête.

chatouillements produits par les mucosités qui séjournent dans l'espace inter-aryténoïdien ou à l'inspiration des vapeurs et des poussières qui ont déterminé le catarrhe.

La toux reste presque toujours sonore; elle devient rauque et presque aphone lorsque les cordes supérieures sont suffisamment tuméfiées pour obstruer les ventricules.

L'expectoration est plus ou moins abondante selon que le catarrhe laryngien coïncide avec un catarrhe des bronches. Quant aux caractères mêmes des mucosités expulsées nous ne les décrirons pas de nouveau.

La douleur spontanée du larynx est nulle sauf les cas rares où il se produit des exulcérations. Pas de douleur non plus à la pression externe de l'organe.

Pronostic. — Au point de vue de la voix, le catarrhe chronique du larynx est toujours une affection sérieuse. C'est une affection rebelle à tout traitement, en raison même de ce que ce sont ceux qui vivent de leur larynx qui en sont le plus souvent atteints, et qu'ils ne peuvent user du traitement curatif par excellence, le silence absolu longtemps prolongé. Bien qu'au point de vue de la vie elle-même cette affection ne soit pas grave, il est bon de rappeler que la syphilis, la phthisie laryngée, le cancer, trouvent dans le larynx enflammé d'une façon chronique un terrain tout préparé et d'autant plus sensible que ce sont les mêmes éléments anatomiques qui sont affectés dans ces maladies.

Traitement. — Tous les traitements ont été essayés pour guérir le catarrhe chronique du larynx. La première indication à remplir est de supprimer la cause de l'inflammation, c'est-à-dire de prescrire le silence absolu si on a affaire à un avocat, à un chanteur, etc.; si au contraire l'inflammation est due à une cause externe somatique ou à l'irritation causée par des poussières, des vapeurs ou des gaz, il faut ordonner aux malades de changer de climat, de ne plus s'exposer à l'action de ces poussières, de ces vapeurs de ces gaz. Malheureusement cette prescription, le plus souvent, ne peut être suivie, en raison des intérêts ou de la situation particulière des malades, et le traitement ne peut plus être que palliatif.

Traitement général. — Le traitement du catarrhe chronique du larynx est général et local.

Il faut d'abord essayer de décongestionner le larynx, et pour cela user de la médication dite dérivative. Comme dans le catarrhe aigu, les badigeonnages d'huile de croton, les emplâtres de thapsia, les purgatifs salins sont indiqués. Chez quelques malades ayant eu un flux hémorrhoïdal supprimé, il est indispensable de rétablir ce flux et l'on prescrit quelques purgatifs drastiques, aloès, gomme-gutte. Les sudations et l'hydrothérapie aident beaucoup à la décongestion du larynx. Les sudations peuvent être faites soit dans une étuve où arrive de la vapeur d'eau chargée d'un principe balsamique (Tolu, pin, goudron, eucalyptus), soit dans une étuve sèche. Elles doivent être suivies d'une douche écossaise (alternativement froide et chaude), ou mitigée, c'est-à-dire tiède, pour habituer le malade; enfin la douche sera prise froide et ne devra pas durer au-delà d'une minute. Je donne la préférence aux douches en jet qui stimulent plus vivement la peau et qui facilitent la réaction. Dans le cas où celle-ci ne se ferait pas franchement il est utile de la favoriser par des frictions un peu rudes sur tout le corps à l'aide d'un gant de crin.

Le traitement général doit encore viser certaines diathèses qui peuvent ne pas être étrangères au développement du catarrhe chronique. C'est ainsi que nous prescrivons les sulfureux et les arsenicaux quand le malade est manifestement herpétique, les préparations ferrugineuses quand nous avons à traiter des lymphatiques.

Nous employons ces agents sous différentes formes. Pour les sulfureux nous prescrivons les eaux sulfureuses naturelles (Enghien, Cauterets, Eaux-Bonnes, Luchon, Saint-Honoré), prises en boissons et en pulvérisations, et autant que possible, nous recommandons aux malades de les utiliser sur place. Nous prescrivons de la même manière les eaux arsenicales de La Bourboule. Nous conseillons encore l'arsenic en liqueur de Fowler, ou en liqueur de Pearson chez les herpétiques. Enfin les préparations de fer qui nous ont donné les meilleurs résultats dans le lymphatisme et la chlorose sont le sirop d'iodure de fer et le sucrate de fer.

Si on obtient la guérison d'un catarrhe chronique du larynx par ces moyens associés aux moyens locaux que nous allons passer en revue, il est important d'engager le malade à faire longtemps usage, après sa guérison, de toutes les préparations balsamiques qui tonifient la muqueuse bronchique et laryngée et modifient la sécrétion des glandes. Les préparations les plus favorables sont le goudron, le tolu et l'eucalyptus.

Lorsque le catarrhe chronique du larynx est caractérisé par un développement exagéré de la portion glandulaire de la muqueuse, on ne devra pas hésiter à prescrire les préparations iodiques sous forme d'iodure de potassium ou sous forme de teinture d'iode prise à l'intérieur, comme la prescrit M. Gueneau de Mussy dans l'adénopathie bronchique. Cette médication nous a souvent donné d'excellents résultats.

En résumé, la thérapeutique générale est subordonnée aux indications ; celles-ci devront être suivies pas à pas et le traitement général devra venir au secours du traitement local.

Traitement local. — Le traitement local de la laryngite catarrhale chronique consiste en pulvérisations, en fumigations, en attouchements avec des solutions plus ou moins caustiques, plus ou moins astringentes. Jomets à dessein le traitement qui consiste à introduire dans le larynx les médicaments sous forme pulvérulente, car je le regarde comme beaucoup plus nuisible qu'utile. Les pulvérisations doivent être faites avec l'appareil de Siegles, appareil à vapeur.

Les solutions que l'on pulvérise avec cet appareil sont presque toujours des solutions astringentes ou légérement modificatrices en raison de la causticité du médicament en solution dans le liquide. Celles que j'emploie le plus souvent sont le tannin $\frac{5}{100}$, l'alun, $\frac{10}{100}$, le cachou $\frac{10}{100}$, le perchlorure de fer $\frac{2}{100}$, le sulfate de zinc et le sulfate de cuivre $\frac{1 \text{ à } 5}{100}$, le chlorure de zinc dissous dans l'alcool $\frac{1 \text{ à } 5}{100}$, l'acide phénique $\frac{1 \text{ à } 5}{100}$, le nitrate d'argent $\frac{1}{200}$. Ces solutions doivent être faites dans l'eau distillée, et filtrées ensuite, s'il en est besoin, de façon à ne pas encrasser l'appareil pulvérisateur. Nous conseillons de ne jamais faire plus de deux pulvérisations par jour, et chaque fois pendant cinq minutes seulement, car pour faire convenablement la pulvérisation, le malade doit faire de larges inspirations au-devant de l'appareil, et la vapeur d'eau chargée du médicament détermine souvent des quintes de toux qui pourraient fatiguer le malade.

Les fumigations se font avec le fumigateur de Mathieu ou bien avec celui de Shaw ou simplement avec un simple vase sur lequel on place un cornet de papier un peu fort. Nous employons le goudron, l'huile de pin, la créosote, la térébenthine, l'eucalyptus la guimauve, les fleurs de sureau.

Enfin nous prescrivons quelquefois les inhalations avec le benjoin, le mastic et l'encens. Ces fumigations un peu excitantes, grâce à l'acide benzoïque qu'elles contiennent, se font en projetant ces substances en poudre sur une plaque de fer fortement chauffée.

Les attouchements du larynx se font avec des solutions dont la causticité varie suivant l'effet modificateur qu'on se propose d'obtenir.

Il est des cas où il est nécessaire de se servir du nitrate d'argent solide. Hâtons-nous de dire que ces cas sont peu nombreux et que ce n'est qu'avec la plus grande circonspection que l'on doit se servir de cet agent énergique et seulement lorsque les autres caustiques n'ont pas donné les résultats que l'on attendait d'eux. C'est dans les cas de granulations des cordes vocales ou bien de trachômes que l'on sera autorisé à l'employer.

Les solutions de nitrate d'argent rendent au contraire de très grands services; les plus fortes ne doivent pas dépasser $\frac{1}{20}$; la plus communément employée est la solution au $\frac{1}{30}$. A cette dose, le spasme laryngien qui suit la cautérisation est déjà trés marqué.

Les autres agents caustiques que nous employons en solution sont : le chlorure de zinc de $\frac{1 \text{ à } 10}{100}$, le sulfate de cuivre et le sulfate de zinc dans les mêmes proportions, l'acide chromique de $\frac{1 \text{ à } 5}{100}$ et enfin le nitrate acide de mercure de $\frac{1 \text{ à } 5}{100}$.

Pour faire une cautérisation dans le larynx avec cette dernière solution, nous ne nous servons jamais de l'éponge, nous roulons autour de l'extrémité de l'un de nos porte-éponge une petite quantité de ouate et après nous être bien assuré de son adhérence, nous l'égouttons soigneusement avant de l'introduire jusque sur le point que nous voulons toucher.

Pour toutes les autres solutions nous nous servons de l'éponge. Ces solutions, peuvent être faites indifféremment dans l'eau distillée ou dans la glycérine neutre. Cette dernière est peut-être préférable à l'eau, car elle adhère plus à la muqueuse et l'action du caustique est plus efficace. Nous la recommandons pour les solutions faibles. Lorsqu'au contraire on emploie des solutions fortes, il vaut mieux se servir d'une solution aqueuse, car le moindre effort de toux que fait le malade rejette facilement hors du larynx les quantités de liquide en excès.

Ordonnance n° 1.

Catarrhe chronique du larynx avec rougeur simple des cordes, épaississement léger de la muqueuse et développement peu prononcé des glandes. — Sécrétion peu abondante.

1° Repos absolu de l'organe vocal.

2° Tous les matins prendre un verre d'eau sulfureuse.

3° Faire chaque jour deux pulvérisations de cinq minutes avec la solution suivante :

Acide phénique....................	1 gr.
Eau....................................	100 —

4° Tous les deux jours, prendre un bain de vapeur de vingt à trente minutes, suivi d'une douche écossaise.

5° Tous les trois jours, toucher le larynx avec la solution de sulfate de zinc ou de cuivre au $\frac{2}{100}$.

Ordonnance n° 2.

Catarrhe du larynx avec épaississement des cordes; vaisseaux dilatés, glandes hypertrophiées.

Cordes vocales supérieures volumineuses. Sécrétion assez abondantes.

1 Observer le silence absolu.

2° Pendant cinq jours, prendre le matin à jeun un grand verre d'eau de Janos.

3° Faire sur le devant de la poitrine un badigeonnage avec 2 grammes d'huile de croton.

Huile de croton....................	2 gr.

4° Une heure avant chaque repas, prendre une cuillerée à bouche de la solution suivante :

Iodure de potassium..................	10 gr.
Eau ou sirop d'écorce d'oranges amères.	300 —

Ordonnance n° 3.

1° Observer le silence.

2° Matin et soir faire une pulvérisation de cinq minutes avec la solution suivante :

Chlorure de zinc.................	1 gr.
Acide chlorhydrique..............	10 gouttes.
Eau..............................	100 gr.

3° Après la pulvérisation un verre d'eau sulfureuse.

4° A chacun des principaux repas, prendre dans un peu de vin sucré 5 à 10 gouttes de teinture d'iode en commençant par 5 gouttes et augmentant chaque jour d'une goutte.

5° Tous les deux jours, toucher le larynx avec la solution de nitrate d'argent au $\frac{1}{50}$ en augmentant la proportion de nitrate jusqu'à $\frac{1}{20}$.

Faire, autant que possible, une saison à une station sulfureuse.

Ordonnance n° 4.

Catarrhe avec défaut de rapprochement des cordes

vocales inférieures et sécrétion abondante (laryngorrhée). Herpétisme.

1° Garder le silence absolu,

2° Prendre le matin un verre d'eau sulfureuse.

3° A chacun des principaux repas, prendre dans un peu d'eau 4 à 10 gouttes de liqueur de Fowler ou de liqueur de Pearson (commencer par 4 gouttes et augmenter tous les trois jours, d'une goutte seulement à chaque repas.)

4° Deux fois par jour, faire les fumigations balsamiques indiquées.

5° Tous les deux jours, un attouchement du larynx avec l'une des solutions astringentes.

Faire une saison à une station sulfureuse ou à La Bourboule.

Ordonnance n° 5.

Catarrhe laryngé avec dilatation variqueuse des vaisseaux et trachôme des cordes vocales.

1° Garder le silence absolu.

2° Matin et soir faire une pulvérisation avec l'une des solutions astringentes.

3° A chacun des principaux repas, prendre tantôt une cuillerée de la solution d'iodure de potassium $\left(\frac{10}{300}\right)$ — tantôt des gouttes de teinture d'iode (1 à 10) dans un peu de vin de Malaga.

Remplacer l'iodure de potassium par l'arsenic si le

malade est herpétique, par une préparation ferrugineuse si le malade est lymphatique ou chlorotique.

4° Tous les deux jours, une sudation suivie d'une douche froide de 20 à 30 secondes seulement.

5° Tous les trois jours, toucher les parties malades du larynx avec une des solutions caustiques fortes, en ayant soin de n'employer que les faibles dans les premiers temps. Enfin si les résultats obtenus ne sont pas satisfaisants, employer le nitrate d'argent solide ou le nitrate acide de mercure.

Saisons répétées à une station sulfureuse.

Je ne multiplierai pas les ordonnances ; je me suis borné à donner le traitement des différents types bien tranchés du catarrhe laryngien, c'est au médecin de varier sa thérapeutique selon les indications que lui fournissent ses malades.

Il est bien entendu que, en même temps qu'on soignera un malade pour un catarrhe laryngien, on devra traiter le catarrhe concomitant du pharynx et des bronches, complications qui l'accompagnent fréquemment. C'est ainsi que l'on cautérisera les granulations du pharynx, qu'on réséquera la luette si elle présente une longueur exagérée, car elle devient une cause déterminante de toux et peut, par cela même, nuire au traitement de la laryngite. Je n'ai pas à indiquer ici comment le médecin doit diriger le traitement dans le cas de catarrhe bronchique.

PHTHISIE LARYNGÉE

La phthisie laryngée est caractérisée par un ensemble de symptômes déterminés par l'évolution d'une infiltration tuberculeuse du larynx, infiltration qui, selon nous, est *toujours* précédée et accompagnée d'une infiltration analogue de l'un ou des deux poumons.

Cet exposé montre que pour nous, il n'y a pas de tuberculose primitive du larynx, bien que beaucoup d'auteurs affirment son existence. Nous ne discuterons pas la question dans ce travail, la discussion y serait déplacée; nous nous contenterons de dire que, pendant le cours de notre internat, nous avons eu bien souvent l'occasion de faire des autopsies de malades morts de phthisie laryngée et que *toujours, sans exception*, nous avons trouvé des lésions pulmonaires manifestement antérieures aux lésions laryngées. Au point de vue clinique, toutes les fois que nous avons trouvé des lésions de phthisie du larynx, nous avons toujours trouvé des signes de tuberculose pulmonaire.

Fréquence et causes. — De toutes les maladies qui réclament le secours de la laryngoscopie, la phthisie laryngée est sans contredit de beaucoup la plus fréquente. Il est bien entendu que nous parlons ici des lésions résultant de l'évolution de dépôts tuberculeux dans le larynx et non de la laryngite des tuberculeux. La phthisie laryngée frappe bien plus souvent les hommes que les femmes, les adultes que les enfants et les vieillards. Cela tient à ce que certaines professions exercées presque exclusivement par des hommes sont de véritables causes déterminantes. Parmi ces professions, nous citerons en première ligne celles dans lesquelles l'ouvrier respire des poussières irritantes (tailleurs de meules, aiguiseurs, polisseurs, boulangers, cardeurs, etc.); celles dans lesquelles les ouvriers sont exposés à des variations brusque, de température (chauffeurs, mécaniciens, forgerons, cochers); celles qui exigent un exercice immodéré de l'organe vocal (crieurs, chanteurs, etc.). Cependant il est juste de reconnaître que l'hygiène des individus est encore pour beaucoup dans le développement de la maladie. Bien qu'on la trouve souvent chez les personnes des classes aisées, elle est beaucoup plus fréquente dans le peuple, c'est-à-dire chez les gens qui, le plus souvent, négligent les plus simples préceptes de l'hygiène et sont mal nourris. Enfin, en tête de toutes ces causes que l'on ne peut regarder que comme déterminantes, il faut inscrire l'hérédité de la diathèse tuberculeuse.

Anatomie pathologique. — Nous commencerons par

dire que nous n'avons jamais trouvé la granulation tuberculeuse dans le larynx. L'inflammation tuberculeuse chronique du larynx procéde par petits foyers, miliaires le plus souvent, dont la dégénérescence amène l'élimination, d'où la formation d'ulcérations.

C'est aux dépens de la tunique sous-muqueuse que se fait le travail inflammatoire, travail qui, au début, est caractérisé laryngoscopiquement, comme nous le verrons, par une rougeur particulière, du gonflement et de l'épaississement. Les produits de l'inflammation devant être éliminés, il se forme de véritables ulcérations dont le siège est très-variable, mais qui, le plus souvent, s'établissent au niveau de la région inter-aryténoïdienne des aryténoïdes, au niveau de l'apophyse vocale des cordes vocales inférieures ou sur les cordes supérieures.

Ces ulcérations sont toujours irrégulières, à bords déchiquetés, rosés, saignants. Souvent la muqueuse est décollée sur une assez grande étendue et souvent aussi on trouve du pus infiltré dans le tissu sous-muqueux : ce pus vient des foyers profonds résultant soit de l'inflammation de l'une des articulations crico-aryténoïdiennes, soit de la carie et de la nécrose d'un des points du squelette cartilagineux.

Il arrive quelquefois de trouver des ulcérations ayant pris un caractère végétant, comme fongueux. Ce sont surtout les ulcérations de l'espace inter-aryténoïdien et celles des cordes vocales inférieures qui prennent ces caractères. Dans les régions du larynx pourvues de glandes nombreuses, avant la période ulcéreuse, il se fait une tuméfaction très sensible de ces glandes, sous l'influence de l'irritation. Cette tuméfaction très-marquée au niveau de l'espace inter-aryténoïdien, lui donne un aspect tout particulier, tomenteux que l'on a décrit sous le nom d'état *velvétique* de cette région.

Pour en revenir aux ulcérations, à mesure qu'elles deviennent plus profondes, elles gagnent aussi en étendue; les muscles sont éliminés, quelques-uns subissent la dégénérescence graisseuse. Les articulations s'ankylosent, suppurent — les cartilages s'ossifient en certains points, s'exfolient, se nécrosent et s'éliminent dans d'autres, déterminant par la suppuration des abcès et des œdèmes sur lesquels nous reviendrons en parlant de l'examen laryngoscopique. (Voy. pl. I, fig. 4.)

Quelle est donc la nature de toutes ces lésions? Pour répondre à cette question il nous suffira de transcrire ce qu'en dit Thaon : « Elles sont de même nature que les lésions tuberculeuses des bronches. Dans un premier degré, le tissu sous-muqueux et le chorion de la muqueuse s'enflamment, les cellules conjonctives deviennent globuleuses, leurs noyaux sont volumineux, se divisent : dans les points où existent des glandes, comme dans l'espace inter-aryténoïdien et dans les replis ary-épiglottiques, la prolifération est très-actives autour des *acini*, aux dépens des cellules conjonctive enveloppantes et des cellules glandulaires. L'ensemble de ce tissu de nouvelle formation, se mêlant à de gros capillaires gorgés de globules sanguins, constitue un tissu rougeâtre.

» L'épithélium de la muqueuse prend peu de part à ce travail pathologique, il est à peu près intact, ses noyaux sont vésiculeux.

» Les conduits excréteurs des glandes sont dilatés, remplis de cellules de prolifération et entourés d'une zône inflammatoire.

» A un second degré, en même temps que l'infiltration gagne en profondeur, que les noyaux des fibres musculaires prennent part à cette prolifération, le tissu s'anémie ; des coagulations ainsi que de l'endartérite se sont faites dans les vaisseaux.

» Enfin des granulations apparaissent dans les grandes cellules de prolifération, mêlées aux cellules de pus, les éléments se confondent, il survient du ramollissement de la masse caséeuse et celle-ci est évacuée. Un cratère, une caverne, une ulcération prennent la place de la partie gonflée. »

On voit donc, d'après cette citation, que la phthisie laryngée est le résultat de l'infiltration caséeuse. C'est la localisation de cette infiltration autour des glandes laryngées qui fait que l'on trouve quelquefois dans le larynx de petits foyers qui ressemblent aux granulations tuberculeuses et qui ont fait admettre leur existence.

Laryngoscopie. — L'aspect du larynx dans la phthisie laryngée varie selon la période où en est la maladie et selon les parties du larynx qui sont le siège de l'infiltration tuberculeuse. Pour faciliter notre description, nous décrirons successivement une période congestive ou d'infiltration et une période ulcérative ou d'élimination.

Période congestive. — Cette période est caractérisée par une rougeur qui varie beaucoup d'intensité et d'étendue suivant les parties qu'elle atteint. Le plus souvent, avons-nous vu, c'est la région aryténoïdienne qui est envahie. Dans ce cas, la rougeur est rosée, assez foncée au niveau des sommets des aryténoïdes tandis que l'espace inter-aryténoïdien apparaît au contraire un peu moins coloré. En même temps, à ce niveau, les glandules prenant un développement exagéré, la région présente l'aspect velvétique que nous avons signalé. Souvent la rougeur se propage aux cordes vocales inférieures alors que la région aryténoïdienne est seule atteinte. Dans ces cas, au début; on voit la rougeur dépasser le tiers postérieur des cordes. Rarement aussi cette rougeur du début s'accompagne d'une tuméfaction marquée. Cependant, la muqueuse paraît être un peu épaissie et lorsque cet épaississement se produit aux dépens de la région inter-aryténoïdienne, le rapprochement des deux aryténoïdes ne se fait qu'incomplètement pour la phonation, de manière que nous trouverons la voix altérée dès le début, en quelque sorte, de la phthisie laryngée, bien que les cordes inférieures soient intactes. (Voy. pl. I, fig. 3.)

Lorsque les lésions commencent par les cordes vocales inférieures, celles-ci apparaissent dans le miroir, rosées dans toute leur étendue. La coloration est uniforme, quelquefois on rencontre des places ecchymotiques ou des vaisseaux dilatés; en revanche, la muqueuse est toujours épaissie, la corde paraît être arrondie et elle présente un aspect dépoli très remarquable. On trouve quelquefois au niveau des apophyses antéro-internes des aryténoïdes une tuméfaction un peu plus marquée de la muqueuse et une coloration rosée un peu plus intense. C'est là le résultat du fait mécanique du frottement pendant les efforts de phonation. C'est à ce niveau que se font aussi le plus souvent les ulcérations des cordes vocales inférieures.

Lorsque l'infiltration tuberculeuse se fait dans l'épaisseur des cordes vocales supérieures, en raison même de la richesse de cette région en glandes, la rougeur elle-même est précédée par la tuméfaction. (Voy. pl. I, fig. 4.) Le plus souvent cette tuméfaction se fait en masse, c'est-à-dire que toute la corde paraît être boursouflée au point que l'entrée du ventricule correspondant peut disparaître complètement ainsi que la corde inférieure correspondante. Quelquefois la tuméfaction porte seulement sur les glandes des replis muqueux, glandes qui apparaissent alors de la grosseur d'un grain de millet, et qui seront plus tard le point de départ d'ulcérations arrondies confluentes. Cette évolution de la maladie est très rare, et ce sont des faits de ce genre qui ont fait admettre l'existence des granulations tuberculeuses dans le larynx. Or, l'aspect de ces glandes ne rappelle que de fort loin l'aspect des granulations tuberculeuses telles qu'on les trouve dans le poumon, le mésentère. Quant à la rougeur, très vive au début, elle pâlit peu à peu, à mesure que la muqueuse soulevée par les foyers tuberculeux s'aminçit, et que le malade s'anémiant, toutes les muqueuses se décolorent.

Lorsque l'épiglotte est envahie par la tuberculose, de même que les cordes supérieures, elle commence par se tuméfier en raison même de sa richesse en glandes. La tuméfaction n'est jamais très considérable et est loin d'atteindre celle que nous trouverons plus tard, lorsque des ulcérations se seront produites. En même temps qu'elle se tuméfie, sa coloration, généralement très pâle, s'accentue, elle devient d'un rose vineux, tandis que la muqueuse apparaît dépolie et que l'on trouve quelquefois à sa surface de petites saillies mamelonnées qui ne sont autre chose que des glandes tuméfiées. (Voy. pl. I, fig. 4.)

Bien que nous ayons décrit successivement la rougeur et la tuméfaction de chaque région de l'appareil vocal, il est rare de trouver ces régions envahies séparément. Presque toujours tout l'organe est envahi simultanément, et les signes sont plus accusés en telle ou telle région, soit d'un côté, soit de l'autre. Ainsi, il est très rare de trouver une des cordes vocales inférieures rouge, tuméfiée, dépolie, de par l'envahissement d'une infiltration tuberculeuse au début, sans que la corde supérieure et que la région aryténoïdienne correspondante ne soient aussi le siège d'accidents de même nature. Ce qu'il est plus fréquent de rencontrer, c'est la rougeur, la tuméfaction d'une moitié du larynx sans que l'autre moitié souffre de cet état de choses. Cependant, il est bien rare, dans le cas de tuberculose unilatérale, que la corde inférieure du côté sain ne soit pas envahie par un certain degré d'inflammation que l'on peut attribuer soit aux modifications survenues dans la circulation du côté malade, soit au contact des mucosités sécrétées par les parties qui sont le siège du processus tuberculeux, soit enfin aux efforts de toux incessants qui ébranlent tout l'appareil de la phonation.

L'épiglotte est le seul organe qui puisse, au milieu d'une infiltration tuberculeuse généralisée du larynx, rester complètement intact, même pendant la période ulcéreuse ou d'élimination. C'est à peine si, pendant cette période, on observe une décoloration de sa muqueuse.

Période ulcéreuse ou d'élimination. — De même que la rougeur et la tuméfaction du début, l'aspect des ulcérations tuberculeuses du larynx varie selon les parties envahies et selon l'état plus ou moins avancé de la maladie. Au début de la période ulcéreuse, les ulcérations sont petites, arrondies, rosées, le plus souvent isolées, quelquefois confluentes, surtout quand elles siègent sur l'épiglotte ou sur les cordes vocales supérieures ou dans l'espace inter-aryténoïdien. En même temps que ces ulcérations s'établissent, la tuméfaction de la muqueuse, signalée dès le début de la maladie, augmente progressivement. Peu à peu, les ulcérations gagnent en profondeur, leurs bords deviennent violacés, leur fond jaunâtre, elles sont couvertes de mucosités visqueuses souvent sanguinolentes, et elles finissent bientôt par atteindre soit une articulation, soit un cartilage. A partir de ce moment, l'aspect de l'ulcération change subitement.

Ce changement d'aspect est dû à l'apparition de l'œdème ou à la formation d'abcès. Si l'ulcération est peu étendue, elle prend un aspect fistuleux, ses bords paraissent être durs ; ils sont déchiquetés, rentrés en dedans, et, pendant les efforts de toux, on en voit sourdre du pus. Si au contraire elle est un peu étendue, ses bords sont amincis, violacés, décollés ; elle est couverte d'un pus crèmeux qui baigne tout le larynx, mélangé de mucosités visqueuses quelquefois striées de sang.

Les ulcérations qui ont pour siège l'épiglotte ne prennent jamais de grandes proportions : elles sont en général petites, arrondies et manifestement développées au niveau des glandes. Il arrive quelquefois qu'elles sont confluentes, surtout lorsqu'elles se développent sur le bord libre de l'opercule. Dans ce cas, la muqueuse seule recouvrant le fibro-cartilage, celui-ci se trouve bientôt atteint, et l'œdème ne tarde pas à apparaître. L'épiglotte se montre alors sous forme d'un bourrelet rosé qui masque plus ou moins complètement le larynx. Dans bien des cas, cet œdème se prolonge jusqu'au repli ary-épiglottique correspondant, et jusqu'à l'aryténoïde : nous allons voir dans un instant qu'il change d'aspect lorsqu'il envahit ces parties.

Les ulcérations des cordes vocales supérieures siègent en général sur les bords libres de ces cordes. De même que toutes les ulcérations tuberculeuses, elles s'accompagnent rapidement d'œdème ou, pour mieux dire, de tuméfaction. A leur niveau en effet le processus ulcéreux ne trouve ni tissu fibreux ni tissu cartilagineux; aussi ne trouve-t-on jamais de véritable collection purulente dans leur épaisseur. Les ulcérations prennent souvent à leur niveau une forme végétante qui fait qu'à l'examen laryngoscopique, après qu'on les a détergées par quelques badigeonnages, il semble que l'on ait sous les yeux une plaie bourgeonnante. (Voy. pl. I, fig. 5.)

Cet aspect bourgeonnant des ulcérations tuberculeuses est assez fréquent sur les cordes vocales inférieures. Le bourgeonnement est en général bien limité à la surface ulcérée, et peut atteindre des dimensions telles qu'il peut être pris pour un véritable polype papillaire. Il en a l'aspect grenu, la coloration et la consistance. Il en diffère en ce qu'il siège en général à la partie postérieure des cordes vocales, surtout au niveau de l'apophyse vocale de l'aryténoïde. Ce bourgeonnement des ulcérations des cordes vocales inférieures n'est pas, il faut le dire, la forme la plus fréquente. Comme aspect, elles se rapprochent beaucoup des ulcérations épiglottiques, avec cette différence que l'œdème qu'elles déterminent est beaucoup moins prononcé, ce qui tient à la structure même des cordes inférieures, et qu'elles déterminent des pertes de substance qui les ont fait souvent comparer à des coups d'ongle. Lorsque ces ulcérations siègent sur le bord libre de la corde et que celle-ci a été détruite sur plusieurs points, elle prend un aspect dentelé, *serratique*, presque pathognomonique.

En donnant au commencement de ce paragraphe l'aspect général des ulcérations tuberculeuses, nous avons pris comme type de notre description les ulcérations les plus fréquentes, c'est-à-dire celles qui siègent au niveau des replis ary-épiglottiques, et surtout celles qui se développent au niveau de l'aryténoïde et de l'espace inter-aryténoïdien. C'est là surtout que les ulcérations tuberculeuses sont fréquentes et qu'elles revêtent des caractères bien tranchés, ce qui tient à ce qu'elles trouvent à envahir des glandes, des muscles, des articulations, des cartilages.

Nous avons déjà parlé de l'état velvétique de la région inter-aryténoïdienne; cet état n'est que passager, bientôt l'ulcération le remplace. Quelquefois elle prend une forme fongueuse analogue à celle que nous avons signalée sur les cordes supérieures et inférieures. Le plus souvent, ce sont de petites ulcérations arrondies, analogues à celles que l'on trouve dans la trachée, et difficiles à voir au laryngoscope, car elles s'accompagnent toujours d'un œdème très prononcé.

Les ulcérations de la région aryténoïdienne et des replis ary-épiglottiques sont, au contraire, le plus souvent très faciles à voir au laryngoscope; comme nous les avons décrites, nous n'y reviendrons pas et nous nous contenterons de parler des abcès et de l'œdème qui les accompagne.

L'œdème tuberculeux du larynx se présente sous deux aspects différents : tantôt il est rosé, rouge, d'un aspect assez consistant; tantôt au contraire il est blanc gélatineux, mou.

L'œdème rosé, rouge se produit dès que l'infiltration tuberculeuse commence à se faire; ce n'est au début qu'une simple tuméfaction, qui prend parfois des proportions considérables lorsque l'ulcération atteint les cartilages. A mesure que le malade s'anémie, se cachectise, les muqueuses se décolorent et l'œdème devient blanchâtre. Dans certains cas, il se fait dans le tissu sous-muqueux de véritables infiltrations séreuses qui donnent à l'œdème un aspect gélatineux, mou, que l'on trouve encore dans quelques affections, telles que l'albuminurie et le cancer du larynx.

La région aryténoïdienne affectée d'œdème tuberculeux prend un aspect tout particulier. (Voy. pl. I, fig. 4 et 6.) Tant que l'œdème est peu prononcé, les saillies formées sous la muqueuse par la présence des cartilages aryténoïdes, de Santorini, de Wrisberg, semblent être simplement plus prononcées, qu'à l'état normal. Plus tard, elles disparaissent complètement, et de l'aryténoïde à l'épiglotte, on trouve un bourrelet en forme de cylindre qui, dans certains cas, se confond avec un œdème analogue de l'épiglotte. Quelquefois enfin la région aryténoïdienne seule est envahie, le repli aryépiglottique est intact; alors l'aryténoïde prend un aspect piriforme très remarquable.

Quant aux abcès tuberculeux, ils diffèrent très-peu de l'œdème comme aspect. Ils se produisent en général au niveau de la région aryténoïdienne, et sont dus soit à la nécrose de l'aryténoïde ou du cartilage de Santorini, soit à l'inflammation, à une véritable arthrite tuberculeuse de l'articulation crico-aryténoïdienne. La région aryténoïdienne apparaît dans le miroir sous forme de petite poire; la muqueuse amincie a une coloration un peu jaunâtre qui permet de supposer la présence du pus. D'ailleurs ce pus vient sourdre par les orifices fistuleux de la muqueuse, ce dont on peut s'assurer en faisant tousser le malade ou en appuyant sur l'abcès avec une tige recourbée munie d'une éponge à son extrémité. Il arrive encore que la collection purulente se fait dans l'épaisseur de la muqueuse qui recouvre la face postérieure du plateau du cartilage cricoïde : à ce niveau, la muqueuse est extrêmement lâche et peu adhérente ; il se forme alors un bourrelet qui fait saillie du côté de l'entrée de l'œsophage, et cette saillie, nous le verrons, gêne beaucoup la déglutition. Lorsqu'un abcès se forme dans cette région, on peut affirmer que l'infiltration tuberculeuse a envahi l'articulation crico-aryténoïdienne, et à l'autopsie, on trouve toujours une nécrose plus ou moins étendue du cartilage cricoïde.

Au point de vue laryngoscopique, il existe quelques formes rares de phthisie laryngée. Quelquefois, en effet, on rencontre une ulcération unique siégeant par exemple au niveau de l'apophyse antéro-interne de l'un des aryténoïdes. Dans ce cas, l'ulcération peut amener la nécrose de cette apophyse sans déterminer d'œdème et sans donner lieu, par conséquent, à aucun symptôme grave. D'autres fois, on a l'occasion d'observer des ulcérations épiglottiques qui n'ont aucune tendance à s'étendre, il est vrai, mais qui ne se cicatrisent pas, et qui ne donnent lieu qu'à un œdème très modéré. D'autres fois enfin, on trouve dans l'espace interaryténoïdien une ulcération fongueuse paraissant être stationnaire, n'occasionnant ni œdème ni douleur. Il est à remarquer que, dans ces cas, les lésions pulmonaires marchent avec rapidité : il semble que la daithèse porte alors toute son activité sur un autre organe.

Quelques auteurs, et Fauvel un des premiers, ont constaté que le plus souvent les lésions laryngées siègeaient du même côté que les lésions pulmonaires : c'est là un fait d'observation incontestable, mais il ne faut pas pousser trop loin cette manière de voir, car il n'est pas rare de rencontrer des lésions pulmonaires d'un côté, tandis que le côté correspondant du larynx est indemne et que l'autre est envahi par l'infiltration tuberculeuse.

Symptômes. — Les symptômes généraux de la phthisie laryngée se confondent avec les symptômes généraux de la tuberculose pulmonaire, nous n'avons pas à nous en occuper dans ce travail autrement que pour signaler les rapports qu'ils affectent avec les symptômes fonctionnels.

Phonation. — Dès le début de la phthisie laryngée on trouve une altération assez profonde de la voix, qui est le résultat du travail inflammatoire du début de l'affection. Cette altération qui consiste le plus souvent en un simple enrouement est alors le résultat de la rougeur et de l'épaississement de la muqueuse des cordes vocales inférieures. Quelquefois, dès le début on trouve une aphonie presque complète, due à un certain degré d'immobilité de l'une des cordes vocales inférieures. Des faits de cette nature ont donné lieu à des publications d'observations de paralysies laryngées de nature tuberculeuse, observations dans lesquelles la paralysie ou, pour parler plus justement, la parésie musculaire a été mise sur le compte du processus inflammatoire dû à l'infiltration tuberculeuse.

Nous avons observé des faits de ce genre, mais pour nous, la paralysie n'est pas due à ces causes. Nous en avons toujours trouvé l'explication soit dans l'induration de l'un des sommets du poumon, soit dans l'hypertrophie ganglionnaire retro-sternale (adénopathie trachéo-bronchique), soit dans l'inflammation de l'articulation crico-aryténoïdienne de l'une des cordes vocales inférieures.

On trouve au début de la phthisie laryngée une altération très profonde de la voix, due à la tuméfaction des glandes de l'espace inter-aryténoïdien. La tuméfaction de ces glandes empêche le rapprochement des deux faces internes des cartilages aryténoïdes et par suite des cordes vocales inférieures, d'où, raucité de la voix et quelquefois, mais pour un temps limité, perte de la phonation.

A mesure que les lésions tuberculeuses progressent, la voix s'altère de plus en plus : légèrement enrouée au début, elle devient rauque, dure, le timbre se perd peu à peu et elle finit par s'éteindre complètement.

Ces altérations profondes de la voix ne se produisent que lorsque les cordes vocales inférieures ou supérieures sont atteintes. Il n'est pas rare en effet de trouver l'épiglotte, les replis ary-épiglottiques et même les aryténoïdes gravement atteints sans que la voix soit altérée d'une façon sensible. Nous nous rappelons avoir vu chez notre maître le docteur Fauvel un chanteur de l'Opéra atteint d'une phthisie laryngée avec œdème de l'épiglotte des replis ary-épiglottiques et des aryténoïdes et qui, malgré ces lésions, qui entravaient la nutrition et déterminèrent la mort, continuait son service et pouvait chanter tout un rôle. Mais ce sont là des faits exceptionnels.

C'est à partir de la période ulcéreuse surtout que l'altération de la voix devient profonde, c'est aussi à cette période qu'elle se perd complètement. Tantôt, et c'est le cas le plus fréquent, l'ulcération tuberculeuse s'est faite au niveau de l'apophyse antéro-interne de l'un des aryténoïdes. Il se fait alors une perte de substance et en même temps un œdème de l'aryténoïde correspondant qui entraîne presque complètement l'immobilité de l'articulation crico-aryténoïdienne. Tantôt l'évolution tuberculeuse se fait dans l'épaisseur de l'une des cordes vocales supérieures et dans ce cas la corde tuméfiée envahit le ventricule correspondant, vient reposer sur la corde inférieure et par conséquent en détruit les vibrations : alors l'altération de la voix est très marquée dès le début de la maladie. Tantôt enfin, bien que les cordes ne soient que le siège d'une simple rougeur ou d'exulcérations insignifiantes, la voix est atteinte profondément; c'est lorsque la nécrose d'un cartilage amène un œdème considérable qui fait en quelque sorte bouchon sur le larynx. A toutes ces causes bien suffisantes pour entraîner l'altération progressive de la phonation jusqu'à la perte totale de la fonction, il est nécessaire d'ajouter et de signaler la présence constante dans le larynx de mucosités visqueuses, purulentes, sanguinolentes qui séjournent d'autant plus dans l'organe vocal que l'orifice glottique est plus rétréci, et que, par conséquent la colonne d'air est moins puissante pour en hâter l'expulsion. Ces mucosités sont encore d'autant plus tenaces qu'elles séjournent sur des parties rendues en quelque sorte rugueuses soit par la disparition de l'épithélium, soit par la tuméfaction des glandes ary-épiglottiques et des autres glandes, soit enfin par la présence d'ulcérations quelquefois fongueuses.

Respiration.— Toux. — Au début de la phthisie laryngée la respiration ne subit aucune atteinte. Les premiers acccidents dyspnéïques apparaissent avec l'œdème c'est-à-dire avec le rétrécissement de l'aire glottique. La gêne de la respiration est en rapport avec le rétrécissement de la glotte.

Quant à l'asphyxie elle est très rarement causée par l'œdème tuberculeux du larynx. Ce qui tient à ce que l'œdème considérable siège surtout au niveau de l'épiglotte et des replis ary-épiglottiques, ainsi que nous l'avons vu. Il est des cas où l'œdème envahit les cordes supérieures et peut nécessiter la trachéotomie; alors les crachats qui viennent du poumon et qui ne trouvent qu'une ouverture insuffisante pour leur passage semblent agir comme un bouchon et augmentent considérablement les accidents dyspnéïques par leur présence. Ce sont encore les crachats qui sont le plus souvent la cause des quintes de toux que l'on trouve dans le cours de la phthisie laryngée. Visqueux, collants, ne glissant pas sur la surface de la muqueuse dépolie ou ulcérée, les efforts de toux ne les rejettent qu'incomplètement hors du larynx et l'inspiration les fait pénétrer de nouveau dans la trachée. C'est pendant un certain temps un va-et-vient qui occasionne un chatouillement fort pénible de l'organe vocal irrité et qui entretient non seulement la toux mais encore la dyspnée.

La dyspnée et les quintes de toux reconnaissent encore plusieurs causes. En tête il faut signaler l'adénopathie trachéo-bronchique, ainsi que l'ont démontré Gueneau de Mussy et Baréty. Il n'est pas rare en effet à l'autopsie de tuberculeux ayant présenté les symptômes que nous signalons, de trouver des masses ganglionnaires tuberculeuses comprimant soit un récurrent, soit même un pneumo-gastrique.

La présence de parcelles d'aliments logées dans une ulcération ou dans les replis d'une portion œdématiée du larynx est aussi fréquemment la cause de quintes violentes. Enfin le passage seul de liquides sucrés ou acides, de la salive elle-même sur la muqueuse de l'épiglotte ou de l'espace inter-aryténoïdien, muqueuse qui est dans un état d'éréthisme permanent, suffit pour déterminer la toux.

Lorsque l'œdème a envahi l'épiglotte, que les replis thyro-aryténoïdiens supérieurs ne ferment qu'incomplètement l'ouverture glottique, qu'une portion des cordes inférieures a été rongée, il arrive très souvent que les malades avalent de travers. Cette mauvaise déglutition favorisée et souvent encore déterminée par les douleurs que ressentent les malades, détermine aussi des accès de suffocation et de toux extrêmement pénibles.

Déglutition. — Douleur. — La douleur spontanée est assez rare pendant le cours de la phthisie laryngée : on ne la trouve qu'à la période ulcéreuse. Elle se produit surtout lorsqu'il se fait une nécrose d'un cartilage ce qui détermine la formation d'un abcès. Il faut signaler aussi les douleurs irradiées dans les oreilles, à la même période, douleurs si vives qu'elles inquiètent plus les malades que leur affection laryngée. Si la douleur spontanée n'est pas très fréquente, en revanche les douleurs provoquées par la déglutition manquent bien rarement et atteignent une intensité telle que les malades ne peuvent et ne veulent plus tdnter d'efforts pour avaler. Cet état est d'autant plus défavorable que les malades ne se nourrissant plus, perdent leurs forces et que l'affection laryngée n'en progresse que plus rapidement.

Les douleurs pendant la déglutition atteignent leur maximum d'intensité lorsque l'épiglotte est œdématiée et par conséquent le siège d'ulcérations plus ou moins nombreuses. Il semble aux malades, suivant leur expression, qu'ils avalent un charbon ardent. Il est à remarquer que la nature des aliments solides ou liquides, quelle que soit leur composition, n'est pour rien dans l'intensité de la douleur. Nous avons vu des malades manger de la salade, boire des alcools, sans trop de difficulté et sans douleur relative, alors qu'un tapioca, du lait, leur salive leur occasionnait de vives douleurs.

Les douleurs déterminées par le passage des aliments sur les parties œdématiées et ulcérées sont encore très vives lorsque les replis ary-épiglottiques et la région aryténoïdienne sont le siège du mal. Elles le sont moins lorsque ce sont les cordes supérieures qui sont prises, elles sont presque nulles quand ce sont les inférieures.

Bien que nous ne disions rien des symptômes généraux de la phthisie laryngée puisqu'ils se confondent avec les symptômes généraux de la tuberbulose pulmonaire, il est bon de dire que certains d'entre eux sont aggravés singulièrement chez les tuberculeux laryngés. L'amaigrissement, en raison même de la difficulté qu'ont les malades à se nourrir, marche avec rapidité; les vomissements alimentaires par suite des quintes de toux répétées sont beaucoup plus fréquents. Les sueurs nocturnes sont plus abondantes. En un mot la période cachectique survient bien plus rapide ment. Le Dr Joal a signalé de véritables laryngorrhagies survenant pendant le cours de la phthisie laryngée; nous n'avons pas eu occasion d'en observer, bien que nous soyons persuadé que cette complication puisse se produire.

Diagnostic différentiel. — La laryngite tuberculeuse doit être différenciée de la laryngite des tuberculeux. Il est fréquent de trouver des tuberculeux pulmonaires présentant une certaine altération de la voix qui peut faire croire à l'évolution d'une infiltration tuberculeuse laryngée. Dans ces cas, à l'examen laryngoscopique, on trouve une rougeur uniforme des cordes vocales inférieures et un état congestif assez prononcé, de tout le vestibule du larynx. C'est à cet état que quelques auteurs ont donné le nom de catarrhe tuberculeux du larynx. Quelle est la cause de cette rougeur? Faut-il l'attribuer, ainsi que l'a fait Louis, à l'irritation produite par le passage et le séjour des produits tuberculeux du poumon? Faut-il voir là le résultat de l'irritation mécanique de l'organe par la toux? Ou bien est-ce une modification survenue dans la circulation de la muqueuse par suite des altérations générales de la circulation pulmonaire et cardiaque, surtout du côté droit? Quoiqu'il en soit, la rougeur généralisée, l'absence d'ulcérations et d'œdème suffiront pour faire distinguer la laryngite des tuberculeux de la laryngite tuberculeuse.

Le diagnostic différentiel de la laryngite tuberculeuse avec les lésions ulcéreuses syphilitiques est bien autrement difficile : difficile en raison de la ressemblance des lésions, difficile en ce que bien des tuberculeux sont en même temps syphilitiques.

Avant de procéder à l'examen laryngoscopique, le malade devra être interrogé et ausculté avec soin. Cet examen sera en quelque sorte la pierre fondamentale du diagnostic.

Nous verrons dans un instant que les lésions syphilitiques siègent plus fréquemment sur l'épiglotte qu'en tout autre endroit; que les ulcérations, peu nombreuses en général, sont d'un rouge foncé à leur périphérie, tandis que le centre en est gris-blanc quelquefois jaunâtre; que l'œdème qui les accompagne est presque toujours un œdème rouge, dur. Il semble qu'il s'est fait dans le tissus sous-muqueux une infiltration plastique.

Les douleurs pendant la déglutition sont les mêmes en cas de tuberculose laryngée qu'en cas de syphilis, mais la voix dans la syphilis est très rarement perdue; elle devient rude, rauque, raboteuse. La dyspnée en cas d'œdème syphilitique est toujours beaucoup plus prononcée, surtout si ce sont les cordes inférieures ou supérieures qui sont le siège du mal. Dans la syphilis, en effet, on trouve de véritables œdèmes glottiques et sous glottiques, œdèmes très rares dans la tuberculose. La dyspnée syphilitique donne lieu à un cornage rude, sonore, presque caractéristique.

Il sera bien rare de ne pas trouver dans le pharynx,

dans la bouche ou sur la peau d'autres signes qui permettront d'établir le diagnostic de la syphilis. Lorsque l'on aura sous les yeux une ulcération tertiaire du larynx, la difficulté sera encore plus grande, car alors il arrive que le malade est cachectisé. Il faudra se rappeler que l'ulcération gommeuse du larynx est généralement unique, qu'elle est arrondie, d'un rouge violacé sur ses bords, que le fond en est jaune, le pus assez bien lié, qu'elle siège d'ordinaire sur l'épiglotte. Enfin si, au lieu d'avoir une gomme bien limitée, on se trouve en présence d'une véritable infiltration gommeuse ayant donné lieu à plusieurs ulcérations et ayant déterminé un œdème par suite de lésions cartilagineuses, ce sera l'auscultation et, en dernier ressort, le traitement qui donneront le mot de l'énigme.

L'épithélioma du larynx au début peut être pris pour une lésion tuberculeuse. Il suffira de se rappeler qu'il se développe surtout aux dépens de l'une des cordes vocales supérieures ; qu'avant d'en arriver à la période ulcéreuse, il végète et prend une forme polypeuse ; — que sa coloration est d'un rouge vineux, sanguinolent ; — qu'il ne s'ulcère que tard, et qu'ulcéré, il bourgeonne et donne souvent lieu à des hémorrhagies. Toujours aussi il s'accompagne de ganglions sous-maxillaires ou cervicaux qui permettent bien plus de le prendre pour une lésion gommeuse syphilitique que pour une lésion tuberculeuse végétante.

Quant au cancer encéphaloïde du larynx, il prend

dès le début une forme végétante qui ne permet pas de le confondre avec la maladie qui nous occupe.

La laryngite catarrhale chronique s'accompagnant d'exulcérations glandulaires peut faire croire à une tuberculose laryngée commençante, surtout si elle s'accompagne de symptômes de bronchite. L'absence d'œdème et de symptômes graves, la marche de l'affection suffiront pour établir le diagnostic.

Pronostic. — Le pronostic de la phthisie laryngée, quelle que soit la période où en soit la maladie, est toujours très grave. Lorsque l'infiltration tuberculeuse est un fait accompli, il est impossible d'entraver la maladie au point d'empêcher les ulcérations de se produire. Si ces ulcérations sont peu nombreuses et superficielles, on peut espérer, par un traitement local, pouvoir en déterminer la cicatrisation. Nous avons obtenu quelquefois ce résultat, mais ce sont des cas extrêmement rares. A partir du moment ou les ulcérations se sont produites dans le larynx, la marche de la maladie se fait rapidement, surtout si un cartilage est atteint et si l'œdème et les ulcérations déterminant de violentes douleurs pendant la déglutition entravent la nutrition. Le pronostic est donc d'autant plus grave que les ulcérations sont plus nombreuses, plus étendues et plus profondes et qu'elles s'accompagnent d'œdème ou d'abcès.

La gravité des accidents pulmonaires qui accompagnent toujours, selon nous, l'infiltration tuberculeuse du larynx, est encore d'un grand poids, au point de vue du pronostic. Beaucoup de malades atteints de phthisie laryngée meurent de leurs accidents pulmonaires, accidents dont la marche a été accélérée par les lésions laryngées. A ce point de vue, les ulcérations du larynx n'offrent pas toutes la même gravité comme pronostic. Les ulcérations de l'épiglotte et des replis ary-épiglottiques qui s'accompagnent le plus souvent et le plus rapidement d'œdème et de dysphagie sont aussi celles qui influent le plus sérieusement sur l'évolution de l'infiltration tuberculeuse des poumons. Ce sont elles en effet qui entravent le plus la nutrition du malade, qui lui occasionnent le plus de douleurs, et qui souvent amènent une gêne respiratoire mécanique qui vient compliquer l'insuffisance de l'hémathose. Les ulcérations des cordes vocales inférieures sont relativement moins sérieuses, car leur marche est beaucoup plus lente. La structure même des cordes s'oppose au développement d'un œdème suffisant pour amener une gêne notable de la respiration.

Traitement. — Avant la période ulcéreuse, c'est-à-dire alors que l'infiltration tuberculeuse se fait, on ne peut guère établir le diagnostic de la phthisie laryngée au début que grâce à l'examen complet du malade et en particulier de la poitrine. Le traitement laryngien sera donc nul à cette époque et devra céder le pas au traitement général. Cependant si on suppose que la congestion laryngée est pour quelque chose dans les quintes de toux qui fatiguent le malade, on se trouvera bien de badigeonner le larynx avec un pinceau trempé dans une solution saturée de bromure de potassium, ou avec du laudanum de Sydenham pur, ou encore avec une solution de chlorhydrate ou d'acétate de morphine au $\frac{1}{50}$.

Il sera bon aussi de donner à l'intérieur des opiacés qui tendent à diminuer la toux et de faire faire des inhalations balsamiques soit avec du goudron, soit avec du tolu ou du benjoin.

C'est lorsque la période ulcéreuse est arrivée que le traitement local trouve vraiment sa raison d'être. En parlant du pronostic de la phthisie laryngée, nous avons dit que nous avions quelquefois obtenu la cicatrisation d'ulcérations tuberculeuses superficielles peu étendues et tout-à-fait à leur début. Ce résultat a été obtenu par des cautérisations répétées faites sur ces ulcérations. Les cautérisations doivent être faites tantôt avec une éponge imbibée de teinture d'iode ou d'une solution de nitrate d'argent au $\frac{1}{20}$, tantôt avec le crayon même. Les ulcérations qui peuvent être ainsi cautérisées sont celles qui siégent sur les cordes vocales inférieures, sur les supérieures et quelquefois sur l'épiglotte. Il faut qu'elles soient petites, superficielles et à leur début. Faute d'observer cette règle on s'exposerait, en touchant certaines ulcérations de l'épiglotte des replis ary-épiglottiques ou de la région aryténoïdienne, à déterminer des inflammations et des œdèmes qui, passagers souvent, peuvent devenir permanents et compliquer l'affection dès son début.

En règle générale, les ulcérations tuberculeuses du larynx à leur début, si elles siégent sur l'épiglotte, les replis ary-épiglottiques, la muqueuse aryténoïdienne et inter-aryténoïdienne, doivent être touchées avec des solutions légères c'est-à-dire non susceptibles de déterminer une inflammation aiguë capable d'amener un œdème. Les solutions topiques que nous employons le plus souvent sont : le nitrate d'argent au $\frac{1}{50}$, le chlorure de zinc au $\frac{1}{100}$, le sulfate de cuivre au $\frac{1}{50}$, l'acide picrique au $\frac{1}{100}$, le perchlorure de fer au $\frac{1}{60}$. Ces mêmes solutions peuvent être employées lorsque les ulcérations arrivées à une période plus avancée se sont étendues en largeur et en profondeur, déterminant des abcès et des œdèmes. A ce moment, les douleurs éprouvées par les malades nécessitent une modification assez grande du traitement local.

Si les accidents asphyxiques sont très prononcés sans que les lésions pulmonaires répondent aux accidents laryngiens, ce qui arrive quelquefois, il ne faut pas hésiter à pratiquer la trachéotomie qui peut donner au malade jusqu'à 15 mois de survie, ainsi que je l'ai vu dans quelques cas. Si la gêne de la respiration est due à un œdème mou siègeant sur l'un des aryténoïdes ou sur l'un des replis ary-épiglottiques, avant de pratiquer la trachéotomie il faut faire quelques scarifications qui peuvent amener un dégorgement et une amélioration notable. Isambert pratiquait sur ces œdèmes des badigeonnages avec une solution forte d'acide chromique au $\frac{1}{10}$. Nous ne saurions approuver cette manière de faire qui peut amener instantanément un spasme mortel. Si la gêne respiratoire est due à un abcès, il ne faut pas hésiter à l'ouvrir pour donner issue au pus.

On voit donc que le médecin pourra toujours et dans tous les cas faire face aux accidents dyspnéiques tant qu'ils auront leur siège dans le larynx. Il n'en est malheureusement pas de même pour les douleurs qui se produisent pendant les efforts de la déglutition. Ces douleurs sont très vives et résistent souvent à toute médication topique. En tête des moyens que nous avons à leur opposer il faut signaler les injections hypodermiques de chlorhydrate de morphine au niveau du siège de la douleur. Ces injections devront être faites une heure avant le repas, en vue de favoriser la déglutition. On pourra de même badigeonner le larynx et les ulcérations avec une solution de morphine au $\frac{1}{3}$ ou même déposer sur les ulcérations la poudre suivante :

Chlorhydrate de morphine...............	1 gr.
Iodoforme finement pulvérisé............	2

On trempe dans cette poudre un pinceau de martre

que l'on promène ensuite légèrement sur les surfaces malades.

Malheureusement les quintes de toux, le muco-pus qui baigne toujours l'organe vocal ne permettent pas un long séjour au médicament, de telle sorte que l'absorption est souvent insuffisante. Cependant ces attouchements sont toujours suivis de soulagement.

Le chlorhydrate de morphine pourra encore être employé sous forme de pulvérisations.

Chlorhydrate de morphine...........	0 gr. 02
Eau	30 gr.

pour une pulvérisation. — Cette méthode d'administrer la morphine est sans contredit une des meilleures, car la toux que détermine la pulvérisation amène l'expulsion des mucosités qui s'opposent à l'absorption du médicament dont l'action est plus prolongée en raison même de la division à laquelle il est soumis.

On devra faire faire au malade des fumigations émollientes et narcotiques soit avec une décoction de guimauve et de pavot, soit avec une décoction de feuilles de jusquiame ou de belladone.

La gêne de la déglutition n'est pas toujours et exclusivement le fait de la douleur. Elle est souvent la conséquence des quintes de toux occasionnées soit par la présence des mucosités qui encombrent le larynx, soit par le passage de parcelles alimentaires dans les voies respiratoires. Dans le premier cas on se trouve bien de faire faire au malade, immédiatement avant le repas, des pulvérisations balsamiques ou antiseptiques. Ces pulvérisations, qui doivent être tièdes et faites avec un pulvérisateur à vapeur se composeront soit d'une solution faible de tolu ou de benjoin :

Teinture de benjoin............	1 gr.
Eau............................	100

Soit :

Acide phénique.................	0.25 centigr.
Eau............................	100

Soit d'une solution de thymol au $\frac{1}{200}$ ou d'une solution de chloral au $\frac{1}{500}$. Ces pulvérisations, si elles sont bien faites par le malade, favorisent singulièrement l'expulsion des mucosités et de plus agissent topiquement sur la muqueuse ulcérée.

Dans le second cas, c'est-à-dire quand la gêne de la déglutition est déterminée par les quintes de toux dues aux parcelles d'aliments qui franchissent la glotte, on ne peut que se borner à conseiller au malade de manger des aliments d'une déglutition facile, cervelles, tête de veau, pieds de veau, pieds de mouton, et de chercher une position de la tête ou du cou qui facilite le passage du bol alimentaire.

Nous avons vu que certaines ulcérations laryngées prenaient quelquefois une forme végétante. Ces végétations tuberculeuses doivent être respectées tant qu'elles ne sont pas la cause d'une gêne respiratoire bien manifeste.

Il faut essayer d'abord de réprimer le bourgeonnement par des cautérisations au nitrate d'argent, et si ce moyen ne réussit pas, ne pas hésiter à les enlever par arrachement comme de simples polypes.

Au cours de cet article, nous avons parlé de nécroses et de l'élimination de parcelles de cartilage, élimination qui, le plus souvent, se fait spontanément. Il peut se faire cependant que la présence d'un petit séquestre enclavé dans la muqueuse, soit la cause d'une recrudescence des symptômes œdémateux de la région aryténoïdienne en particulier. Si on apercevait dans le miroir le corps du délit, il serait indiqué de l'enlever avec les pinces.

Le traitement local de la phthisie laryngée, que nous venons de passer rapidement en revue, ne doit pas faire perdre de vue le traitement général de la diathèse tuberculeuse.

L'huile de foie de morue créosotée ou non devra être prescrite, l'arsenic sous toutes ses formes, les préparations de chaux, en un mot toutes les ressources de la pharmacopée devront être mises à contribution selon les indications fournies par l'état général du malade.

L'état des voies digestives devra être surveillé avec le plus grand soin et l'hygiène la plus sévère devra être prescrite.

Ordonnance n° 1.

Phthisie laryngée avec ulcérations superficielles sans douleurs pendant la déglutition.

1° Tous les deux jours, toucher les ulcérations avec un pinceau trempé dans la teinture d'iode et si ces ulcérations siègent sur les cordes inférieures, les toucher avec la pierre de nitrate d'argent. Les toucher avec la solution suivante, si elles siègent sur les aryténoïdes ou les replis ary-épiglottiques :

Nitrate d'argent........................	1 gr.
Eau....................................	60

2° Faire chaque jour une pulvérisation de dix minutes avec la solution d'acide phénique $\frac{0\text{ gr}, 25}{250}$.

3° Traitement général basé sur l'état du poumon.

Ordonnance n° 2.

Phthisie laryngée avec ulcérations étendues, œdème et douleurs vives pendant la déglutition.

1° Tous les jours, toucher les ulcérations du larynx avec un pinceau trempé dans la solution suivante :

Acide picrique........................	1 gr.
Eau	300

2° Avant les repas, faire une pulvérisation de quelques minutes avec la solution phéniquée.

3° Une heure avant les repas, faire une injection de morphine de 2 centigrammes sur les côtés du cou et si l'injection ne peut être faite, faire une pulvérisation avec :

Acétate de morphine................	0 gr. 02
Eau................................	30

4° Deux fois par jour, faire une fumigation avec une décoction de guimauve et de pavot.

De même que pour l'ordonnance précédente, le traitement général est subordonné à l'état du poumon du malade.

SYPHILIS LARYNGÉE

Les manifestations laryngées de la syphilis varient selon les périodes d'évolution de la maladie infectieuse. Nous décrirons successivement : l'érythème syphilitique, les syphilides érosives, les syphilides ulcéreuses superficielles et profondes (avec chondrites et périchondrites), les paralysies, les gommes.

Enfin nous terminerons ce chapitre en disant quelques mots des complications, rares heureusement, qui accompagnent la cicatrisation des lésions profondes de cette maladie : pertes de substance, cicatrices vicieuses, rétrécissements.

De même que pour la phthisie laryngée nous ne décrirons pas à part un œdème syphilitique, nous proposant de faire un chapitre à part sur les œdèmes. Toutes les fois que nous l'avons rencontré il était, ainsi que les chondrites et les périchondrites, symptomatique de lésions ulcéreuses plus ou moins profondes.

ÉRYTHÈME SYPHILITIQUE

L'érythème syphilitique est caractérisé par une rougeur uniforme de tout l'appareil vocal et envahissant même les cordes vocales inférieures.

C'est à cette manifestation de la syphilis que quelques auteurs ont donné le nom de catarrhe syphilitique du larynx.

Causes déterminantes. — L'abus du tabac, de la parole, l'alcool, le froid, sont autant de causes qui chez les syphilitiques favorisent le développement de l'érythème.

Symptômes[1]. — L'érythème syphilitique est une des manifestations les plus fréquentes du début de la deuxième période de l'affection spécifique, et cependant, il est assez rare que le laryngoscopiste puisse l'observer. Cela tient à ce que la douleur est presque nulle et l'altération de la voix peu prononcée et passagère.

1. Toutes mes descriptions laryngoscopiques et ma symptomatologie laryngée reposent sur une série d'observations recueillies dans ma clientèle et surtout à l'hôpital de Lourcine, lorsque j'étais interne de M. le professeur Alf. Fournier. De plus j'ai examiné à Saint-Louis, dans le service de ce maître, un grand nombre de larynx de syphilitiques chez les malades qu'il a toujours mis à ma disposition avec la plus grande bienveillance. Qu'il veuille bien recevoir ici le témoignage de ma reconnaissance.

Nous venons de dire que cette affection était caractérisée par une rougeur uniforme de la muqueuse laryngée, mais il faut savoir que cette rougeur est toute spéciale. En effet le larynx à l'état normal, sauf les cordes vocales inférieures, présente une couleur rose analogue à celle du voile du palais et de la langue; dans l'érythème syphilitique, cette teinte rosée devient rougeâtre, tirant sur le *vermillon*. Cette rougeur envahit les cordes vocales elles-mêmes, bien que l'on ne puisse distinguer qu'un épaississement léger de leur muqueuse. C'est ce peu d'épaississement qui fait que l'altération de la voix est peu marqué. En même temps on trouve un léger *exsudat blanchâtre*, soit sur les cordes inférieures, soit sur les supérieures, soit sur la face postérieure de l'épiglotte. Jamais d'exulcérations ou d'ulcérations. On retrouve les mêmes caractères de la muqueuse dans le pharynx et principalement au niveau *de la luette, du voile du palais et surtout de ses piliers*.

Après la disparition de la rougeur, c'est-à-dire après la guérison, il n'est pas rare de voir les cordes vocales inférieures conserver une coloration grisâtre, très légèrement bleue que l'on retrouve d'ailleurs après la guérison de toutes manifestations syphilitiques ayant atteint les cordes vocales inférieures.

Symptômes généraux. — Ils sont presque nuls. La douleur n'existe pour ainsi dire pas. Le malade accuse une sensation de sécheresse de la gorge. Quelquefois au contraire, il y a une véritable fièvre syphilitique, mais l'érythème n'est que coïncidant.

Symptômes fonctionnels. — Ils sont eux-mêmes peu prononcés. La voix est peu altérée, plus tard son timbre est plus grave. Dans un cas cependant, observé à l'hôpital de Lourcine, j'ai trouvé une aphonie presque complète qui dura deux jours et disparut presque complètement avec l'apparition d'une roséole cutanée confluente. La respiration n'est jamais gênée. On observe quelquefois un peu de toux, mais il nous a semblé qu'elle se produisait surtout lorsque l'érythème laryngé coïncidait avec une rougeur vive de la trachée.

Diagnostic. — Le diagnostic de l'affection se tire de la rougeur particulière que nous avons signalée et des commémoratifs.

Le diagnotic différentiel doit être fait avec les catarrhes simples ou professionnels. Or nous avons vu que dans ceux-ci la rougeur n'envahissait pas uniformément tout l'organe, que l'épaississement de la muqueuse était plus ou moins considérable, que les glandes étaient hypertrophiées et leur sécrétion plus ou moins abondante mais constante, que l'altération de la voix était la règle et pouvait aller jusqu'à l'aphonie, enfin que la toux existait toujours. Il est donc difficile de confondre l'érythème syphilitique avec une autre affection.

Durée. — Pronostic. — La durée de l'affection ne

dépasse pas *un septénaire*, son pronostic est donc peu grave. Cependant il faut faire une restriction au point de vue de la durée et par conséquent du pronostic. Il arrive souvent en effet que l'érythème laryngien est le précurseur de manifestations secondaires plus sérieuses de la syphilis. Dans tous les cas il indique une tendance à la localisation des accidents spécifiques du côté de la muqueuse des voies respiratoires.

Traitement. — Le traitement de cette manifestation de la syphilis se confond avec celui de la diathèse. Cependant nous prescrivons en plus des bains de vapeur, et nous instituons un traitement local consistant en attouchements du larynx soit avec une solution de nitrate d'argent au $\frac{1}{50}$, soit avec la mixtur- suivante :

Teinture d'iode.........................	4 gr.
Iodure de potassium..................	1
Glycérine.................................	10

Le malade doit parler le moins possible, ne pas fumer, ne pas boire de liqueurs.

SYPHILIDES ÉROSIVES

Définition. — Nous donnons le nom de syphilides érosives à de légères exulcérations que l'on trouve au commencement de la période secondaire tantôt sur l'épiglotte, tantôt sur les replis aryténoïdiens, tantôt sur les cordes vocales supérieures et inférieures.

Causes. — Fréquence. — Siège. — Après l'érythème du larynx, les érosions de nature syphilitique sont de beaucoup les lésions les plus fréquentes de la période secondaire de la maladie. Le plus souvent ces érosions sont précédées de l'érythème qui dans ce cas peut être considéré non comme la cause mais comme la première période du processus ulcéreux. M. le professeur Fournier, dans ses leçons sur la syphilis chez la femme, regarde l'érythème et surtout les syphilides érosives du larynx comme relativement peu fréquentes; cela est vrai pour la femme, mais il n'en est pas de même pour l'homme. En effet, les accidents laryngiens de la syphilis étant provoqués, selon nous, par une cause irritante locale (tabac et alcool surtout), il est facile de comprendre que les lésions dont nous nous occupons se rencontrent très souvent chez l'homme. Il en est donc du larynx comme de la bouche et du pharynx qui sont bien plus fréquemment chez l'homme que chez la femme, le siège d'ulcérations spécifiques.

Les causes déterminantes des érosions syphilitiques du larynx sont donc pour nous toutes celles qui peuvent produire une irritation locale, et cela est si vrai que la localisation de ces érosions varie chez les individus selon que leur profession ou leurs habitudes favorisent l'irritation de tel ou tel point du larynx. Aussi l'épiglotte est-elle le siège le plus fréquent des érosions syphilitiques et c'est sa face antérieure et son bord libre qui sont les parties les plus souvent atteintes : l'épiglotte en effet est la partie la plus exposée à l'irritation des causes venues du dehors (aliments, boissons, fumées, vapeurs, poussières). Chez les personnes qui usent fréquemment de la parole, on trouve toujours les érosions situées sur les cordes vocales supérieures ou inférieures. On en rencontre moins souvent sur les aryténoïdes et sur les replis ary-épiglottiques.

Examen laryngoscopique. — Symptômes. — Les érosions du larynx peuvent être plus ou moins nombreuses : elles consistent en petites exulcérations arrondies ou ovalaires, quelquefois d'un blanc grisâtre, quelquefois opalines comme celles que l'on trouve sur la muqueuse buccale. Celles que l'on remarque sur l'épiglotte, surtout sur le bord libre, sont toujours ovalaires, celles des cordes vocales supérieures sont arrondies, celles qui se développent sur les cordes vocales inférieures sont toujours allongées, à grand diamètre parallèle à la corde, toujours situées sur le bord libre, point le plus exposé à l'irritation. (Voy. pl. II, fig. 8.) Ces érosions paraissent être un simple dépouillement épithélial ; elles sont plates, leur pourtour est d'un rouge tirant sur le *vermillon*, suffisamment intense pour trancher sur la coloration de la muqueuse environnante qui, dans le cas d'érythème concomitant, est déjà altérée. Elles ne s'accompagnent jamais d'œdème; c'est tout au plus si, lorsqu'elles siègent sur l'épiglotte, cet opercule est un peu épaissi : lors qu'elles sont situées sur les cordes vocales inférieures, celles-ci paraissent être un peu boursouflées.

Leur coloration blanche est due à des globules de pus et à des détritus d'épithélium qui continuent à adhérer à l'érosion, car dans bien des cas j'ai passé sur ces érosions des pinceaux et des éponges sans pouvoir enlever cette teinte blanche.

Le symptôme qui frappe tout d'abord le malade, dans le cas de syphilides érosives du larynx, c'est l'altération de la voix. Cette altération est constante quel que soit le point du larynx qui soit affecté. En effet, même dans les cas où l'épiglotte était seule atteinte nous avons encore trouvé de l'altération de la voix due à l'hyperhémie des cordes vocales. Cette altération est d'autant plus prononcée que le point ulcéré est plus utile à la phonation. Dans les cas où nous avons trouvé des érosions des cordes inférieures, nous avons toujours noté une raucité intense de la voix (voix de rogomme, voix crapuleuse).

Jamais nous n'avons remarqué de gêne de la respiration. La toux au contraire existe toujours; elle est déterminée par une sensation de chaleur, de gêne, de cuisson, que le malade ressent au niveau du larynx. Ces sensations constituent encore un symptôme qui manque rarement et qui est surtout accusé lorsque les lésions siègent sur l'épiglotte. La sensation de brûlure s'accentue encore davantage pendant les efforts de déglutition, surtout quand le malade avale quelque chose d'acide ou de l'alcool. Le passage de la salive elle-même réveille la douleur; or il est à noter que dans toutes les affections ulcéreuses du larynx, la quantité de salive sécrétée augmente en raison de l'étendue et de la profondeur des ulcérations et qu'elle atteint son maximum dans le cas de cancer laryngien.

A tous ces symptômes fonctionnels et locaux s'ajoutent naturellement les autres symptômes de la syphilis. Il est rare que l'on ne trouve pas, en même temps que les érosions laryngées, des érosions de la langue ou du pharynx ou bien encore une roséole; car ne l'oublions pas, les syphilides érosives du larynx doivent rentrer dans la série des accidents secondaires jeunes, si l'on veut bien nous permettre cette expression. Nous verrons bientôt que les accidents secondaires anciens ou éloignés sont constitués par de véritables ulcérations.

Diagnostic. — La présence d'accidents syphilitiques muqueux ou cutanés est d'un grand secours pour le diagnostic de la lésion laryngée : il en est de même de l'engorgement ganglionnaire cervical. Il n'est que deux affections qui puissent induire le médecin en erreur : les ulcérations de la laryngite catarrhale chronique et la laryngite tuberculeuse. Mais dans la laryngite catarrhale chronique, les ulcérations n'affectent pas le même siège : on les rencontre à la face postérieure de l'épiglotte, sur les cordes vocales supérieures dont elles déterminent la tuméfaction, dans l'espace inter-aryténoïdien, en un mot au niveau des points où les glandes sont les plus nombreuses. En même temps on trouve dans le larynx une quantité notable de mucosités. Les ulcérations elles-mêmes sont arrondies et ne présentent pas cette coloration particulière que nous avons signalée comme étant caractéristique des érosions syphilitiques.

Dans la laryngite tuberculeuse, on trouve, comme dans la syphilis, des érosions laryngées, mais ces érosions n'ont pas de formes déterminées; lorsqu'elles siègent sur l'épiglotte, c'est principalement à sa face postérieure ; on dirait que cette face a été râpée, passée au papier de verre. Lorsqu'elles se produisent sur les cordes vocales inférieures, c'est presque toujours au niveau du point de contact des deux apophyses vocales ou antéro-internes des cartilages aryténoïdes. On en rencontre aussi très souvent dans l'espace inter-aryténoïdien, mais dans ce cas cet espace est épaissi, tuméfié. Qnand ce sont les cordes supérieures qui sont atteintes, c'est toujours sur leurs bords libres.

Indépendemment de cette différence de siège, la *coloration* des érosions suffit dans presque tous les cas pour les différencier. Les érosions tuberculeuses sont d'un rose vineux; quelquefois, lorsque le malade est déjà aflaibli et anémié par une tuberculose pulmonaire, elles sont décolorées et tendent à se rejoindre les unes les autres. Elles sont plus creusées que les érosions syphilitiques et tendent toujours à déterminer un œdème de voisinage.

L'engorgement ganglionnaire cervical fait toujours défaut.

Pronostic. — Il n'est jamais grave, car de même que les érosions buccales et pharyngées, les érosions syphilitiques du larynx ne demandent qu'à guérir. Leur disparition ne laisse aucune trace, aucune perte de substance et par conséquent aucune altération de la voix.

Traitement. — Outre le traitement général, il est bon de faire subir aux malades atteints d'érosions syphilitiques du larynx, un traitement local consistant surtout en cautérisations légères des surfaces exulcérées. Nous employons soit le nitrate d'argent, soit la teinture d'iode du Codex.

Lorsque les érosions siègent sur l'épiglotte ou sur un point éloigné des cordes vocales inférieures, nous conseillons de se servir de préférence pour la cautérisation du crayon de nitrate d'argent ou de la teinture d'iode pure. Deux cautérisations au plus, à cinq jours de distance, suffisent pour amener la guérison complète des érosions. Lorsqu'elles siègent sur les cordes vocales inférieures, nous employons la solution de nitrate d'argent au $\frac{1}{20}$, ou la teinture d'iode mitigée.

Teinture d'iode..........................	4 gr.
Iodure de potassium.................... ...	1
Glycérine	

Dans tous les cas, nous recommandons au malade de parler le moins possible et surtout de s'abstenir complètement de tabac et d'alcool.

Une fois la cicatrisation obtenue, il reste pendant quelque temps un certain degré d'hyperhémie laryngée que l'on combat avec les bains de vapeur, les pulvérisations faites avec :

Liqueur de van Swieten...............	10 gr.
Eau distillée..........................	100

et les attouchements du larynx avec :

Chlorure de zinc..................	1 gr.
Acide chlorhydrique...............	5 gouttes.
Eau distillée......................	100 gr.

SYPHILIDES ULCÉREUSES

Définition. — Nous donnons ce nom à de véritables ulcérations qui se développent dans le larynx sous l'influence de la diathèse syphilitique arrivée vers la fin de la deuxième période (plaques muqueuses).

Causes. — *Siège.* — *Fréquence.* — Les causes de ces ulcérations sont les mêmes que celles des érosions, c'est-à-dire que le plus souvent on les trouve chez les fumeurs et les buveurs invétérés. Les hommes en sont donc plus fréquemment atteints que les femmes. Cependant on ne peut nier la malignité de certaines syphilis, soit que le virus soit plus actif, soit qu'il ait trouvé pour se développer un terrain plus propice, préparé par un état général affaibli ou par une diathèse scrofuleuse ou tuberculeuse.

Les ulcérations syphilitiques du larynx se développent sur toutes les parties de l'appareil vocal. L'épiglotte et la région aryténoïdienne sont cependant les parties les plus fréquemment atteintes. Puis viennent les cordes supérieures et enfin les inférieures. Nous avons vu quelques cas où des ulcérations siégeaient dans l'un des sinus piriformes ou gouttières pharyngo-laryngées.

Il arrive parfois qu'une ulcération pharyngée se prolonge sans discontinuité jusque sur l'épiglotte et sur les aryténoïdes en envahissant le pilier postérieur du voile du palais, la langue à sa base, le ligament glosso-épiglottique, l'épiglotte, le ligament ary-épiglottique, et enfin la muqueuse qui recouvre le cartilage aryténoïde. Ce sont là des faits très rares, et qui rejettent bien loin, comme toutes les syphilides laryngées d'ailleurs, l'axiome de Ricord qui regardait les piliers du voile du palais comme les colonnes d'Hercule de la vérole.

Examen laryngoscopique. — Symptômes. — Le miroir glottique nous montre les ulcérations syphilitiques du larynx; malheureusement il est rare que l'on puisse assister à leur évolution, car les malades ne vous consultent que lorsqu'ils souffrent depuis quelque temps déjà et lorsque leurs ulcérations sont en pleine évolution. Dans les quelques cas que nous avons eu l'occasion d'observer dès le début, voici comment les choses se sont passées : nous avons vu une rougeur intense envahir une partie du larynx, et en même temps que cette partie se tuméfiait, cette rougeur présentait un aspect dépoli, légèrement granuleux qui en quarante-huit heures au plus prenait l'aspect ulcéreux. Les ulcérations laryngées présentent, en plus grand, l'aspect général des érosions syphilitiques. Le plus souvent elles sont arrondies, de dimensions variables, leurs bords sont déchiquetés, saillants, taillés à pic. Elles sont creuses et leur fond est tapissé de mucus, de muco-pus qui leur donne une coloration jaune grisâtre. Les bords sont d'un rouge vif, tranchant sur la coloration générale de la muqueuse qui est presque toujours œdématiée.

Lorsque les ulcérations sont déjà un peu anciennes, elles présentent quelques caractères particuliers qu'il est important de connaître. Elles deviennent végétantes, fongueuses en quelque sorte, et ressemblent beaucoup aux papillômes purs. C'est à cette sorte de lésion que l'on a donné le nom de végétations syphilitiques du larynx, et très probablement ce sont des lésions semblables qui ont donné lieu à la publication d'observations de papules syphilitiques du larynx. Je ne veux pas dire cependant que cette lésion ne puisse pas exister dans le larynx. M. Cusco, dont chacun connaît la compétence, en décrit des cas, mais je dois dire que jamais je n'ai eu l'occasion d'en rencontrer. Les fongosités syphilitiques se distinguent des papillômes purs, en ce qu'elles n'acquièrent jamais le développement de ceux-ci, qu'elles siègent en général sur des points où ne se développent que très rarement les papillômes, enfin que leur coloration briquetée diffère totalement de la coloration rosée des papillômes.

L'œdème syphilitique a un aspect tout particulier, bien différent de l'œdème que l'on trouve dans la laryngite albuminurique et dans la phthisie laryngée. C'est un œdème rouge, dur, ayant la consistance de la gomme élastique ; il semble que les tissus soient infiltrés d'un liquide plastique. Lorsque l'épiglotte est atteinte d'ulcérations déterminant l'œdème, elle prend différentes formes selon l'intensité de cet œdème (voy. pl. II, fig. 11). Le plus souvent elle ressemble à un bourrelet et elle est œdématiée dans toute son étendue. Quelquefois elle n'est tuméfiée que d'un côté et alors elle paraît être déviée ; — enfin, si la tuméfaction est considérable, elle prend la forme d'un col utérin ou mieux d'une *cerise*. Cette dernière comparaison nous paraît préférable, car, dans tous les cas, on aperçoit toujours un sillon qui indique le point médian de l'opercule. Lorsque l'œdème est très considérable, il est fort possible que l'on ne puisse pas voir les ulcérations qui l'ont déterminé. En effet, ces ulcérations peuvent siéger à la face postérieure de l'épiglotte qui se trouve complètement cachée par la tuméfaction. D'ailleurs tout le larynx, les aryténoïdes eux-mêmes sont masqués dans les cas d'œdème considérable de l'épiglotte. Quelquefois les ulcérations siègent sur les ligaments glosso-épiglottiques latéraux et déterminent de l'œdème, mais alors, quelle que soit la tuméfaction, elles restent visibles.

Lorsqu'un aryténoïde est atteint d'ulcérations spécifiques, il s'œdématie très fréquemment; il est à remarquer que dans ces cas l'œdème est presque toujours unilatéral et ne dépasse jamais la ligne médiane située au milieu de l'espace inter-aryténoïdien. Cette disposition donne un aspect tout particulier au larynx qui paraît être dévié en totalité. L'aryténoïde œdématié apparaît dans le miroir comme une petite cerise, très rouge et couvert d'une plus ou moins grande quantité de mucus et de pus. Les cordes vocales situées du même côté que l'œdème sont masquées par lui et par le ligament ary-épiglottique qui, dans ces cas, est toujours infiltré lui-même (voy. pl. II, fig. 10).

Quand l'ulcération s'est développée sur une des cordes supérieures, elle reste toujours visible, si elle siège sur la face supérieure de la corde. En effet, quel que soit l'œdème de cette corde, sa face supérieure reste toujours supérieure, et il semble qu'il y ait une bille dans le larynx. Inutile de dire que l'on ne peut voir la corde inférieure sous-jacente et que l'espace sous-glottique se trouve d'autant plus rétréci que l'œdème du repli supérieur est plus considérable. Cependant nous n'avons jamais trouvé de menaces de suffocation.

Il n'est pas extrêmement rare de trouver de véritables ulcérations secondaires des cordes vocales inférieures. Ces cordes commencent par se tuméfier en même temps qu'elles deviennent d'un rouge sombre, puis l'ulcération se produit toujours sur le bord libre de l'une ou de l'autre, quelquefois des deux. L'ulcération n'occupe jamais, au début du moins, toute la longueur de la corde; le plus souvent, c'est la région papillaire qui est affectée, c'est-à-dire le tiers antérieur environ. Ce sont ces ulcérations auxquelles beaucoup d'auteurs ont donné le nom de plaques muqueuses. Ainsi que le dit M. le professeur Fournier, le mot de plaque ne définissant aucune lésion, nous lui substituons celui d'ulcération qui est beaucoup plus explicite.

Si l'ulcération n'est pas traitée de suite, la corde prend un aspect dentelé après la disparition de la tuméfaction; lorsque la tuméfaction persiste, l'ulcération devient de plus en plus profonde et elle paraît être creusée dans la corde. Les bords en sont rouges, le fond d'un blanc sale. Si les deux cordes sont ulcérées en même temps et symétriquement, elles se tuméfient et s'œdématient toutes les deux, leurs bords ne peuvent plus s'écarter, les deux ulcérations sont accolées l'une à l'autre et le malade court un véritable danger si la guérison se fait rapidement. En effet, les deux cordes inférieures se soudent à leur partie antérieure comme font deux doigts atteints de brûlure et il se forme une lésion persistante qui nuit toujours à la respiration et surtout à la parole. Cet accident a été signalé par Turck le premier, puis par Elsberg; nous avons eu l'occasion d'en observer plusieurs cas. D'ailleurs à la fin de ce chapitre nous reviendrons sur les complications graves qui suivent la guérison des lésions profondes de la syphilis du larynx.

Lorsqu'une ulcération a envahi l'une des cordes inférieures, il peut arriver qu'elle détermine un œdème de la muqueuse qui tapisse la face inférieure de cette corde. Alors cette muqueuse vient former un bourrelet rougeâtre sur le bord de la corde qui paraît être enchâssée dans un repli muqueux. Dans tous les cas ce bourrelet est toujours d'une coloration plus intense que celle de la corde hyperhémiée, il est donc facile de le reconnaître. C'est le véritable œdème sous-glottique de Cruveilhier. Les deux cordes vocales peuvent être prises en même temps : l'aire de la glotte se trouve considérablement rétrécie, la suffocation est imminente et l'on n'a d'autre ressource que la trachéotomie.

Les syphilis ulcéreuses se développant sur l'une des

parois de la gouttière pharyngo-laryngée sont extrêmement rares. C'est toujours la paroi interne qui est affectée, c'est-à-dire le bord externe du repli ary-épiglottique et la face antéro-externe du cartilage aryténoïde. Les ulcérations présentent le même aspect que celles que nous venons de décrire. Nous signalerons l'œdème de la muqueuse qui comble quelquefois complètement la gouttière. Nous verrons dans un instant quels sont les accidents déterminés par cette complication.

Symptômes. — Les symptômes déterminés par les ulcérations syphilitiques du larynx sont généraux et fonctionnels. Quelques-uns empruntent un caractère propre à la partie lésée de l'organe vocal, nous les signalerons chemin faisant.

La douleur spontanée existe toujours, mais elle est plus ou moins vive selon la partie de l'organe qui est ulcérée, l'étendue de l'ulcération et surtout suivant le genre de vie du malade. Elle consiste en une sensation de brûlure, de cuisson qui s'accentue avec la déglutition. Elle est très vive lorsque les ulcérations siègent sur le bord libre de l'épiglotte ou dans les sinus pharyngo-laryngés, car alors elles se trouvent immédiatement en contact avec les aliments, et pour peu qu'ils soient acides, le malade ressent une douleur qu'il compare à une brûlure faite par le fer rouge. Signalons encore des douleurs d'oreilles extrêmement vives qui se font toujours sentir du côté où le larynx est lui-même malade et ulcéré, nous les retrouvons d'ailleurs dans toutes les affections ulcéreuses du larynx.

La pression sur la région laryngée est toujours douloureuse, surtout si c'est l'épiglotte qui est ulcérée. La salivation existe à un degré plus marqué que dans les syphilides érosives. Les mucosités laryngiennes sont abondantes. L'engorgement ganglionnaire cervical existe toujours et est très prononcé.

En même temps que dans le larynx on trouve souvent dans la bouche des ulcérations analogues, on voit aussi sur la peau des syphilides papuleuses ou papulo-tuberculeuses. Il n'est pas rare d'observer aussi des ulcérations semblables dans les fosses nasales.

Les symptômes fonctionnels présentent des caractères bien tranchés selon les parties du larynx qui sont atteintes. Nous allons examiner chacune de ces parties en indiquant les troubles que subissent la phonation, la respiration, la déglutition.

Épiglotte. — Si les ulcérations n'ont amené qu'un œdème moyen, la voix n'est pas altérée; mais si l'œdème lui a donné la forme de cerise que nous avons signalée, la voix devient un peu rauque. Jamais il n'y a aphonie. La respiration n'est que gênée dans ce dernier cas; il n'y a pas de toux à proprement parler, mais des efforts de *hemmage* pour expulser les mucosités laryngées. La déglutition au contraire est toujours très douloureuse, surtout lorsque l'œdème n'est pas très considérable. Ceci peut paraître paradoxal, mais en voici l'explication : une ulcération siégeant sur le bord libre de l'épiglotte légèrement œdématiée, est toujours en contact avec les aliments et les boissons ; l'œdème vient-il à augmenter, l'ulcération peut se trouver en partie masquée, la face postérieure de l'épiglotte venant s'appliquer en quelque sorte sur le larynx. La déglutition dans les cas d'œdème de l'épiglotte est toujours pénible, car les malades qui en sont atteints avalent nécessairement de travers.

Replis aryténo-épiglottiques et région aryténoïdienne. — La phonation n'est encore que peu altérée par les lésions ulcéreuses de ces régions. Cependant lorsque l'œdème aryténoïdien est considérable, les mouvements de bascule du cartilage ne se font que très incomplètement, les faces internes des cartilages aryténoïdes ne peuvent plus s'accoler et il en résulte un défaut de rapprochement des cordes inférieures qui détermine de la raucité de la voix.

La respiration ne subit le plus souvent aucune altération, à moins que l'œdème ne soit très considérable. La toux est fréqueute. Les douleurs d'oreilles sont très vives.

La déglutition est très pénible, surtout si les ulcérarations sont situées sur la face externe du ligament ary-épiglottique ou sur la muqueuse qui tapisse la face antéro-externe de l'aryténoïde et si l'œdème a obstrué la gouttière pharyngo-laryngée correspondante, car le reflux des boissons dans le larynx se fait avec la plus grande facilité et détermine des accès de toux fort pénibles.

Cordes vocales supérieures. — La phonation est toujours altérée lorsqu'une syphilide ulcéreuse s'est développée sur les cordes supérieures. Si elle ne s'accompagne pas d'œdème, ce qui est bien rare, la voix est simplement altérée dans son timbre qui devient plus grave, plus sourd. Si au contraire il y a de l'œdème, la corde supérieure appuyant sur l'inférieure, éteint les vibrations de celle-ci et la voix devient rauque et pénible, si un seul des replis supérieurs est atteint; quand les deux sont œdématiés, elle disparaît complètement et devient chuchotée. Mais cela est fort rare et l'aphonie complète est l'exception dans les affections syphilitiques du larynx.

La respiration n'est altérée qu'autant que la tuméfaction est suffisante pour diminuer l'aire de la glotte.

La toux est fréquente et occasionnée par le besoin qu'éprouve le malade de rejeter les mucosités laryngées et bronchiques qui, très visqueuses dans ce cas, ne passent que difficilement à travers l'orifice supérieur du larynx très rétréci.

Le plus souvent la déglutition est peu douloureuse.

Cordes vocales inférieures. — La phonation est toujours altérée. Au début, on ne trouve d'abord qu'un simple enrouement, conséquence de la congestion qui précède l'ulcération. Peu à peu cet enrouement augmente et la voix devient de plus en plus rauque (voix de rogomme, voix crapuleuse), il est très rare qu'elle s'éteigne complètement. Il faut pour cela que les deux cordes soient ulcérées en même temps et que les ulcérations amènent un œdème considérable et surtout un œdème sous-glottique.

Lorsque les ulcérations n'ont pas été traitées à temps, c'est-à-dire lorsque le processus ulcéreux a amené des lésions profondes de la muqueuse et même des altérations du tissu fibreux de la corde, ce qui se voit quelquefois, il reste toujours une certaine altération de la voix après la guérison, altération qui rend impossible l'exercice du chant. A plus forte raison la voix reste-t-elle altérée si, à la suite d'un œdème sous-glottique, il s'est produit une soudure partielle du bord libre des cordes. Dans un cas que j'ai observé, la soudure existait sur toute l'étendue des cordes et la voix était totalement perdue.

Respiration. — Elle est toujours altérée et cette altération va de la simple gêne jusqu'à la suffocation complète. Elle est subordonnée au degré de l'œdème. Dans le cas d'œdème sous-glottique bilatéral, la mort subite est imminente et on ne doit pas hésiter à pratiquer la laryngotomie inter-crico-thyroïdienne ou mieux encore la trachéotomie.

La toux est très fréquente et douloureuse. Elle est occasionnée par la présence des mucosités bronchiques qui ne passent plus que difficilement à travers la glotte rétrécie : de plus, au lieu d'arriver sur une surface lisse et polie sur laquelle à l'état normal elles ne peuvent séjourner longtemps, elles s'accrochent, en quelque sorte, sur une surface rugueuse quelquefois végétante et ne sont expulsées que par des efforts longtemps prolongés et fort pénibles.

Il n'y a pas, pour ainsi dire, de gêne de la déglutition.

Diagnostic. — Le diagnostic différentiel des syphilides ulcéreuses de la période secondaire de la vérole doit être fait :

1° Avec les lésions de la période tertiaire;

2° Avec les ulcérations scrofuleuses;

3° Avec le cancer;

4° Avec les ulcérations de la phthisie laryngée.

Il nous suffira pour établir ce diagnostic de passer en revue les caractères propres aux ulcérations déterminées par ces quatre affections pour accomplir notre tâche.

A. *Ulcérations de la période tertiaire de la syphilis.* — Ces ulcérations sont toujours précédées d'une tuméfaction plus ou moins considérable, quelquefois localisée. L'ulcération au début est arrondie, les bords en sont déchiquetés, taillés à pic, décollés, violacés. Elle a une tendance marquée à s'étendre en largeur et surtout en profondeur. Elle prend alors un aspect cratériforme, elle est remplie d'un pus mal lié, très adhérent néanmoins. La tendance à la cicatrisation est presque nulle, ce qui tient à ce que souvent les gommes se sont développées dans le périchondre ou dans le cartilage qui se nécrose et s'exfolie. La cicatrisation se fait par bourgeonnement en entraînant le plus souvent des cicatrices vicieuses, des pertes de substances qui déforment le larynx en totalité, surtout si l'ulcération a entraîné l'élimination d'une partie de l'épiglotte ou d'un aryténoïde. L'épiglotte enfin est le siège le plus fréquent des gommes et des ulcérations gommeuses.

B. *Ulcérations scrofuleuses.* — Dans les quelques cas de lupus laryngien que j'ai eu l'occasion d'observer, quatre fois les ulcérations occupaient l'épiglotte et une fois l'épiglotte et la corde vocale inférieure gauche. Les ulcérations s'étendaient sur une étendue que n'envahissent jamais les ulcérations syphilitiques. De plus ces ulcérations étaient granuleuses à la surface, chaque granulation était blanchâtre, le fond même était d'un rose violacé livide. Jamais je n'ai trouvé d'œdème concomitant et les ulcérations indolentes ne gênaient pas la déglutition. Dans quatre cas il n'y avait pas d'altération de la voix; dans le cinquième l'altération n'était pas en rapport avec la lésion de la corde vocale. Il n'y avait pas de toux, pas de douleurs vives.

C. *Cancer.* — Les ulcérations du cancer laryngien sont en général profondes, d'un rouge foncé, végétantes, ayant une grande tendance à saigner. Rarement elles siègent sur l'épiglotte, presque toujours au niveau de l'une des cordes vocales supérieures. Elles s'accompagnent toujours d'un œdème plus considérable que celui que déterminent les ulcérations syphilitiques. En outre cet œdème présente quelques caractères particuliers sur lesquels nous reviendrons à l'article cancer et que nous ne ferons qu'énumérer ici. D'abord il s'étend à une grande distance de l'ulcération et il n'est pas rare de voir une ulcération cancéreuse de l'une des cordes supérieures amener l'œdème de toute la moitié du larynx, ensuite la coloration de cet œdème est d'un rouge lie de vin, c'est-à-dire tirant un peu sur le bleu. Il semble que le sang va sourdre; en certains points, surtout là où la muqueuse est le moins adhérente, il prend un aspect gélatiniforme. Il n'est pas rare de voir la muqueuse s'ulcérer sur les points les plus œdématiés et former des cratères qui fournissent du sang et du pus provenant de l'inflammation et de la nécrose des cartilages. Tous ces caractères réunis faciliteront le diagnostic.

D. *Ulcérations de la phthisie laryngée.* — Le diagnostic différentiel de certaines ulcérations tuberculeuses et des ulcérations syphilitiques est véritablement quelquefois très difficile et fort délicat, d'autant plus que les deux affections existent souvent chez le même individu. En règle générale les ulcérations de la phthisie laryngée se développent presque exclusivement sur les points de la muqueuse les plus riches en glandes. Les ulcérations au début sont de simples érosions qui, n'ayant aucune tendance à guérir, s'étendent petit à petit en surface et en profondeur. Quelquefois les accidents débutent par un œdème brusque et il se produit une ulcération sur un point quelconque du larynx. C'est une fusée purulente qui se fait jour, déterminée par la nécrose d'un point du squelette cartilagineux; mais c'est sans contredit la première forme que nous venons de décrire qui peut en imposer pour de la vérole, car à mesure que les ulcérations gagnent en profondeur, elles deviennent végétantes comme les ulcérations syphilitiques, et, de même que celles-ci, déterminent des œdèmes. Le diagnostic devra donc être fait d'après le siège des ulcérations, d'après leur coloration et leur forme, d'après les caractères de l'œdème qu'elles produisent.

Rarement on trouve les ulcérations tuberculeuses sur l'épiglotte. Elles siègent, par ordre de fréquence, au niveau de l'espace inter-aryténoïdien, comme l'ont dit Louis et Trousseau, — au niveau des cordes supérieures, — au niveau des cordes inférieures et principalement à leur partie postérieure, — au niveau des replis ary-épiglottiques, — enfin au niveau de l'épiglotte.

Les ulcérations tuberculeuses ne sont jamais au début que des érosions (nous ne parlons pas de la forme ulcéreuse résultant d'une périchondrite ou d'une nécrose de cartilage.) Peu à peu l'érosion devient ulcération et cette ulcération, souvent fongueuse, est toujours d'un rose violacé, couverte d'un pus crémeux mal lié ou de mucosités sanguinolentes.

Souvent les bords de l'ulcération ont l'air d'être décollés et ils ne présentent jamais l'aréole rouge que nous avons signalée comme caractéristique des ulcérations syphilitiques.

L'œdème, conséquence des ulcérations tuberculeuses, est assez facilement reconnaissable. Le plus souvent c'est un œdème mou, quelquefois gélatineux comme celui que l'on trouve dans l'albuminurie, ordinairement pâle, torpide comme on l'a dit, violacé, quelquefois jaunâtre si le tissu sous-muqueux est infiltré de pus. Il peut cependant être dur, mais dans ce cas il est violacé et la muqueuse présente des érosions qui donnent quelquefois du sang et sécrètent toujours du pus. Malgré tous ces caractères différentiels le malade devra être examiné avec le plus grand soin et il est évident que si l'on trouve des signes non équivoques de phthisie pulmonaire on ne devra pas hésiter dans son diagnostic. Il n'y aurait donc que dans le cas où le malade serait en même temps tuberculeux et syphilitique qu'il pourrait rester un doute dans l'esprit du médecin. Dans ce cas on institue un traitement mixte.

Pronostic. — Le pronostic des syphilides ulcéreuses du larynx est toujours sérieux, non pas au point de vue de la vie du malade, mais au point de vue des fonctions de l'organe. Cependant il faut encore faire une restriction à propos des accidents œdémateux qui, lorsqu'ils se développent aux dépens des cordes inférieures ou supérieures, peuvent déterminer la mort. La gravité des ulcérations laryngées est donc proportionnée à l'étendue, à la profondeur et à la situation même des ulcérations. Nous avons vu en effet que des ulcérations de l'épiglotte pouvaient, même avec peu d'œdème, entraver la nutrition du malade; il en est de même de celles qui siègent sur les aryténoïdes. Nous avons vu aussi que celles qui siègent sur les cordes inférieures peuvent amener de l'œdème sous-glottique, complication toujours très grave; de plus elles peuvent être le point de départ d'une symphyse plus ou moins complète des cordes vocales, ce qui peut compromettre à jamais la respiration et la voix du malade. Il ne faut pas oublier non plus que les cicatrices qui résultent de certaines ulcérations peuvent être le point de départ de lésions permanentes de l'organe vocal.

Cet exposé suffit amplement pour justifier notre manière de voir à l'égard des syphilides ulcéreuses du larynx et pour déterminer le laryngoscopiste non seulement à combattre l'ulcération et la diathèse, mais encore à s'opposer par tous les moyens possibles à la formation de brides cicatricielles pouvant entraîner dans l'avenir la gêne de la respiration et de la phonation.

Traitement. — Lorsque le diagnostic d'ulcération syphilitique du larynx a été posé, il convient d'instituer de suite un traitement mercuriel.

Je prescris ce traitement sous différentes formes :

tantôt sous forme de proto-iodure d'hydrargyre administré en pilules ainsi formulées :

Proto-iodure d'hydrargyre.....	1 gr.
Extrait thébaïque.............	0 gr. 50 centigr.
Gaïac.........................	4

pour 20 pilules, à prendre une le matin et une le soir;

Tantôt sous forme de bichlorure que je formule ainsi :

Bichlorure de mercure........	0 gr. 4 décigr.
Extrait thébaïque.............	0 gr. 50 centigr.
Gaïac.........................	4

pour 40 pilules, à prendre une le matin, une le soir;

Tantôt sous forme d'injections hypodermiques ainsi formulées :

Eau distillée................	90 gr.
Sublimé......................	0 gr. 20 centigr.
Chlorhydrate de morphine...	0 gr. 10 centigr.

Matin et soir faire dans le tissu cellulaire des épaules une injection de 1 gramme de ce liquide.

Je n'emploie ce traitement que dans les cas de syphilis grave et lorsqu'il faut agir rapidement. On sait en effet que ces injections sont fort douloureuses et déterminent fréquemment de petits abcès locaux.

Je préfère de beaucoup employer les frictions mercurielles faites matin et soir avec 5 grammes d'onguent napolitain, pendant dix jours, successivement au niveau de chacune des grandes articulations. Je conseille au malade de garder pendant dix jours la même chemise et le même caleçon, car l'absorption se fait ainsi d'une façon continue. Le mercure se volatilise à toute température, or en conservant ses mêmes vêtements le malade est en permanence dans une atmosphère mercurielle. Il est bon encore, pour faciliter l'absorption, de faire prendre tous les deux jours un bain de vapeur avec frictions sèches.

Les injections mercurielles et les frictions doivent être surveillées avec le plus grand soin, car elles amènent rapidement la salivation.

Le traitement local des syphilides laryngées consiste principalement en applications caustiques sur la surface des ulcérations. Avant de faire ces applications, nous conseillons de détacher le mucus et le pus qui les recouvrent, avec une éponge imbibée soit de laudanum de Sydenham, soit d'une solulion de morphine au $\frac{1}{50}$. Cette petite opération a pour but de rendre le larynx moins sensible et l'application du caustique plus efficace. Je n'emploie jamais que deux caustiques pour ce genre d'ulcérations : la teinture d'iode, le nitrate d'argent; ils m'ont également donné d'excellents résultats.

Lorsque les ulcérations ne siègent pas sur les cordes vocales inférieures et qu'elles ne s'accompagnent pas d'un œdème trop considérable, j'emploie le crayon même de nitrate d'argent. Si les cordes inférieures sont ulcérées, j'emploie le nitrate d'argent mitigé. Si l'ulcération s'accompagne d'œdème sous-glottique, je me garde bien d'introduire dans le larynx un agent caustique quelconque, solide ou liquide, qui pourrait déterminer soit un spasme mortel, soit une augmentation momentanée et fort dangereuse de l'œdème. Lorsque les ulcérations de l'épiglotte, des aryténoïdes, des cordes supérieures, s'accompagnent d'œdème considérable, je les touche avec une éponge imbibée de teinture d'iode pure. Celle-ci en effet agit non seulement comme caustique mais encore comme astringent, sur les tissus œdématiés.

Les cautérisations pratiquées de cette manière amènent toujours une amélioration rapide dans les symptômes, surtout au point de vue des douleurs d'oreilles et de la gêne de la déglutition.

Lorsque cette gêne est très prononcée et surtout si elle est occasionnée par des ulcérations et un état œdémateux de l'épiglotte, je me suis toujours très bien trouvé d'applications de la poudre suivante faites avec un pinceau fin :

Calomel	1 gr.
Chlorhydrate de morphine	1
Sucre de lait	1

Triturez et mélangez exactement.

Je conseille en même temps de faire des fumigations

émollientes avec la guimauve et le pavot, — et des pulvérisations avec de l'eau chaude additionnée très légèrement de liqueur de van Swieten.

Le malade devra, tout en suivant ce traitement, se gargariser très souvent avec une solution de chlorate de potasse, s'abstenir de fumer, — de boire du vin pur ou des alcools.

Si les accidents œdémateux sont très prononcés, le médecin devra se tenir prêt à pratiquer la trachéotomie qui, dans ces cas, donne de très bons résultats.

Ordonnance n° 1.

Syphilides ulcéreuses du larynx sans œdème notable, avec douleurs d'oreilles et gêne de la déglutition.

1° Prendre matin et soir une pilule de proto-iodure d'hydrargyre de 0 gr. 05 centigr.

2° Se gargariser 5 à 6 fois par jour avec la solution suivante :

Chlorate de potasse	10 gr.
Eau	300

3° Faire deux fois par jour une pulvérisation avec le liquide suivant :

Liqueur de van Swieten	30 gr.
Eau	300

4° Tous les jours porter dans le larynx, avec un pinceau, un peu de la poudre ci-dessous :

Calomel.................................. 1 gr.
Chlorhydrate de morphine................ 1

5° Tous les deux jours toucher les ulcérations avec le crayon de nitrate d'argent.

Ne pas fumer — pas de vin pur — pas d'alcool.

Ordonnance n° 2.

Syphilides ulcéreuses avec œdème considérable.

1° Matin et soir faire une friction à l'une des grandes articulations avec 6 gr. d'onguent napolitain.

Ne pas essuyer après la friction et garder plusieurs jours le linge de corps.

2° Tous les deux jours prendre un bain de vapeur de 15 à 20 minutes et le faire suivre d'une friction sur tout le corps avec le gant de crin.

3° Gargarisme avec la solution de chlorate de potasse.

4° Matin et soir une fumigation avec de l'eau de guimauve et de pavot. Si les douleurs de la déglutition sont très vives, faire une pulvérisation avec :

Chlorhydrate de morphine............. 1 gr.
Eau .... 150 gr.

5° Tous les jours toucher le larynx avec la teinture d'iode pure.

Ni tabac — ni vin pur — ni alcool.

Dans les cas où l'œdème est très prononcé, surtout s'il est sous-glottique, il faut avoir soin de ne pas prescrire au malade de l'iodure de potassium. Ce médicament congestionne la muqueuse laryngée, augmente sa turgescence et peut amener ainsi des accidents mortels. Je ne le prescris jamais pendant la période d'état des syphilides ulcéreuses du larynx, mais aussitôt la cicatrisation obtenue, je l'administre associé au mercure sous forme de sirop de Gibert.

Ce que je viens de dire à propos du danger des cautérisations des cordes inférieures et de l'administration de l'iodure, n'a plus naturellement sa raison d'être si le malade est trachéotomisé. Dans ce cas, on peut agir directement et énergiquement sur le larynx.

Je n'ajouterai que quelques mots à propos des complications qui peuvent survenir à la suite de la formation de brides cicatricielles ou de cicatrices vicieuses syphilitiques.

On devra s'opposer par tous les moyens possibles à leur formation. C'est ainsi qu'il est urgent dans certains cas d'enrayer le traitement et de ne plus chercher pendant quelques jours à favoriser la cicatrisation. Quelquefois même, le traitement doit être totalement interrompu, le malade ne faisant que des pulvérisations émollientes. D'autres fois enfin, il y a intérêt à agir mécaniquement. Dans un cas, j'ai pu empêcher la soudure de la face postérieure de l'épiglotte sur le ligament aryténo-épiglottique. Tous les jours, à l'aide d'un crochet mousse en gutta-percha, je soulevais l'épiglotte ulcérée qui était couchée sur le larynx comme un couvercle. Je crois, dans deux autres cas, m'être opposé à la soudure de la partie antérieure du bord libre des deux cordes inférieures en introduisant chaque jour entre les deux lèvres de la glotte ulcérée une tige métallique polie.

Lorsque le malade est trachéotomisé, il est indispensable qu'il fasse tous les jours quelques efforts pour respirer par son larynx; de cette façon, il tend à écarter ses cordes vocales inférieures et il se met à l'abri d'une soudure de la totalité de leur bord libre.

C'est l'oubli de cette précaution qui occasionne les accidents auxquels j'ai fait allusion dans ma symptomatologie et sur lesquels je reviendrai. On peut lire la relation de ces faits dans la thèse de M. le docteur Etchebarne, un de nos élèves.

GOMMES LARYNGÉES

Tous les auteurs, jusqu'à ce jour, ont décrit les ulcérations profondes du larynx comme faisant partie de la période tertiaire de la syphilis. Pour nous, ces ulcérations ne sont que l'une des phases d'une évolution gommeuse ou la conséquence de chondrites ou de périchondrites.

Bien que nous n'ayons pu suivre l'évolution des gommes dans la plupart des cas et que nous n'ayons constaté que les ulcérations, résultat de leur fonte, nous croyons que les caractères objectifs de ces ulcérations sont suffisamment tranchés pour pouvoir affirmer l'infiltration gommeuse comme en étant la cause. D'ailleurs, nous ne faisons à propos du larynx que ce que l'on fait chaque jour en clinique syphiligraphique, affirmer l'existence d'une gomme, étant donnée une ulcération présentant certains caractères bien tranchés et bien connus aujourd'hui. Pour nous, les accidents tertiaires syphilitiques du larynx sont représentés par des gommes déterminant des chondrites, des périchondrites, et des paralysies dont nous ne nous occuperons que plus tard.

Causes. — Fréquence. — Siège. — Il ne nous est pas plus possible de dire pourquoi une gomme syphilitique se développe aux dépens de l'une des parties constituantes du larynx que de donner la cause de leur développement dans un viscère quelconque, poumon, cerveau, foie. Tout au plus, pouvons-nous hasarder que peut-être l'irritation prolongée de l'organe vocal chez des syphilitiques n'ayant le plus souvent suivi que des traitements incomplets favorise le développement de l'affection.

Les gommes du larynx sont rares et sur un total de 172 syphilitiques laryngiens traités à notre clinique et dans notre clientèle (année 1880), nous n'en relevons que 7 cas. Leur siège le plus fréquent est ordinairement l'épiglotte; viennent ensuite la région aryténoïdienne et les replis ary-épiglottiques, les cordes supérieures et enfin les inférieures.

Caractères objectifs ou laryngoscopiques. — Ces caractères varient suivant la période de l'évolution gommeuse et suivant la forme affectée par la gomme laryngée. Il est assez rare en effet de la trouver sous forme de tumeur bien circonscrite et par conséquent d'ulcération arrondie bien limitée. Le plus souvent, on la rencontre sous forme de véritable infiltration. Nous allons décrire ces deux formes avant et pendant la période ulcéreuse.

La gomme du larynx bien circonscrite se présente au début sous forme d'une tumeur rouge sombre qui peut être confondue avec une tuméfaction quelconque, d'autant plus que son volume est très variable et oscille entre celui d'une lentille et celui d'une forte noisette (voy. pl. II, fig. 12). Peu à peu, la muqueuse s'amincit et la coloration devient de plus en plus claire, prenant une teinte jaunâtre qui donne l'idée d'un abcès. Cet abcès en s'ouvrant forme une ulcération arrondie, à bords déchiquetés, taillés à pic, décollés, violacés.

L'ulcération est creuse, en forme d'entonnoir, remplie d'un pus mal lié mais très adhérent néanmoins. Elle n'a pas de tendance à guérir d'elle-même, car le plus souvent la gomme s'est développée dans le périchondre, et le cartilage lui-même prend part à la désorganisation. C'est ce qui explique les perforations de l'épiglotte, la disparition d'un aryténoïde, les pertes de substance et la disparition de l'une ou même des deux cordes vocales comme j'en ai vu un cas.

Lorsque la réparation se fait, si la désorganisation n'a pas été trop profonde, on est étonné de voir que les désordres ne sont pas en rapport avec l'apparence véritablement terrible des lésions. C'est ainsi que dans plusieurs cas, après avoir cru à la perte totale de l'épiglotte ou d'un aryténoïde ou d'une corde vocale, j'ai vu l'aspect des ulcérations devenir meilleur, leur fond se remplir de bourgeons charnus, enfin je les ai vues se combler presque totalement, ne laissant que des cicatrices rayonnées, analogues à celles que l'on rencontre sur le voile du palais ou sur le pharynx.

L'infiltration gommeuse est bien autrement grave, en raison même de son étendue toujours plus grande et par conséquent en raison des lésions qui sont la conséquence même de la cicatrisation.

La partie du larynx envahie par l'infiltration gommeuse apparaît au début dans le miroir laryngien sous forme d'un œdème dur, c'est-à-dire que la muqueuse qui recouvre les tissus est rouge, tendue, luisante. En même temps, la tuméfaction se distingue de celle de l'œdème en ce qu'elle n'est pas uniforme, elle est mamelonnée, par plans, ce qui indique que l'infiltration n'est pas séreuse.

De même que dans la gomme bien circonscrite, les parties les plus saillantes de la tuméfaction prennent bientôt la teinte jaunâtre qui fait prévoir la formation des ulcérations.

Celles-ci se produisent, et leur aspect présente les caractères que nous avons décrits plus haut; de plus, elles ont une tendance à se rejoindre par l'un des points de leur circonférence, de telle sorte que j'ai vu un cas où les trois quarts du pourtour du larynx se présentaient sous forme d'un bourrelet mamelonné, ulcéré sur presque toute sa surface. Le mamelonnement même de la tuméfaction et les points où se font les ulcérations correspondent aux points les plus profondément atteints. En effet, si le traitement n'est pas très énergique dès le début, c'est toujours au niveau de ces points, les premiers ulcérés, que se font les pertes de substance les plus profondes, de telle sorte que, après la cicatrisation, le larynx présente l'aspect de la figure 13 (pl. III).

Tels sont les différents aspects sous lesquels on voit les syphilides gommeuses; ils varient suivant les parties atteintes. Nous n'avons plus à parler de l'épiglotte et des aryténoïdes qui nous ont servi de modèles pour cette description; il ne nous reste plus que quelques mots à dire sur les cordes vocales. Lorsqu'une gomme ou une infiltration gommeuse se développe aux dépens de l'une des cordes supérieures, cette corde d'abord tuméfiée cache complètement la corde inférieure correspondante; puis l'ulcération se faisant, elle s'étend en général jusqu'au repli aryténo-épiglottique correspondant et ordinairement celui-ci s'œdématie et peut devenir plus volumineux que la corde vocale elle-même. Toute une moitié du larynx, dans ce cas, paraît être le siège d'une gomme et ce n'est que lorsque la réparation commence à se faire que l'on voit que la lésion était moins étendue qu'on ne le supposait.

Si la gomme s'est développée dans l'épaisseur de l'une des cordes inférieures, il est rare qu'elle arrive à la suppuration. Dans le premier cas, elle apparaît dans le miroir, rouge, tendue, de forme ovoïde à grand diamètre dirigé d'avant en arrière. Elle ne s'écarte que peu de la ligne médiane dans les plus grands efforts de respiration; on constate sur sa surface des mucosités visqueuses. Dans le second cas, c'est-à-dire si l'ulcération se produit, elle se fait toujours au niveau du bord libre. En très peu de temps, l'ulcération qui est creuse, à bords rouges arrondis, ronge la corde et détermine une perte de substance qui fait que, après la cicatrisation, la corde qui reste toujours épaissie paraît être formée de deux parties ou de deux bourgeons charnus. On a cité des cas où, à la suite du processus ulcéreux, une corde avait été détachée de son attache antérieure ou de son attache postérieure. Enfin, j'ai vu moi-même un cas où les deux cordes inférieures avaient disparu et n'étaient plus représentées que par quelques petits bourgeons informes. C'est avec intention que je ne parle pas ici de l'œdème des parties circonvoisines qui accompagne presque toujours les ulcérations profondes. Je me réserve d'en faire la description dans un chapitre à part où je traiterai encore des complications (rétrécissements, brides cicatricielles) qui sont presque infailliblement le résultat de la cicatrisation des ulcérations profondes.

Symptomatologie. — Les symptômes généraux des gommes du larynx sont en général ceux de la cachexie syphilitique, surtout si les ulcérations s'accompagnent de chondrite, de périchondrite, c'est-à-dire d'une cause de suppuration abondante et d'œdème qui entravent la déglutition et la respiration. Je dois dire cependant, que j'ai vu évoluer des gommes laryngées n'ayant jamais donné lieu à aucun symptôme général grave. Ceux que l'on trouve le plus souvent sont : la toux qui, dans la première période de l'affection gommeuse, n'existe qu'autant que l'ouverture glottique se trouve rétrécie par la tuméfaction des parties avoisinantes. A mesure que cette ouverture diminue, les mucosités bronchiques ne sortent plus que difficilement, agissent comme cause irritante et chatouillent désagréablement le larynx, ce qui force le malade à faire des efforts plus ou moins violents pour les rejeter. Pendant la période ulcéreuse, elle ne fait jamais défaut. Il semble toujours au malade qu'il a à expulser un crachat ou quelque parcelle des aliments qu'il n'a déglutis qu'au prix de douleurs cuisantes et d'efforts désespérés. Les crachats qui, au début, sont muqueux et aérés deviennent purulents, surtout le matin, dans la période ulcéreuse. En même temps que l'on trouve des globules de pus dans ces crachats, on constate aussi des filets de sang, quelquefois des débris de tissus et même des fragments de cartilages. L'haleine a une odeur particulière, moins prononcée cependant que dans le cancer laryngien. Enfin on rencontre toujours de l'adénopathie cervicale ou sous-maxillaire.

Les symptômes locaux sont bien plus sérieux et se confondent avec les symptômes fonctionnels, surtout pendant la période ulcéreuse. Tant que la gomme n'est pas ulcérée, elle ne donne lieu à aucun symptôme douloureux. C'est à peine si le malade accuse de temps en temps au niveau de la gorge la sensation d'une douleur vive, lancinante, ayant la durée d'un éclair. La déglutition au contraire devient pénible, si l'épiglotte est le siège du mal, pénible mais non douloureuse. Si c'est l'un des aryténoïdes ou l'un des replis ary-épiglottiques, la gêne de la déglutition devient plus considérable, car alors le malade avale facilement de travers. Si l'épiglotte seule est prise, la phonation et la respiration ne sont pas altérées; si c'est au contraire l'un des aryténoïdes, dès cette première période ces deux fonctions commencent à s'altérer proportionnellement à la tuméfaction.

Lorsque les cordes vocales supérieures ou inférieures sont atteintes, la déglutition n'éprouve aucune gêne et ce sont alors la voix et la respiration qui se trouvent altérées. La dysphonie peut aller jusqu'à l'aphonie, la simple gêne de la respiration jusqu'à l'asphyxie.

Ces symptômes se modifient diversement avec la période ulcéreuse, les uns empirent, les autres s'amendent. La douleur spontanée et provoquée soit par l'exercice fonctionnel, soit par le déplacement de l'organe vocal, apparaît dès le commencement de cette période. La gêne de la déglutition et la douleur deviennent excessives dans le cas d'ulcérations de l'épiglotte et des aryténoïdes. En même temps, surviennent de vives douleurs d'oreilles du même côté que la lésion.

Lorsque les cordes vocales supérieures ou inférieures sont atteintes, l'ulcération amenant un dégorgement des tissus, il n'est pas rare de voir la respiration s'améliorer notablement à cette période; en même temps, la voix après avoir été complètement perdue peut reparaître en partie. Ce phénomène singulier se produit lorsque la gomme s'est développée aux dépens de l'une des cordes supérieures. Cette corde qui, pendant la première période s'opposait aux vibrations de la corde inférieure, se dégonfle momentanément et lui rend sa liberté d'action.

Si l'ulcération gagne en profondeur, ou même si un cartilage prend part à l'inflammation générale, cette amélioration n'est que passagère, car alors il survient un œdème dont les proportions peuvent dépasser celles du gonflement primitif, de telle sorte que les symtômes asphyxiques reparaissent plus menaçants que jamais en même temps que la voix se perd de nouveau complètement.

Diagnostic. — Le diagnostic de la gomme du larynx doit être fait aux deux périodes qui distinguent cette affection : période de formation, période de désorganisation ou d'ulcération.

Période de formation. — La gomme du larynx et l'infiltration gommeuse peuvent être prises à leur début pour une tuméfaction catarrhale chronique, si elles siègent au niveau de l'une des cordes vocales supérieures. Mais les antécédents du malade d'une part, la marche de l'affection, la coloration rouge foncé de la tuméfaction en cas de gomme, de l'autre, ne permettront pas longtemps l'erreur. Si la gomme se développe aux dépens de l'épiglotte, on peut la prendre pour un kyste de cet organe; mais nous verrons que ces kystes sont extrêmement rares et qu'en général ils offrent une transparence caractéristique. Un œdème peut plus facilement induire le médecin en erreur : il suffit de songer que l'œdème est presque toujours le fait d'un processus ulcéreux, et de plus, qu'il n'est jamais limité exactement comme la tuméfaction résultant d'une gomme, qui peut n'occuper qu'une partie plus ou moins étendue de l'opercule. Le cancer de l'épiglotte peut aussi en imposer pour une gomme, mais c'est encore une maladie très rare et qui revêt toujours l'aspect de l'épithélioma. C'est dire que dans ce cas, l'épiglotte tuméfiée dans toute son étendue, hypertrophiée pour ainsi dire, présente une surface granuleuse, lobulée, d'un rouge brun presque sanglant, aspect que M. Fauvel regarde comme caractéristique. Enfin, lorsque la gomme se développe au niveau de la région aryténoïdienne, la forme même de la région l'empêche de revêtir des caractères propres, ce qui fait qu'on peut la confondre avec un œdème tuberculeux ou cancéreux. Les antécédents et l'examen général du malade, la marche de la maladie seront d'un précieux secours.

Période d'ulcération. — Si le diagnostic de la gomme laryngée est difficile à la période anté-ulcéreuse, il le devient de plus en plus lorsque l'ulcération s'est produite. Heureuscment, il n'est que trois sortes d'ulcérations qui puissent être prises pour une gomme ulcérée, ce qui rétrécit de beaucoup le champ de recherches du médecin.

Syphilides ulcéreuses. — Nous avons vu, dans le chapitre précédent, les caractères de ces ulcérations, nous n'y reviendrons pas, d'autant plus que l'erreur de diagnostic n'entraîne aucun danger, le traitement étant le même, et que, dans bien des cas, surtout si un cartilage a été atteint par l'ulcération, il est impossible de faire un diagnostic précis.

Ulcérations tuberculeuses. — Elles se développent toujours chez les tuberculeux pulmonaires. Leur siège de prédilection est surtout la région aryténoïdienne et les cordes vocales supérieures. Elles sont rosées, à bords mal limités, amincis, décollés; leur fond est blafard, souvent fongueux et sanguinolent; elles fournissent un pus crémeux, fluide. Toute la muqueuse est pâle, décolorée. L'œdème qui les accompagne toujours est mou, quelquefois gélatineux, il semble qu'en l'incisant, on en ferait sortir de la sérosité ou du pus. Pas d'adénopathie cervicale. L'examen général du malade fournit toujours des indications précieuses.

Cancer ulcéré. — On peut dire ici que le diagnostic différentiel est presque impossible à faire à priori, surtout si l'on est en présence d'un épithélioma ulcéré. Les caractères de l'ulcération sont les mêmes, sauf la surélévation des bords de l'ulcération gommeuse et la tendance aux hémorrhagies que l'on trouve dans le cancer. Il faut dire cependant que le cancer débute le plus souvent par l'une des cordes supérieures, ce qui est relativement rare pour la gomme, et que l'ulcération cancéreuse a une tendance à l'envahissement en étendue, tendance que n'a pas la gomme. La marche de la maladie, et surtout le traitement antisyphilitique que l'on devra toujours prescrire en cas de doute, serviront de pierre de touche.

Pronostic. — Le pronostic de la gomme laryngée est toujours sérieux, quelle que soit la période à laquelle on l'observe. A la période anté-ulcéreuse, si la tuméfaction est assez considérable pour gêner la respiration, on peut craindre des accidents d'asphyxie, car on ne saurait prévoir où s'arrêtera la tuméfaction. De plus, on ne peut savoir dès le début si l'on est intervenu assez à temps pour éviter la suppuration, c'est-à-dire l'ulcération.

La période ulcéreuse est toutefois beaucoup plus sérieuse, car la lésion est toujours profonde, et s'accompagne souvent de périchondrites et de chondrites. Ces lésions, qui sont la règle lorsque la gomme s'est développée dans le cartilage ou dans le périchondre, entraînent des pertes de substance plus ou moins étendues qui déterminent fatalement, après leur guérison, des rétrécissements pouvant mettre en jeu la vie même du malade.

De toutes les parties du larynx affectées de gomme, nous avons vu que c'était surtout l'épiglotte qui était le plus souvent attaquée. C'est elle aussi qui supporte le mieux l'assaut, car, ainsi que nous l'avons observé plusieurs fois, elle peut être déviée, rétrécie, détruite en partie ou en totalité sans grand inconvénient pour le malade.

La gomme ulcérée des cordes vocales inférieures est, au contraire, une affection grave, car, outre les rétrécissements consécutifs de la glotte dont sont menacés les malades, il se fait toujours des pertes de substance qui entraînent forcément une altération profonde de la voix, et même l'aphonie complète, si les deux cordes sont prises.

Les gommes des régions aryténoïdiennes entraînent

à peu de chose près les mêmes accidents ; en effet, il est rare qu'elles ne s'accompagnent pas de périchondrites et de chondrites qui amènent l'élimination du cartilage atteint. Ce résultat est d'autant plus à craindre que, pour nous, dans beaucoup de cas, la gomme débute par le périchondre et peut-être dans l'épaisseur même du cartilage.

Le résultat définitif dans tous les cas est une déformation du larynx, un rétrécissement plus ou moins marqué de la glotte et toujours une altération profonde de la voix.

Traitement. — Comme pour les autres affections syphilitiques de l'organe vocal, le traitement général de la diathèse doit primer ici le traitement local. L'iodure de potassium doit être administré à haute dose (4,6,8 grammes par jour) et donne les mêmes résultats que pour les affections gommeuses des autres régions. Nous conseillons de faire prendre en même temps un peu de mercure, soit sous forme de protoiodure, de biiodure ou sous forme métallique (frictions). Comme beaucoup de malades présentent tous les caractères de la cachexie syphilitique, il est indiqué de prescrire des préparations martiales, du quinquina sous forme de vin ou d'extrait mou, et une nourriture substantielle.

Le traitement local consiste en applications topiques ou résolutives selon la période où en est arrivée l'affection. Tant qu'il n'y a pas ulcération, nous nous sommes très bien trouvé de badigeonnages de la tumeur avec la teinture d'iode. Si, au contraire, l'ulcération s'est produite, nous employons tantôt la teinture d'iode, tantôt le nitrate d'argent en solution (1 pour 20) comme caustique léger. Si l'ulcération est très profonde et cause de vives souffrances pendant la déglutition ou des douleurs d'oreilles, on obtient de bons résultats en la saupoudrant avec de la poudre d'iodoforme très finement pulvérisée et mélangée avec un peu de chlorhydrate de morphine. Avant d'appliquer cette poudre, de même qu'avant de faire une cautérisation, il est bon de déterger la plaie en passant dessus une petite éponge imbibée de laudanum.

Ordonnance.

Gomme laryngée à la période ulcéreuse avec douleur très vive pendant la déglutition.

1° Prendre matin et soir trois grammes d'iodure de potassium dans un peu d'eau ou de sirop d'écorces d'oranges amères.

2° Tous les soirs, en se couchant, faire une friction à l'une des grandes articulations avec six grammes d'onguent napolitain.

La friction devra être faite pendant cinq minutes au moins, et l'on ne devra pas essuyer la place que l'on recouvrira de linge.

3° Avant les repas, prendre une cuillerée à bouche de sirop d'iodure de fer.

4° Tous les jours, toucher l'ulcération du larynx avec une éponge trempée dans la teinture d'iode ou dans la solution ci-dessous :

Nitrate d'argent........................	1 gr.
Eau......................................	20

Puis la recouvrir de la poudre suivante :

Iodoforme..........................	4 gr.
Chlorhydrate de morphine...........	50 centigr.

Parler le moins possible. — Ne pas fumer.

COMPLICATIONS

RÉSULTANT

D'ACCIDENTS SYPHILITIQUES GUÉRIS

ET NÉCESSITANT

UNE INTERVENTION ACTIVE DE LA PART DU MÉDECIN

Les complications qui peuvent survenir à la suite de la guérison d'accidents ulcéreux syphilitiques du larynx sont de deux sortes :

1° Des cicatrices vicieuses;

2° L'hypertrophie du tissu cicatriciel (kéloïde).

Cicatrices vicieuses. — Il est rare que les ulcérations de la période secondaire entraînent après elle la formation de brides cicatricielles réclamant ultérieurement l'intervention du médecin. Cela tient à ce que les cartilages sont rarement attaqués, l'ulcération marchant le plus souvent de la périphérie au centre.

Les ulcérations gommeuses, au contraire, laissent toujours après elles des cicatrices en rapport avec la profondeur de la lésion. Il n'est pas très rare de trouver des épiglottes en partie détruites, perforées, crénelées sur leurs bords, contournées en tire-bouchon (voy. pl. III, fig. 13), appliquées sur le larynx comme un couvercle par suite de la rétraction de cicatrices siégant au niveau de l'un des replis ary-épiglottiques. Il n'est pas rare non plus de trouver une corde vocale supérieure détruite, réduite à quelques moignons informes, flottant sur la corde inférieure correspondante et qu'il est nécessaire de réséquer. Nous avons vu des cas où toute une moitié du larynx restait complètement immobile pendant la respiration et la phonation, par suite de la disparition complète de l'aryténoïde ou des muscles intrinsèques qui s'insèrent à ce cartilage. Ce sont là des lésions contre lesquelles nous n'avons aucun moyen d'action.

Il n'en est pas de même lorsque la cicatrice siège au niveau de l'espace inter-aryténoïdien. Dans ce cas, à mesure qu'elle se rétracte, elle empêche de plus en plus l'écartement des cordes vocales, de telle sorte qu'il arrive un moment où la respiration devient extrêmement difficile ; le malade peut bien parler, mais il fait entendre un bruit de cornage très intense en respirant, surtout pendant l'inspiration. Au laryngoscope, on voit la cicatrice qui se tend pendant les efforts d'inspiration et les aryténoïdes qui basculent très légèrement, car ils ne peuvent s'écarter l'un de l'autre. Les mucosités bronchiques ne peuvent passer facilement à travers la fente rétrécie de la glotte et viennent compliquer l'état du malade en contribuant à gêner le passage de l'air.

J'ai eu deux fois à traiter des malades présentant de semblables cicatrices, mais je dois dire que, les deux fois, cette cicatrisation défectueuse s'était produite grâce à la présence d'une canule trachéale mise en place pour parer aux accidents aigus d'asphyxie déterminés par l'évolution gommeuse. Nous dirons donc, avant d'aller plus loin, qu'il est indispensable lorsque l'on trachéotomise un malade pour une affection ulcéreuse syphilitique du larynx, de lui faire faire plusieurs fois par jour des efforts d'inspiration par la bouche et, pour cela, de mettre toujours en place une canule fenêtrée sur sa courbure et munie d'une soupape de Broca. On parera ainsi à un autre accident redoutable dont nous parlerons dans un instant. Pour en revenir à notre sujet, j'ai obtenu dans les deux cas un succès presque complet dans l'un, incomplet dans l'autre, en incisant avec une lame le tissu cicatriciel, et en faisant tous les jours une dilatation forcée avec une pince à polypes ordinaire. Chez mes malades la présence de la canule rendait ces opérations fort simples ; il n'en est pas de même lorsque les malades ne sont pas trachéotomisés. On peut cependant essayer la dilatation forcée, mais il vaut mieux employer la méthode de Stœrck, qui introduit entre les cordes vocales des cônes métalliques ou, pour mieux dire, de véritables tubes qu'il laisse en place pendant vingt-quatre heures. Ces tubes sont mis en place au moyen d'un mandrin et retenus par la pression même des cordes vocales. Un fort fil de soie attaché à leur extrémité supérieure et fixé à l'extérieur permet de les retirer facilement. On augmente progressivement le diamètre de ces tubes. Stœrck, par ce procédé, a guéri plusieurs rétrécissements de la glotte ; ne l'ayant pas expérimenté, nous ne pouvons l'apprécier.

Une autre complication plus fréquente peut se produire à la suite de la cicatrisation d'ulcères syphilitiques des cordes vocales inférieures : c'est l'occlusion membranoïde de la glotte, ainsi que l'a dénommée Elsberg. Cette occlusion, généralement partielle, peut être complète comme celle que j'ai observée sur une malade du Dr Fauvel. Turck est le premier qui ait signalé cette occlusion, dont il cite trois cas dans son ouvrage. Elsberg en rapporte onze cas en tout. Voici en quoi consiste cette complication : à la suite d'ulcérations du bord libre des cordes vocales inférieures, la partie antérieure de ces cordes se soude sur une étendue plus ou moins longue, et après la guérison on trouve entre elles une membrane unissante, analogue à une membrane inter-digitale de grenouille. Cette membrane se tend dans les efforts que fait le malade pour respirer. Elle se replie au contraire lorsque le malade rapproche ses cordes pour parler. Voyons quelles sont les conditions nécessaires pour permettre la formation de cette membrane et le mécanisme par lequel elle se forme. Personne n'ayant encore donné cette explication, c'est notre manière de voir personnelle que nous donnons ici. Il faut d'abord que les deux bords libres des cordes vocales inférieures soient ulcérés sur une certaine partie de leur étendue. Or, nous avons vu que les ulcérations spécifiques entraînaient toujours avec elles de l'œdème. Cet œdème étant insuffisant pour amener l'asphyxie, mais suffisant pour maintenir en contact les deux bords des cordes vocales ulcérées, celles-ci s'accolent l'une à l'autre comme font deux doigts atteints de brûlure à leur face interne. La cicatrisation une fois obtenue, la tuméfaction de la muqueuse disparaît progressivement, laissant une membrane peu épaisse qui relie les deux cordes inférieures. Peu à peu, l'étendue de cette membrane augmente par suite d'un véritable glissement de la muqueuse des cordes, déterminé par les tiraillements incessants que subit la membrane dans les efforts de la respiration.

L'existence de cette membrane donne lieu à des symptômes fonctionnels particuliers dont l'intensité est en rapport avec son étendue.

1° Elle gêne la respiration, puisque l'aire de la glotte se trouve diminuée, et cette gêne peut être portée jusqu'à la dyspnée, si le malade se livre à des exercices violents.

2° Elle entrave la phonation, car les vibrations des cordes vocales inférieures ne peuvent plus se faire normalement, et c'est surtout ce symptôme qui détermine e malade à recourir au médecin.

Le diagnostic de l'affection est très facile à faire, puisqu'on ne peut la confondre avec aucune autre. Son pronostic est toujours sérieux, au point de vue fonctionnel, car il est toujours difficile de détruire la membrane.

La destruction peut être faite de deux manières. On peut se contenter d'une simple incision qui réussit quelquefois. Delore, de Lyon, en cite un cas. Mais il est à craindre que les deux lambeaux se réunissent de nouveau après l'ulcération. Il est donc préférable de se servir du moyen qu'a employé le Dr Elsberg, et qui consiste à détruire aussi complètement que possible la membrane au moyen du galvano-cautère.

J'ai eu l'occasion, étant chef de clinique de M. Fauvel, de voir un cas d'occlusion membranoïde complète du larynx. La malade, trachéotomisée par Péan pour des ulcérations syphilitiques des deux cordes inférieures ayant amené un œdème considérable, guérit très bien de ses ulcérations. Mais lorsqu'on voulut lui retirer sa canule, elle fut prise de suffocations telles qu'on dut la lui remettre. Ayant examiné la malade, je m'aperçus que, grâce à la présence de la canule qui avait permis au larynx de s'immobiliser complètement, les cordes vocales s'étaient soudées *dans toute leur étendue*. La canule étant bouchée avec le doigt, il ne passait plus d'air par le larynx, malgré les plus grands efforts faits par la malade pour respirer. L'étendue de la membrane entre les deux cordes était très faible, et j'eus une grande peine à la perforer au moyen d'un couteau caché. J'y réussis à plusieurs reprises, mais, dès le lendemain, malgré mes efforts, les lèvres de la plaie étaient resoudées. Je parvins cependant à déterminer à la partie postérieure de la glotte une petite ouverture permanente que M. Cusco dilata progressivement avec des fils d'abord, puis avec une sonde de gomme passant par la bouche et par la canule trachéale. L'ouverture demeura assez grande pour permettre à la malade de parler à voix basse, mais elle ne le fut jamais assez pour lui permettre de respirer par son larynx. Elle se refusa bientôt à toute opération.

Je me suis permis de citer ce cas dans ce livre; il est trop rare pour qu'on puisse le faire rentrer dans les complications possibles de la syphilis, autrement que comme fait épisodique.

Hypertrophie du tissu cicatriciel. — Les cicatrices syphilitiques du larynx sont susceptibles de s'hypertrophier, au point de donner à l'œil l'idée d'une production polypeuse ou sarcomateuse quand l'épiglotte ou les cordes vocales inférieures ou supérieures en sont le siège.

Aspect laryngoscopique. — Lorsque l'épiglotte est le siège de cette prolifération, elle prend la forme d'un marron, d'une cerise plus ou moins régulière. Sa surface est inégale, mamelonnée, chagrinée, sa coloration est d'un rose très pâle et sa consistance rappelle celle du caoutchouc.

Sur les cordes vocales inférieures, la cicatrice prend la forme polypeuse; on est tenté de croire que l'on est en présence d'une végétation papillaire. Selon nous, ce sont des lésions de la nature de celle dont nous nous occupons que l'on a prises pour des condylômes ou des végétations syphilitiques.

Symptômes. — Nous avons vu les symptômes fonctionnels qui accompagnent les cicatrices syphilitiques du larynx; ces symptômes se trouvent exagérés dans le cas où la cicatrice s'hypertrophie. Les cicatrices épiglottiques entraînent rarement de la dyspnée, mais ce symptôme peut apparaître si l'hypertrophie devient considérable. La voix, qui, à la suite de la cicatrisation d'ulcérations des cordes inférieures, peut encore être relativement bonne, se perd quelquefois complètement par suite du développement polypeux des cicatrices. Le même accident peut survenir si c'est l'une des cordes supérieures qui est le siège de la lésion.

Diagnostic. — Quand l'hypertrophie siège sur l'épiglotte, le diagnostic doit être fait avec l'œdème et avec le cancer.

L'œdème présente toujours une surface plus lisse et s'accompagne toujours d'ulcérations; de plus, au toucher fait avec une tige métallique, il donne une sensation plus molle.

Le cancer présente une coloration rouge plus foncée;

il saigne facilement et est souvent ulcéré. Lorsque l'hypertrophie siège sur l'une des cordes vocales supérieures ou inférieures, et qu'elle revêt la forme polypeuse, on ne peut la confondre qu'avec le papillôme. Il suffit de savoir que celui-ci est en général d'une coloration plus foncée, qu'il siège principalement au niveau du tiers antérieur du bord libre des cordes vocales inférieures, et que très souvent on ne trouve pas d'antécédents syphilitiques chez le malade. D'ailleurs, l'examen micrographique d'une parcelle de la tumeur fixera le diagnostic : dans le cas de kéloïde, on ne trouve que des faisceaux fibreux entre les fibres desquels se trouvent des noyaux et des cellules, et jamais de papilles.

Il est certains cas d'hypertrophie des cordes vocales supérieures, dans la laryngite catarrhale chronique, qui pourraient faire supposer que l'on est en présence d'une kéloïde. Si l'on se reporte aux caractères de cette hypertrophie catarrhale, que nous avons décrits, on verra que le diagnostic est facile à établir d'après la coloration et d'après le siège même de l'hypertrophie.

Pronostic. — Le pronostic n'est pas grave, car le plus souvent le traitement est efficace.

Traitement. — Il consiste surtout à prescrire au malade de l iodure à haute dose et à lui donner du mercure, surtout sous forme de frictions. Le traitement local ne doit pas être négligé : nous conseillons les badigeonnages de la cicatrice avec la teinture d'iode ou avec une solution de nitrate d'argent $\left(\frac{1}{20}\right)$.

Il est inutile d'arracher les végétations avec des pinces, et surtout d'enlever l'épiglotte avec le galvano-cautère. On se trouvera bien de cautérisations ponctuées faites avec le couteau galvanique.

CANCER PRIMITIF DU LARYNX

Ce n'est que depuis l'invention du laryngoscope que le cancer primitif du larynx est bien connu. Jusqu'en 1860, on ne comptait dans la science que quelques cas de cancers secondaires de l'organe vocal observés après la mort. Aujourd'hui, les observations de cancer primitif sont assez nombreuses pour que, nous aidant des travaux de nos devanciers et de nos confrères et de nos propres observations, nous puissions en faire une histoire à peu près complète. Parmi les travaux qui ont été déjà publiés sur ce sujet, nous citerons en tête la thèse de notre ami le Dr Blanc, de Lyon. Cette thèse a fourni de nombreux renseignements et a été d'un précieux secours pour ceux qui ont écrit ultérieurement sur le même sujet. On consultera avec fruit les travaux français de Fauvel, Mandl, Isambert, Krishaber; les travaux allemands de Stœrck, Schrœtter; ceux de Mackenzie et de Lennox-Brown, en Angleterre; de Carlo-Labus et de Massei, en Italie.

Causes. — L'hérédité est la seule cause connue et admise par tous les auteurs qui ont décrit le cancer primitif du larynx. En relisant leurs observations et les nôtres, nous remarquons cependant que bien des fois cette cause n'est pas signalée ou fait défaut. Il est quelques causes que l'on peut regarder comme déterminantes. Fauvel cite un cas où un cancer laryngien se développa à la suite d'un traumatisme externe du larynx. Il nous a paru à nous-même, que l'abus de la parole, de l'alcool, du tabac, n'étaient pas sans influence sur le développement de la maladie. Les hommes qui, bien plus que les femmes se livrent à ces abus, en sont aussi beaucoup plus souvent atteints. L'âge et la constitution même des malades paraissent agir efficacement. C'est ainsi que le cancer du larynx ne se développe que bien rarement avant la quarantième année, et ce sont toujours des sujets très robustes, à tempérament sanguin, qui en sont atteints.

Quant à la transformation de tumeurs bénignes en tumeurs malignes, nous n'y ajoutons qu'une créance très limitée.

Nous verrons, à propos de l'examen laryngoscopique, que la tumeur carcinomateuse du larynx peut être pendant un temps fort long à l'état stationnaire, et que cette même tumeur, sous l'influence d'un irritant local intempestif (cautérisation, arrachements), peut prendre rapidement une marche en quelque sorte aiguë et envahissante.

Ce sont des faits de ce genre dans lesquels le diagnostic au début avait été mal établi, qui ont donné lieu à la théorie du transformisme.

Anatomie pathologique. — Examen laryngoscopique. — On trouve dans le larynx le cancer sous trois formes bien distinctes qui sont : l'épithélioma, l'encéphaloïde, le sarcôme. La première forme est de beaucoup la plus fréquente, l'encéphaloïde est rare, le sarcôme plus rare encore.

Au début de l'affection, il est impossible de reconnaître la nature du cancer, il est même très difficile de reconnaître son existence. La maladie, qui débute généralement par l'une des cordes vocales inférieures ou supérieures, ou bien par l'épiglotte, se présente sous la forme d'une tuméfaction d'aspect muqueux, bosselée, inégale, mal limitée. Peu à peu, la tuméfaction augmente, sa couleur devient de plus en plus sombre et sa surface grenue, rugueuse. Si c'est un cancer épithélial, la tumeur prend l'aspect papillaire et s'ulcère rapidement ; si c'est un encéphaloïde, la tuméfaction devient une véritable tumeur dont la coloration offre, avant l'ulcération, des parties foncées, d autres plus claires, d'autres gélatineuses ; si c'est un sarcôme, la tumeur prend en général la forme arrondie, elle est lisse à sa surface, qui est d'un rouge vineux, elle a peu de tendance à s'ulcérer de bonne heure.

Les différences sont plus tranchées à la période ulcéreuse. L'ulcération de l'épithélioma au début, se fait en général à la partie supérieure de la tumeur ou sur le côté qui regarde la glotte ; cette ulcération, qui gagne rapidement en étendue et en profondeur, est à bords inégaux, déchiquetés, creux, d'un rouge sanglant, saignant avec une extrême facilité : le pus qui la recouvre est grumeleux, d'une odeur fétide, surtout lorsque les cartilages commencent à être atteints (voy. pl. III, fig. 14 et 15). A cette période, commencent à apparaître les œdèmes dont nous indiquerons les caractères dans un chapitre spécial.

Lorsque l'encéphaloïde arrive à la période d'ulcération, il conserve sa forme de tumeur, c'est-à-dire que, tout en étant ulcéré et en fournissant du pus et du sang en abondance, le champignon cancéreux continue à se développer. On peut voir dans l'ouvrage de M. Fauvel le dessin d'un cas rare de cancer encéphaloïde du larynx ; il donne une excellente idée de l'aspect que revêt en général l'encéphaloïde à la période ulcéreuse. Tout en se développant, la tumeur se ramollit, de telle sorte qu'à l'autopsie on la trouve avec la consistance cérébrale qui a donné son nom à cette forme de cancer. Sur sa surface, ulcérée généralement sur presque toute son étendue, on trouve des vaisseaux de nouvelle formation ulcérés eux-mêmes, des portions flottantes prêtes à s'éliminer et toujours une grande quantité de mucosités gluantes, visqueuses, sanguinolentes.

Le sarcôme ne s'ulcère en général que sur un point de sa surface ; l'ulcération est plus ou moins étendue, creuse, jaunâtre et n'a pas de tendance à devenir végétante. C'est une ulcération destructive qui peu à peu amène la disparition de la tumeur primitive, mais en même temps on trouve toutes les parties sous-jacentes désorganisées, réduites en une espèce de bouillie, muscles, tendons, cartilages. L'ulcération présente un aspect que nous ne pouvons mieux comparer qu'à celui du chancre simple phagédénique. Au milieu de la surface ulcérée, on distingue de petits îlots d'un rouge vineux qui saignent avec la plus grande facilité.

Tels sont les différents aspects sous lesquels on a l'occasion d'examiner au laryngoscope les cancers du larynx. C'est ce que nous appellerons, si on le veut bien, l'anatomie pathologique laryngoscopique du cancer laryngien. Nous allons voir maintenant quelles sont les lésions que l'on rencontre à l'autopsie.

Dans le cas d'épithélioma, on trouve une désorganisation complète de tout l'appareil vocal et même des parties avoisinantes. Le larynx est ulcéré dans presque toute son étendue. Les cordes vocales ont disparu et sont remplacées par de petites végétations granuleuses, ulcérées, en bouillie. Les replis ary-épiglottiques et la région aryténoïdienne ulcérés aussi, sont en général le siège d'un œdème considérable; les cartilages aryténoïdes peuvent avoir complètement disparu. Le thyroïde, le cricoïde sont eux-mêmes le siège de lésions importantes; ils peuvent être envahis par le cancer et l'on cite des cas où ils étaient divisés en plusieurs fragments. Alors il se fait toujours des abcès de voisinage; c'est ainsi que j'ai eu l'occasion de voir un abcès considérable de la partie antérieure du cou, qui s'était formé à la suite de l'inflammation cancéreuse de la partie antérieure du thyroïde. Lorsque le plateau du cricoïde est atteint, l'abcès se forme du côté de l'œsophage et il n'est pas rare de voir la partie supérieure de ce conduit être envahie elle-même.

Lorsque l'épiglotte n'est pas le siège même du cancer laryngien, il est extrêmement rare qu'elle soit envahie consécutivement. Il suffit de jeter un coup d'œil sur les planches du Dr Fauvel pour reconnaître la vérité de ce que nous avançons.

Dans l'épithélioma arrivé à la période ulcéreuse, les ganglions circonvoisins sont toujours envahis, volumineux et durs.

Les lésions sont moins étendues dans le cancer encéphaloïde.

A l'autopsie, on trouve la tumeur présentant l'aspect que nous avons décrit plus haut; mais le plus souvent l'œdème de voisinage est peu considérable, ce qui tient à ce que les cartilages sont bien moins souvent atteints. Nous croyons en avoir trouvé la cause dans ce fait que la mort, dans le cancer encéphaloïde, survient plus rapidement que dans le cancer épithélial, et cela soit par hémorrhagie, soit par asphyxie si le malade n'a pas été trachéotomisé. Si, au contraire, il a subi cette opération, les lésions que l'on trouve sont les mêmes que dans l'épithélioma, mais il arrive quelquefois que le champignon cancéreux, prenant des dimensions considérables, passe au-dessous du niveau des cordes inférieures et vient faire saillie du côté de la trachée. On a même cité des cas où ce champignon venait s'engager entre les bords de la plaie trachéale et la canule, repoussant celle-ci à tel point que l'on ne pouvait plus la maintenir en place.

Les lésions que l'on trouve à l'autopsie dans le cas de sarcôme sont, à peu de chose près, les mêmes que celles que nous venons de décrire.

Cependant, il n'y a plus de tumeur cancéreuse proprement dite, si la maladie a eu le temps d'évoluer. L'ulcération a rongé toutes les parties qu'elle a touchées. Cette ulcération est anfractueuse, inégale, parce que les parties sont inégalement détruites; c'est ainsi que l'on retrouve des fragments des cordes vocales inférieures ou supérieures baignant dans le pus, des fistules qui conduisent jusque sur des points nécrosés des cartilages qui eux-mêmes sont ossifiés par places, ramollis, ulcérés ou détruits dans d'autres.

De même que dans l'épithélioma, on retrouve des lésions du voisinage telles que des abcès. Les ganglions cervicaux sont toujours tuméfiés, indurés, lardacés à la coupe.

Symptomatologie. — Les symptômes fonctionnels, locaux et généraux sont, à peu de chose près, les mêmes, quelle que soit la nature de la tumeur cancéreuse. Nous allons les décrire suivant l'époque de leur apparition, ne nous occupant plus des signes laryngoscopiques dont nous avons fait rentrer l'étude dans l'anatomie pathologique.

Symptômes fonctionnels. — *Voix.* — L'altération de la voix est le premier symptôme qui attire l'attention du malade. Cette altération, au début, est extrêmement légère, et la rapidité avec laquelle elle s'accentue est en raison directe du développement même de la maladie; toutes choses égales d'ailleurs, elle est d'autant plus marquée que les cordes vocales inférieures sont lésées. Ceci est tellement vrai que, dans le cancer de l'épiglotte, ce n'est que lorsque la tumeur fait en quelque sorte bouchon sur le larynx qu'elle commence à s'altérer. Lorsque le cancer a débuté par l'une des cordes supérieures, la voix qui, dès le début, est devenue sourde, ne devient rauque qu'à mesure que la tumeur appuie sur la corde inférieure correspondante. Quand l'affection commence par une corde inférieure, le timbre de la voix est tout de suite modifié. Ce timbre devient rauque, et, tant que la tuméfaction n'est pas considérable, il reste rude, rauque, râpeux, perd petit à petit un peu de sa résonance pour finir par s'éteindre à la période ulcéro-œdémateuse.

Excepté dans le cas de cancer de l'épiglotte, à partir de cette période, quel que soit le point qui ait été envahi primitivement, la voix est complètement éteinte. Son extinction est le résultat de la présence de la tumeur, de l'ulcération et de la destruction des parties, et de l'œdème soit des cordes, soit des aryténoïdes.

Respiration. — Après l'altération de la voix apparaît la gêne de la respiration. Cette gêne est le résultat du développement de la tumeur, et plus tard de l'apparition de l'œdème.

Au début, cette gêne est peu marquée : petit à petit elle augmente et finit à la période ulcéro-œdémateuse par devenir de la dyspnée et de l'orthopnée. C'est cette complication qui, dans bien des cas, rend la trachéotomie indispensable.

Nous verrons encore que la présence du pus et de mucosités abondantes dans le larynx contribue aussi pour une large part à la gêne respiratoire.

Il est à remarquer que lorsque le malade est extrêmement gêné pour respirer, l'expiration est toujours facile, tandis que l'inspiration fait entèndre un bruit de cornage dur, rauque, presque caractéristique du cancer du larynx.

Déglutition. — La déglutition est la fonction qui se trouve lésée la dernière dans le cas de cancer du larynx. Lorsqu'elle commence à s'altérer, il n'y a d'abord qu'une simple gêne, soit parce que le malade avale de travers, soit parce qu'elle occasionne un peu de douleur. Plus tard, quand le larynx est ulcéré et œdématié, il semble au malade qu'il avale du plomb fondu lorsqu'il boit même du lait. Dans certains cas, elle devient impossible, c'est lorsque la tumeur ou l'œdème ont envahi la région aryténoïdienne. A ce moment, l'entrée de l'œsophage se trouve être atteinte, souvent elle s'ulcère, se tuméfie et n'admet plus même le passage des liquides.

La gêne de la déglutition persiste encore chez les malades trachéotomisés : chez plusieurs, nous avons remarqué que les liquides et les aliments refluaient dans le larynx et ressortaient par la canule. Il n'est pas besoin de dire que, dans ces cas, il tombe dans la trachée des parcelles de ces aliments qui agissent comme cause irritante et déterminent des quintes de toux violentes et une inflammation bronchique qui peut se terminer d'une façon fatale.

Les trois fonctions de l'organe vocal se trouvent à un moment donné, simultanément altérées, et il est quelques causes qui exaspèrent ces altérations fonctionnelles. Je veux parler de la présence dans le larynx d'une grande quantité de crachats, de muco-pus, de salive et quelquefois de sang.

Dès le début de la maladie, le malade est affecté d'une salivation extrêmement abondante qui ne fait jamais défaut et qui s'accentue à mesure que le cancer progresse vers la fin de sa dernière période. Cette salivation occasionne des efforts de déglutition permanents, et par conséquent de la douleur. De plus, venant s'ajouter au mucus purulent qui adhère aux surfaces œdématiées, ulcérées, la salive contribue à former des mucosités visqueuses extrêmement adhérentes qui gênent beaucoup le passage de l'air à travers la glotte rétrécie.

Ce sont encore les mucosités qui, jointes au sang que les ulcérations peuvent fournir sous forme de caillots et souvent d'hémorrhagie abondante, sont souvent la cause de quintes de toux violentes, persistantes, qui contribuent beaucoup à déprimer les forces du malade. La toux cependant reconnaît quelquefois d'autres causes. Ainsi, il arrive que les ganglions du voisinage agissent directement par compression ou par irritation sur le pneumo-gastrique, et la physiologie nous apprend que dans ce cas la toux est la règle. Nous venons de voir aussi que le reflux des liquides ou des aliments dans la trachée est une cause non moins fréquente de violents accès de toux.

Symptômes locaux. — Nous comprenons sous cette dénomination tous les symptômes qui ont la région du cou pour siège. — Dès le début de l'affection, les malades accusent quelques douleurs lancinantes dans la région laryngée, douleurs qu'ils comparent à celle que produirait le passage d'une étincelle électrique ou la pénétration d'un corps pointu. Progressivement, ces douleurs se rapprochent, s'irradient dans l'oreille et enfin, à la période ulcéro-œdémateuse, elles deviennent permanentes et sont la cause principale de la gêne de la déglutition. Indépendamment de cette douleur en quelque sorte spontanée, il en est une que l'on détermine par la pression de la région laryngée. Cette région est tuméfiée en masse, le cou prend une forme arrondie, accentuée encore par la présence de ganglions cervicaux qui n'apparaissent en général qu'à la période ulcéreuse, mais qui ne font jamais défaut comme on l'a écrit. Leur présence est même là l'un des signes caractéristiques de la nature cancéreuse de la lésion, puisqu'ils n'existent pas dans la phthisie laryngée et qu'ils sont moins développés et moins nombreux dans la syphilis.

Lorsque l'ulceration cancéreuse a détruit les cartilages, surtout le thyroïde à sa partie antérieure, on voit survenir sur le devant du cou une tumeur fluctuante qui, lorsqu'on la refoule, disparaît en partie. Cette tumeur n'est autre chose qu'un abcès qui tend à se faire jour au dehors. J'ai eu l'occasion, lorsque j'étais interne à l'Hôtel-Dieu, d'en observer un cas : la pression sur la tumeur faisait refluer le pus dans le larynx et l'on déterminait ainsi de violentes quintes de toux. Le malade fut trachéotomisé par M. Nicaise et, peu de temps après, l'autopsie nous faisait voir que toute la moitié gauche du thyroïde avait en partie disparu.

Ces abcès se font, avons-nous dit, le plus souvent à la dernière période de la maladie ; aussi est-il fréquent de les observer chez les malades qui ont été trachéotomisés. Dans ces cas, ils ne deviennent jamais très volumineux, car le pus décolle les muscles, suit les plans aponévrotiques et vient se faire jour sur les bords de la plaie trachéale où on peut le voir sourdre en comprimant légèrement la tumeur.

Symptômes généraux. — Ils manquent complètement dans toute la première période de la maladie. Ils apparaissent dès le début des ulcérations : l'haleine devient fétide, repoussante, d'une odeur gangreneuse. L'amaigrissement se fait progressivement à mesure que le malade éprouve plus de difficulté pour avaler. En même temps apparaît quelquefois le teint jaune paille du cancer. Nous répétons ici que les hémorrhagies laryngées sont très fréquentes dans le cancer ulcéré. Elles peuvent être très abondantes et entraîner la mort : le plus souvent elles contribuent à affaiblir et à prostrer le malade. Il faut savoir aussi qu'elles peuvent se produire à l'occasion du déplacement ou du changement de la canule chez les malades trachéotomisés : ce changement devra donc toujours se faire avec circonspection.

A la période ultime,il n'est pas rare de voir survenir une tuméfaction généralisée des ganglions, — des phlébites, — des pneumonies ou des pleurésies qui par leur explosion terminent la scène.

Diagnostic. — Tant que la tumeur est bien localisée à l'une des cordes inférieures ou supérieures, qu'elle progresse lentement, que l'on ne trouve aucune ulcération, aucun ganglion, il est extrêmement difficile de reconnaître un cancer laryngien, quelle que soit la variété à laquelle il appartienne.

Il faudra pour arriver à établir le diagnostic tenir compte de l'âge du malade, de ses antécédents, et surtout se baser sur la forme de la tuméfaction et sur sa coloration. La tuméfaction est toujours, avons-nous dit, très diffuse dès le début; de plus, elle a une couleur rouge foncé, vineuse, que les tissus voisins prennent aussi très rapidement. A partir du moment où la tumeur s'ulcère, qu'on remarque qu'elle saigne avec facilité, qu'elle résiste à tout traitement, le diagnostic devient relativement facile. On ne peut guère la confondre qu'avec des végétations tuberculeuses, avec des ulcérations syphilitiques secondaires ou une gomme ulcérée. Les végétations tuberculeuses ulcérées ne surviennent jamais que chez des tuberculeux pulmonaires avancés; de plus, ces végétations n'ont jamais la teinte rouge, vineuse, hémorrhagique du cancer ulcéré, et marchent toujours avec une rapidité plus grande. Le diagnostic sera donc assez facile. Il sera encore plus facile avec les ulcérations syphilitiques. Celles-ci sont en général entourées d'un cercle rosé et leur fond est grisâtre, jaune, couvert de pus, tandis que celle du cancer est rouge, saignante, grenue, comme une plaie qui bourgeonne.

Le diagnostic sera plus difficile s'il s'agit d'une gomme ulcérée. Nous avons vu des cas où le traitement seul put établir le diagnostic d'une façon certaine. Cette difficulté est presque insurmontable si le malade que l'on examine accuse des antécédents vénériens. Nous nous rappelons le fait d'un de nos malades qui se présenta à notre dispensaire avec une vaste ulcération qui avait détruit l'épiglotte en partie. Nous portâmes le diagnostic d'épithélioma de l'épiglotte, nous basant surtout sur l'aspect de l'ulcération et sur la présence de ganglions cervicaux considérables. L'un de ces ganglions, du côté droit du cou, avait la dimension d'un œuf de poule, deux autres du côté gauche formaient ensemble une tumeur de la grosseur d'une mandarine. Le malade fut mis à l'iodure de potassium. Après quelques jours de traitement, les ganglions du cou avaient considérablement diminué. En présence de ce résultat inespéré, on soumit le malade à des frictions mercurielles, à l'iodure de potassium à haute dose et, en même temps, on fit des applications d'iodoforme sur la tumeur épiglottique. En deux mois les ganglions disparurent presque complètement, les ulcérations laryngées se cicatrisèrent, et le malade qui, lorsqu'il vint nous consulter, ne pouvait plus manger, put avaler très facilement et engraissa d'une façon notable.

Étant donné ce résultat, nous crûmes à une erreur de diagnostic de notre part. Nous crûmes avoir eu affaire à une gomme ulcérée de l'épiglotte. Le malade resta deux mois sans nous consulter. Au bout de ce temps, sous l'influence d'excès de boisson, les symptômes de dysphagie avaient reparu, et, à l'examen laryngoscopique, nous trouvâmes que l'ulcération épiglottique s'était de nouveau reformée, envahissant la base de la langue et la paroi du pharynx. Nous prescrivîmes de nouveau le traitement qui nous avait si bien réussi une première fois, mais sans aucun résultat. Le malade mourut au bout de trois mois, présentant tous les symptômes de la cachexie cancéreuse.

On voit donc par cette description que le diagnostic de la gomme laryngée et du cancer est parfois fort difficile.

Quant au diagnostic du genre de cancer en face duquel on se trouve, il est de peu d'importance, en ce sens que le pronostic et le traitement sont les mêmes, que l'on ait affaire à un épithélioma, à un encéphaloïde, à un sarcôme.

Ce diagnostic se fera à l'aide des caractères que nous avons assignés à chacune des formes de cancer. Si la marche de la maladie nécessite l'ablation par les pinces de quelques parties de la tumeur, le microscope fixera facilement l'indécision du médecin.

Pronostic. — Le pronostic du cancer laryngien est aussi défavorable que possible. La mort en est la terminaison fatale, ce n'est qu'une question de temps,

Cependant, parmi les trois formes que nous avons signalées, le sarcôme évolue beaucoup plus lentement que l'épithélioma et l'encéphaloïde. D'après sa constitution microscopique, nous n'aurions peut-être pas dû le ranger parmi les cancers ; si nous l'avons fait, c'est qu'au point de vue clinique il ne diffère en rien des tumeurs carcinomateuses proprement dites.

La marche de l'épithélioma est plus lente que celle de l'encéphaloïde, ce que l'on doit attribuer à ce que ce dernier s'accompagne d'hémorrhagies fréquentes qui débilitent le malade et lui ôtent beaucoup de sa force de résistance. De plus, cette dernière forme de cancer, ainsi que nous l'avons vu, procède par bourgeonnement, ce qui amène rapidement de la gêne dans la respiration et la nécessité de la trachéotomie pratiquée de bonne heure. A partir du jour où la trachéotomie est faite, on peut considérer, d'après les moyennes de Fauvel, que le malade ne doit guère survivre au-delà de dix-huit mois.

En effet, à partir de ce moment, l'affection qui se trouvait en quelque sorte limitée par la boîte cartilagineuse du larynx, envahit rapidement les ganglions voisins, il se fait des abcès de voisinage, des hémorrhagies par la canule, souvent un envahissement de l'entrée de l'œsophage, et le malade meurt misérablement.

Traitement. — En présence du déplorable tableau que nous venons de mettre sous les yeux du lecteur, il est facile de comprendre que le traitement du cancer laryngien sera purement palliatif.

Dès le début de l'affection, si le diagnostic a pu être fait, il faut bien se garder d'intervenir d'une façon active. On doit se borner à prescrire au malade un régime fortifiant, lui conseillant, s'il le peut, de vivre à la campagne et d'éviter toutes les occasions de fatiguer son larynx, de respirer des poussières ou des fumées irritantes. Si le malade accuse des antécédents syphilitiques, il sera toujours bon de lui prescrire de l'iodure de potassium à petites doses au début, quitte à les augmenter s'il se fait une amélioration dans son état. Le traitement local devra être à peu près nul : quelques pulvérisations phéniquées, quelques attouchements doux avec une éponge trempée dans une solution de chlorure de zinc au $\frac{1}{100}$ ou de chloral au $\frac{1}{50}$. Si les douleurs apparaissent, toucher le larynx avec une solution de morphine.

Lorsque l'affection est plus avancée, et que la tumeur menace d'obstruer la glotte, que le malade fait entendre un bruit de cornage rauque et dur, qu'il a eu des crises d'asphyxie, il est permis alors, avant d'avoir recours à la trachéotomie, de faire des arrachements de la tumeur, si cette tumeur est ulcérée. Si elle ne présente aucun point d'ulcération et que, par conséquent il n'y a ni œdème de l'épiglotte, ni œdème des aryténoïdes, nous conseillons de commencer par faire la trachéotomie, car il est absolument certain qu'à partir du moment où le cancer est ulcéré, il marche avec une bien plus grande rapidité.

Toutes les fois que l'on fera des arrachements de portions de cancer laryngien, il faudra se servir de pinces à mors très mousses de façon à faire un écrasement avant d'arracher. Faute de prendre cette précaution, on s'expose à voir survenir de véritables hémorrhagies.

Si la tumeur est considérable et la gêne de la respiration très grande, on devra se tenir prêt à faire la trachéotomie.

Lorsque le développement de l'affection est tel qu'il est indispensable de faire une prise d'air au-dessous de la glotte oblitérée, nous conseillons au chirurgien de faire la trachéotomie aussi bas que possible et non pas de faire une laryngotomie.

L'opération qui consiste à mettre une canule entre le thyroïde et le cricoïde, en perforant la membrane crico-thyroïdienne, est une opération facile à faire, il est vrai, mais, selon nous, dans le cas particulier elle offre de grands désavantages.

En premier lieu, la canule que l'on peut placer entre les deux cartilages ne peut jamais être très volumineuse, sous peine d'immobiliser les deux cartilages laryngiens l'un par rapport à l'autre.

De plus, elle se trouve être pincée fortement entre le bord inférieur du thyroïde et le bord supérieur du cricoïde, ce qui amène rapidement un froissement et une inflammation des rebords cartilagineux.

Grâce à la façon dont elle se trouve être prise entre les deux cartilages, la canule devient leur satellite; elle suit tous les mouvements et ces mouvements communiqués, peu sensibles à l'extrémité externe du tube, deviennent beaucoup plus amples à l'extrémité trachéale, de telle sorte que le bec de la canule frotte et titille la muqueuse de la trachée, d'où des quintes de toux fort pénibles pour le malade. Enfin, reproche beaucoup plus grave, selon nous, la canule se trouve être beaucoup trop rapprochée du foyer du mal qu'elle irrite et dont elle active la marche. Règle générale, dans le cas de cancer laryngien nécessitant la trachéotomie, il faut faire l'opération le plus bas possible. Notre maître Péan, dans ces cas, fait une légère perte de substance au bord inférieur du cartilage cricoïde, et incise deux ou trois anneaux de la trachée pour introduire une canule aussi grosse que le malade peut la supporter. C'est une pratique que nous recommandons à tous les laryngoscopistes.

Voyons maintenant quel sera le rôle du médecin à partir du jour où le malade sera trachéotomisé.

Si le cancer laryngien est ulcéré, si la masse est très volumineuse et empêche le malade de parler, il est indiqué de détruire cette masse soit par arrachement, soit par des caustiques, soit par la galvano-caustie. L'opération devient relativement facile, le malade ayant une prise d'air au-dessous du point obstrué.

Dans plusieurs cas, nous avons vu notre maître Fauvel morceler la tumeur à l'aide du couteau galvanique, puis, quelques jours après, lorsque la suppuration avait achevé le morcellement et ramolli les tissus, en enlever de fortes portions à l'aide de ses pinces, évitant ainsi des hémorrhagies qui quelquefois peuvent compromettre la vie du malade.

Si pour une raison ou pour une autre on ne peut se servir ni des pinces ni du galvano-cautère, on aura recours aux cautérisations avec des caustiques chimiques et en particulier à une solution d'acide chromique concentrée. Pour se servir de ce caustique, on devra petit à petit essayer la sensibilité du malade en se servant progressivement de solutions de plus en plus fortes.

En même temps que l'on traitera ainsi la lésion laryngée, on devra surveiller et parer aux accidents de voisinage qui peuvent se produire. S'il se fait des abcès des parois du cou, on devra les ouvrir et les drainer, on devra, à l'aide de cautérisation à l'acide chromique et même du fer rouge, réprimer les bourgeons cancéreux qui peuvent faire saillie entre la plaie trachéale et la canule, repoussant celle-ci en avant. Il est des cas où ces bourgeons ne pouvant être réprimés, il sera nécessaire de placer une canule très longue, sous peine de voir la canule placée au début, devenir insuffisante. Dans tous les cas, la canule devra être changée fréquemment, car elle s'oxyde très vite sous l'influence de la décomposition du pus qui répand en général une très forte odeur sulfhydrique.

Le traitement général ne devra pas être perdu de vue; comme dans toutes les affections cancéreuses, il doit être surtout tonique.

Nous recommandons dans cette affection les inhalations, les badigeonnages, les injections sous-cutanées de morphine qui donnent aux patients quelques instants de soulagement.

Nous ne croyons pas devoir nous étendre ici sur un traitement radical des cancers laryngiens, nous voulons parler de l'ablation du larynx. Cette opération n'a jamais été pratiquée en France. Pratiquée quatorze fois à l'étranger, elle a donné entre les mains des chirurgiens italiens deux résultats. Selon nous, l'opération ne peut donner quelques chances de succès que si elle est pratiquée au début de l'affection. Or, nous avons vu combien il était difficile au début de préciser la nature d'une tumeur. Quant à l'opération en elle-même, nous ne la considérons ni comme difficile ni comme dangereuse, et si les résultats publiés ne sont pas plus favorables, il faut l'attribuer à ce que les sujets qui ont été opérés étaient tous à une période avancée de l'évolution cancéreuse et par cela même peu aptes à résister à l'opération. Nous ne considérons pas l'opération comme dangereuse en ce sens que l'on fait toujours la trachéotomie préalable et que l'on place un tampon sur l'ouverture inférieure de la trachée pour empêcher le sang de pénétrer dans les voies aériennes.

Or, c'est surtout la présence du sang qui peut gêner le chirurgien, car il opère sur un organe facilement accessible, n'ayant ni artères ni veines ni nerfs importants.

Il doit porter toute son attention à ne pas léser les gros vaisseaux et les nerfs du cou et autant que possible à respecter l'entrée de l'œsophage. L'ablation du corps thyroïde hypertrophié ou atteint de tumeur est une opération autrement difficile et délicate. Nous ne doutons pas qu'un jour viendra où on enlèvera le larynx plus facilement qu'un utérus, qu'une rate, qu'un rein.

SCROFULIDE DU LARYNX

Les manifestations laryngées de la scrofule, observées jusqu'à ce jour, sont toutes de nature ulcéreuse. Bien que le lupus soit une manifestation rare de la diathèse scrofuleuse, il n'est pas de laryngoscopiste qui n'ait eu l'occasion d'en observer des cas.

La scrofulide ulcéreuse primitive du larynx est encore à démontrer ; nous entendons par scrofulide primitive celle qui débuterait par le larynx sans avoir sa congénère sur un organe quelconque. Tous les cas rapportés jusqu'à ce jour ont trait à des scrofulides consécutives, à des altérations de même nature du pharynx, des fosses nasales ou d'un point quelconque de la surface cutanée.

Quant aux causes de l'affection, il ne nous est pas plus possible de les signaler qu'il n'est possible de déterminer les causes de l'apparition d'un lupus cutané quelconque. Cependant, il est permis de croire que, en dehors de la propagation au larynx d'un lupus pharyngé, l'irritation habituelle du larynx chez un jeune sujet ayant déjà d'autres manifestations de la diathèse scrofuleuse, peut déterminer des manifestations semblables du côté de l'organe vocal.

Siège. — Le lupus laryngé est presque toujours limité à l'épiglotte qui, dans certains cas, peut être rongée complètement, sans qu'il se fasse même une simple infiltration œdémateuse des ligaments ary-épiglottiques. Cependant, ces ligaments peuvent être le siège d'un œdème symptomatique de l'ulcération scrofuleuse, de même que les cordes vocales supérieures et inférieures peuvent être envahies par le processus ulcéreux. Mais, disons-le, ce sont là des cas presque insolites.

Caractères objectifs. — Nous ne pouvons donner ici que les caractères objectifs de l'ulcération scrofuleuse en pleine évolution, car ce n'est qu'à cette période qu'il nous a été donné d'examiner des lupus laryngiens. Ceci s'explique par l'absence de tout symptôme pouvant faire soupçonner l'affection avant cette période.

L'épiglotte, avons-nous dit, est toujours le siège de l'ulcération au début. La muqueuse en est violacée, pâle; tantôt l'opercule paraît être tuméfié, tantôt au contraire il présente son aspect ordinaire. L'ulcération elle-même siège toujours sur le bord libre; elle est livide et parsemée de granulations blanchâtres, comme perlées. Ces granulations ont la dimension d'une petite tête d'épingle: nous ne les avons jamais vues recouvertes d'un pus analogue à celui des ulcérations tuberculeuses ou syphilitiques. On ne les trouve même jamais enduites de mucosités visqueuses et adhérentes, comme on en observe dans toutes les affections ulcéreuses du larynx.

L'ulcération scrofuleuse n'est pas sanguinolente ; elle ne donne jamais lieu d'ailleurs à aucune hémorrhagie.

Elle occupe toujours toute l'étendue du bord libre de l'épiglotte, de telle sorte que la destruction se fait également et que, après la guérison, on ne trouve pas de perte de substance plus étendue d'un côté que de l'autre, c'est-à-dire à l'emporte-pièce, de découpures analogues à celles que l'on observe à la suite de gommes, par exemple.

Après la guérison, ce qui reste de l'épiglotte est bordé d'un tissu cicatriciel nacré et brillant.

L'ulcération lupeuse de l'épiglotte est indolente et ne détermine de symptômes fonctionnels qu'autant que les tissus voisins sont envahis par elle.

Ces tissus dans tous les cas sont décolorés et violacés. Quelquefois les replis ary-épiglottiques sont le siège d'un œdème léger. Quelquefois, les cordes vocales supérieures sont elles-mêmes envahies par l'ulcération. J'ai vu un cas où la corde vocale gauche était le siège d'une ulcération. En raison même de la rapidité avec laquelle elle guérit et de la lenteur que mit l'épiglotte à se cicatriser, je n'ose affirmer sa nature scrofuleuse.

Symptômes. — Les symptômes qui accompagnent la

période de début de l'ulcération lupeuse du larynx sont inconnus, par ce fait que nous avons signalé l'absence de douleur et de symptômes fonctionnels ne pouvant faire soupçonner la présence de l'affection.

Dans les cas, les plus fréquents d'ailleurs, où le lupus épiglottique n'est que l'extension au larynx d'un lupus pharyngien, l'attention du médecin ne s'est jamais portée de ce côté que lorsque des symptômes fonctionnels sont venus le prévenir.

Altération de la voix. — C'est généralement l'altération plus ou moins profonde de la voix qui détermine le malade à consulter le médecin.

Malheureusement, cette altération, au début de l'affection, n'existe pas et ne devient très marquée que lorsque le mal est irréparable.

Tant que l'épiglotte seule est le siège du mal, la voix est simplement altérée dans son timbre qui devient plus sourd. Cette altération est due soit à la congestion des cordes vocales supérieures, soit à la rougeur des inférieures.

Lorsque les cordes supérieures sont envahies par le lupus, pendant un certain temps, la voix peut être complètement perdue pour reparaître sourde, mais vibrante lorsque leur destruction est un fait accompli.

Altération de la respiration et de la déglutition. — La respiration n'est jamais altérée par le lupus du larynx, ce qui tient à ce que, ainsi que nous l'avons dit, il ne se produit jamais aucun œdème considérable pendant la durée de la maladie.

La toux ne présente rien de caractéristique ; elle n'est ni plus fréquente ni plus rauque. Il faut cependant signaler sa fréquence plus grande au moment des repas, fréquence et intensité dues au passage plus facile de parcelles alimentaires dans les voies respiratoires.

La déglutition, en effet, chez tous les malades atteints de lupus de l'épiglotte, est toujours altérée de deux façons :

1° Une douleur plus ou moins vive ;

2° Une difficulté très grande d'avaler normalement.

La douleur est due au passage du bol alimentaire sur l'épiglotte ulcérée. Cette douleur est sourde et n'atteint jamais l'intensité que l'on observe dans les ulcérations tuberculeuses ou syphilitiques.

La difficulté pour avaler normalement est due souvent à la destruction plus ou moins complète du voile du palais, d'où rejet des aliments et en particulier des liquides par les fosses nasales. Cette difficulté est encore augmentée par la destruction plus ou moins complète de l'épiglotte ou des cordes vocales supérieures ce qui permet aux aliments de pénétrer dans les voies respiratoires, et détermine les quintes de toux que nous signalions plus haut.

Tels sont les symptômes fonctionnels qui, accompagnant les ulcérations, permettront de diagnostiquer le lupus laryngien. Nous ne parlerons pas des signes généraux que l'on retrouve chez tous les scrofuleux, ni des autres manifestations scrofuleuses que l'on observe généralement sur tous les sujets atteints de l'affection qui nous occupe.

Marche. — Nous n'avons que quelques mots à dire sur la marche du lupus laryngien. Son début est insidieux et passe toujours inaperçu. Sa marche est lente, et paraît en général s'arrêter lorsque l'épiglotte a été complètement rongée. Cependant, il peut envahir les cordes supérieures et les détruire à leur tour. Nous n'avons jamais vu ni les cordes inférieures ni les cartilages laryngiens envahis par l'affection.

Diagnostic. — Les caractères que nous avons assignés à la scrofulide ulcéreuse du larynx permettent de la différencier de toute autre ulcération du larynx.

Les ulcérations tuberculeuses, syphilitiques, cancéreuses déterminent toujours un œdème plus ou moins considérable, et s'accompagnent toujours de douleurs vives pendant la déglutition.

Aucune de ces ulcérations ne présente cette teinte violacée livide du lupus. Toutes fournissent un pus plus ou moins abondant, et sont recouvertes de mucosités visqueuses qui font défaut dans la scrofulose.

De plus, le lupus du larynx ne détermine jamais aucune exsudation sanguine, de même qu'il ne s'accompagne jamais d'aucun développement des ganglions sous-maxillaires ou cervicaux comme les ulcérations syphilitiques et cancéreuses.

Nous ne nous étendrons pas plus sur les caractères des ulcérations laryngées, nous prions le lecteur de se reporter aux articles *Phthisie laryngée*, *Syphilis*, *Cancer*.

Pronostic. — Le pronostic est relativement peu grave. Nous ne connaissons pas de cas de mort déterminée par le lupus du larynx. A la suite de la cicatrisation des ulcérations, il peut se former des déviations et des déformations plus ou moins accentuées de l'organe vocal, mais jamais assez intenses pour compromettre l'existence. La voix peut rester voilée et la respiration un peu gênée. La difficulté de la déglutition peut devenir permanente, mais jamais assez marquée pour entraver la nutrition.

Traitement. — De même que pour les symptômes, nous n'avons pas jugé à propos de passer en revue ceux qui ont trait à la diathèse scrofuleuse, de même pour le traitement, nous ne parlerons pas de celui qui s'adresse à la diathèse. Nous nous contenterons de parler du traitement local, c'est-à-dire celui qui ne peut être institué et pratiqué que par le laryngoscopiste.

Nous conseillons exclusivement le traitement par le grattage et par les scarifications, traitement qui dans deux cas nous a donné des résultats inespérés.

Les scarifications doivent être faites tous les trois ou quatre jours avec le couteau laryngien. Ces scarifications sont un peu difficiles à faire, aussi leur préférons-nous le grattage ou pour mieux dire l'écrasement.

Pour faire cette opération, qui doit, elle aussi, être renouvelée tous les quatre à cinq jours, nous conseillons de se servir, ainsi que nous l'avons fait, d'une pince antéro-postérieure qui permet de saisir et de broyer facilement entre ses mors le bord de l'épiglotte.

Si l'ulcération a envahi les cordes supérieures, les scarifications seront plus faciles à faire, car on opérera sur un plan résistant. Si l'on veut faire du grattage, il faudra dans ce cas se servir de la pince laryngienne latérale ordinaire.

Chaque fois que nous avons fait des scarifications ou des grattages, nous avons immédiatement après fait sur les parties à vif des applications caustiques. Après avoir essayé l'acide chromique, le chlorure de zinc, le nitrate acide de mercure, nous en sommes revenu à la teinture d'iode pure qui nous a paru donner les meilleurs résultats.

Entre chaque opération, nous avons touché chaque jour les parties malades avec ce liquide.

ŒDÈMES DU LARYNX

Bien que l'œdème du larynx ne soit qu'une complication et un symptôme de diverses affections laryngées, nous avons cru devoir lui réserver une place dans cet ouvrage, en raison de sa fréquence, et surtout en raison des indications que son siège, son étendue, sa forme, sa coloration, sa consistance fournissent au diagnostic. C'est donc à ce point de vue seulement que nous allons l'envisager, sans nous préoccuper ni des symptômes ni des indications thérapeutiques qu'il fournit au médecin puisque nous en avons parlé à propos de la phthisie laryngée, de la syphilis et du cancer.

Définition. — On donne en laryngoscopie le nom d'œdème du larynx à l'infiltration sous-muqueuse des diverses parties de l'organe phonateur, que cette infiltration soit séreuse, séro-purulente ou même purulente. C'est ainsi que bien des fois on donne ce nom d'œdème à de simples abcès résultant de processus inflammatoires articulaires ou cartilagineux. Nous avons vu cependant que l'on peut trouver de véritables abcès dans le larynx, mais leur diagnostic est à peu près impossible et le chirurgien devra les envisager et les traiter comme de véritables œdèmes, d'autant plus qu'ils sont toujours accompagnés d'une infiltration séreuse plus ou moins étendue.

La fréquence de l'œdème du larynx se trouve expliquée par la richesse du réseau capillaire qui fournit le sang à l'organe vocal, richesse justifiée par l'abondance des glandes. Le moindre processus inflammatoire qui amène la tuméfaction de ces glandes détermine en même temps une compression du réseau veineux, et la muqueuse, très fine et très peu adhérente en général aux tissus sous-jacents, se laisse distendre avec la plus grande facilité.

C'est la laxité plus ou moins grande de la muqueuse selon les parties qu'elle recouvre qui fait que l'œdème est beaucoup plus fréquent et plus prononcé dans certaines régions que dans d'autres. On peut dire en thèse générale que l'œdème des replis aryténo-épiglottiques, des régions aryténoïdiennes et inter-aryténoïdiennes, est de beaucoup le plus fréquent et le plus volumineux.

Division. — Au point de vue du siège, Cruveilhier a divisé l'œdème du larynx en trois classes : cette division est parfaitement justifiée par l'examen laryngoscopique : œdème sus-glottique, — glottique, — sous-glottique.

Par œdème sus-glottique on doit entendre l'œdème de l'épiglotte, des cordes vocales supérieures, des replis aryténo-épiglottiques, de la région aryténoïdienne, de l'espace inter-aryténoïdien.

L'œdème des cordes vocales inférieures constitue l'œdème glottique.

L'œdème sous-glottique comprend celui de la partie supérieure de la trachée et surtout celui de la muqueuse qui tapisse la face inférieure des cordes vocales inférieures.

Au point de vue de la consistance et de l'aspect, on divise encore les œdèmes en œdèmes mous et en œdèmes durs, en œdèmes blancs et en œdèmes rouges.

Nous allons voir maintenant que, d'après son siège, sa consistance, son aspect, on peut dire, en s'aidant des autres signes de la maladie, si un œdème est le fait de l'albuminurie, de la tuberculose, de la syphilis, du cancer.

ŒDÈME ALBUMINURIQUE

Fréquence. — Cet œdème est relativement rare : Sestier, dans son traité de l'angine œdémateuse, en cite deux cas. Fauvel, qui en a vu plusieurs exemples, l'a signalé comme étant la première manifestation du mal de Bright. Depuis que l'attention des médecins a été appelée sur cette affection, il n'est pas de laryngoscopiste qui n'ait eu l'occasion de l'observer.

L'œdème albuminurique se présente encore quelquefois dans la scarlatine.

Siège. — Tout le larynx est pris dans l'œdème albuminurique : cependant les points où la muqueuse est le plus lâche s'infiltrent les premiers et prennent un développement plus considérable. C'est ainsi que les aryténoïdes ont une forme de poire très marquée, que les replis ary-épiglottiques ressemblent à deux bourrelets, l'épiglotte devient énorme et son développement est tel, le plus souvent, qu'elle empêche de voir les cordes supérieures et inférieures.

L'œdème albuminurique est un œdème mou. Si l'on introduit dans le larynx une tige métallique, on le déprime très facilement, et si l'on fait des scarifications on voit sourdre aux points incisés des gouttelettes de liquide citrin. La coloration de ce liquide donne à l'œdème un aspect gélatineux, absolument analogue à celui des paupières œdématiées.

ŒDÈME TUBERCULEUX

Siège. — Il siège le plus souvent au niveau des aryténoïdes et des replis ary-épiglottiques. Cependant il arrive encore assez souvent que l'épiglotte est atteinte, de même que les cordes vocales supérieures et inférieures. Il est très rare qu'il se développe à la face inférieure des cordes vocales inférieures et au niveau de la partie supérieure de la trachée, il faut pour cela qu'il y ait nécrose du cartilage cricoïde.

Consistance. — Sa consistance est très variable : cependant il est plus souvent mou que dur. L'œdème mou siège sur les aryténoïdes et sur les replis ary-épiglottiques. Il est dû fréquemment à une nécrose de l'un des aryténoïdes, quelquefois à des ulcérations tuberculeuses qui finissent par enflammer le périchondre.

L'œdème dur au contraire siège en général sur l'épiglotte et est causé par des exulcérations ou des ulcérations peu profondes n'ayant pas encore atteint le fibro-cartilage. On peut donc regarder l'œdème tuberculeux dur comme le compagnon des ulcérations à leur début, tandis que l'œdème mou indique des ulcérations profondes et déjà anciennes.

Aspect. — L'aspect de l'œdème tuberculeux varie selon qu'il est dur ou mou. L'œdème mou est pâle, blanchâtre, livide. Cela tient à plusieurs causes : d'abord à l'état anémique du malade atteint qui présente ordinairement une décoloration prononcée de toutes les muqueuses : buccale, nasale, pharyngée, laryngée; puis au peu d'épaisseur de la muqueuse distendue par le liquide qui l'infiltre; enfin à la nature même de ce liquide. Nous avons vu en effet qu'il était presque toujours citrin, séro-purulent ou même purulent.

L'œdème dur présente un aspect rosé, violacé, d'une coloration rouge plus prononcée aux alentours des ulcérations qui, à cette période, sont elles-mêmes blanchâtres et tranchent sur la couleur rose de l'œdème.

Cette coloration peut cependant sembler modifiée dans beaucoup de cas, c'est lorsque les mucosités buccales, laryngées et pulmonaires séjournent sur les parties œdématiées et les recouvrent en quelque sorte d'un enduit blanchâtre, d'aspect pultacé. Il suffit le plus souvent de faire gargariser soigneusement le malade pour l'en débarrasser et pour pouvoir constater les caractères propres de l'œdème.

ŒDEME SYPHILITIQUE

Siège. — Il siège le plus souvent au niveau de l'épiglotte, surtout pendant la période des accidents secondaires. Rarement il envahit la région aryténoïdienne à cette époque et encore plus rarement les cordes supérieures et inférieures. On ne peut en effet appeler œdème une légère tuméfaction de la muqueuse de ces régions, quand elles sont atteintes de syphilides érosives ou ulcéreuses peu profondes.

Pendant la période tertiaire, bien que ce soit encore l'épiglotte qui soit le plus souvent atteinte, il devient bien moins rare de voir survenir de l'œdème des autres régions du larynx. Cela tient à ce que souvent à cette période on trouve des altérations du périchondre et des cartilages ; or, selon nous, ce n'est que dans ces cas qu'il y a véritable œdème.

Consistance. — A quelques exceptions près, l'œdème syphilitique est un œdème dur; si on le touche avec une tige métallique ou avec une éponge, on le trouve rénitent, élastique. D'ailleurs à l'œil on a parfaitement conscience de cette dureté due à l'infiltration plastique qui se fait dans les mailles du tissu sous-muqueux.

Quelquefois il est mou ; alors on n'a plus affaire à un véritable œdème, mais à un abcès, car c'est une gomme suppurée ou bien une infiltration purulente due à l'inflammation d'un cartilage.

Aspect. — Presque toujours l'œdème syphilitique est rouge ; mais ce rouge n'est plus le même que dans l'œdème dur de la phthisie laryngée. Il tire sur le vermillon, il est luisant, quelquefois recouvert par places de petites plaques de pus qui se sont détachées des ulcérations voisines.

Dans l'œdème dû à des accidents secondaires, la coloration rouge se fonce et devient sombre à mesure que la tuméfaction augmente : on dirait qu'il se fait une stase sanguine.

Lorsque la tuméfaction est due à une infiltration gommeuse, la portion où se fait l'infiltration devient très rouge, tendue, luisante, puis en un point elle se décolore un peu, devient grisâtre, légèrement bleue, quelquefois transparente. C'est à ce niveau que se fera l'ouverture de la gomme. Souvent au voisinage de la partie infiltrée se produit un œdème qui peut prendre les caractères d'un œdème tuberculeux avec lequel il faut bien se garder de le confondre. La confusion sera très facile si la gomme s'est développée dans le périchondre ou dans le cartilage et que l'inflammation détermine un abcès. L'erreur sera encore plus facile si l'œdème accompagne une gomme en suppuration. Alors, pour faire le diagnostic, il faudra se baser surtout sur les caractères de l'ulcération elle-même.

ŒDÈME CANCÉREUX

Siège. — L'œdème cancéreux, au début se produisant toujours au niveau de l'affection, a presque toujours pour siège l'une des cordes vocales supérieures. Plus tard, il envahit le repli aryténo-épiglottique correspondant et l'aryténoïde, de telle sorte que toute une moitié du larynx se trouve prise. Il est rare que le cancer et par conséquent que l'œdème se propagent à l'autre moitié de l'organe et plus rare encore qu'ils atteignent l'épiglotte. Nous ne parlons pas bien entendu des cas où l'épiglotte est le siège du mal.

Consistance. — Pendant une période assez longue, c'est-à-dire tant qu'il n'y a pas ulcération, l'œdème cancéreux se rapproche considérablement, comme consistance, de l'œdème syphilitique, et ce sera son siège et surtout son aspect qui permettront d'établir le diagnostic.

A partir de la période ulcéreuse, comme consistance, il se rapproche de l'œdème tuberculeux. A côté de parties œdématiées dures, on en rencontre de molles, formées par des infiltrations séreuses, séro-purulentes ou même purulentes. Ces infiltrations se font surtout à la partie inférieure du larynx, lorsque le cancer envahit le plateau du cartilage cricoïde, c'est-à-dire quand il gagne du côté de l'œsophage.

Aspect. — Au début, lorsqu'il siège sur l'une des cordes vocales supérieures, l'œdème cancéreux est lobulé, mamelonné, d'un rouge vineux foncé, il semble que le sang soit sur le point de transsuder. Plus tard, c'est-à-dire quand les cartilages ont été atteints, à côté de parties œdématiées présentant ces caractères, on en rencontre de jaunâtres, certainement infiltrées de pus, et d'autres transparentes, gélatineuses, comme bulleuses, présentant des parties bleuâtres, dues à l'amincissement de la muqueuse toute prête à s'ulcérer.

Les ulcérations elles-mêmes siègent toujours sur des parties œdématiées, et, comme il leur arrive très souvent d'être le point de départ d'hémorrhagies plus ou moins abondantes, il n'est pas rare de trouver l'œdème sanglant et de rencontrer de petits caillots de sang dans ses anfractuosités.

Malgré tous ces caractères bien tranchés qui permettent dans beaucoup de cas d'établir le fait important de savoir si l'on a affaire à un œdème albuminurique, tuberculeux, syphilitique ou cancéreux, il est bien entendu que l'on ne devra jamais négliger les indications fournies par les caractères des ulcérations et par l'interrogation et l'examen du malade. C'est seulement en réunissant tous ces éléments de diagnostic que l'on pourra arriver à une certitude.

PARALYSIES DU LARYNX

Nous ne comprenons sous ce nom que la paralysie des récurrents, car nous n'admettons pas la paralysie limitée aux laryngés supérieurs, paralysie que nous n'avons jamais rencontrée. Dans les cas qui en ont été rapportés, le défaut de tension des cordes vocales inférieures qui en était la conséquence peut être attribué aussi bien au défaut d'action des thyro-aryténoïdiens, qu'à celui des crico-thyroïdiens.

Adoptant d'une façon complète la théorie de Kuss, nous ne comprenons pas comment il pourrait y avoir paralysie du laryngé externe sans qu'il y ait en même temps paralysie plus ou moins complète du constricteur supérieur du pharynx. Or dans toutes les observations citées, nous ne voyons pas une fois ce symptôme signalé.

Division. — Pour étudier les paralysies du larynx, il est bon d'établir une division dans ces paralysies. Il se présente à nous une division toute naturelle, en paralysie des muscles constricteurs, paralysie des dilatateurs, paralysie des phonateurs. Mais cette division au point de vue de la description des symptômes laisse à désirer en ce que le plus souvent ce sont plusieurs groupes musculaires qui sont affectés et que les symptômes se confondent.

Nous nous en tiendrons donc à la division d'après les causes, telle que nous l'avons établie dans notre thèse inaugurale.

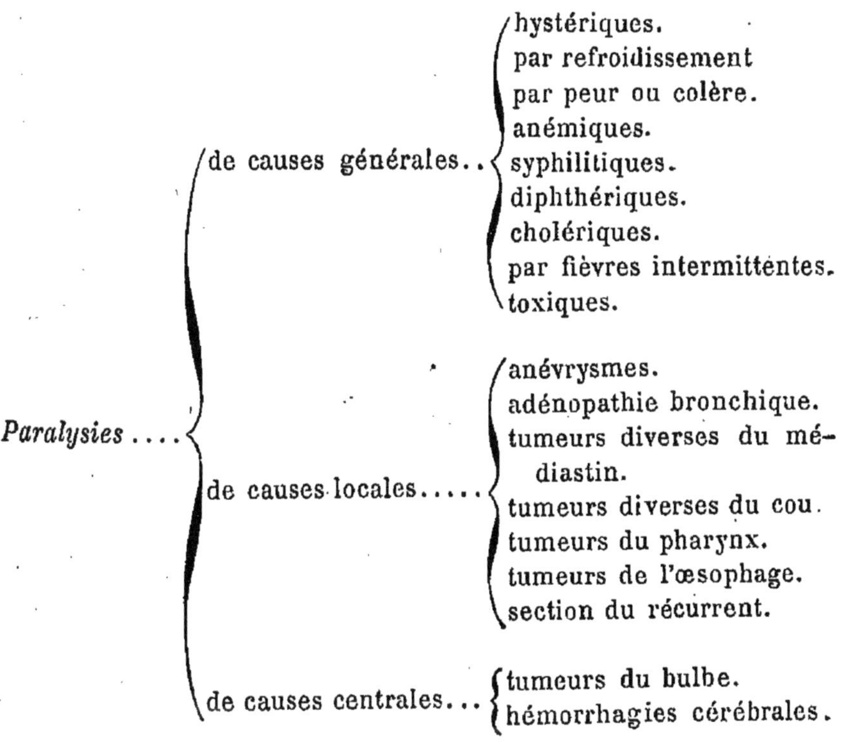

Causes. — Pathogénie. — Fréquence. — D'après la division que nous adoptons, on voit que les causes de la paralysie du larynx sont extrêmement nombreuses.

Nous les avons divisées en générales et en locales et

il est presque toujours facile, la paralysie étant reconnue, de la rattacher à sa cause réelle.

Les paralysies de causes générales sont de beaucoup les plus fréquentes. Parmi ces causes, l'hystérie et le refroidissement brusque tiennent de beaucoup la première place.

Les paralysies dites hystériques se trouvent souvent dans la clientèle. Comment agit cette névrose pour amener la paralysie laryngée? C'est une question difficile à résoudre, car tout en constatant un défaut d'action musculaire on ne trouve jamais aucune altération de la muqueuse.

Souvent, la simple application du miroir et le fait de prononcer la lettre *é* aiguë la bouche ouverte et la langue maintenue hors de la bouche par l'observateur, suffisent pour faire disparaître la paralysie.

Il y a là, selon nous, une sorte de simulation ou de manie. On peut dire que ce sont de véritables parlyasies psychiques.

Nous adoptons entièrement la théorie soutenue par Brodie, Romberg, Hasse, Winslow, Franque, qui admettent que dans les paralysies hystériques il y a une véritable déchéance de l'innervation cérébrale, une volition complètement annihilée.

Dans d'autres cas de paralysies hystériques, il y a manifestement un défaut d'action musculaire, mais nous verrons que dans ces cas la voix est loin de revenir facilement, de plus il y a une rougeur appréciable de la muqueuse des cordes vocales inférieures. Nous verrons à propos des symptômes à quelle cause doit être rattachée cette rougeur qui ne fait jamais défaut lorsque l'action du thyro-aryténoïdien est annulée.

Pour expliquer la pathogénie de ces faits, il faut admettre avec Valérius que les causes des paralysies hystériques résident dans les muscles eux-mêmes dont la polarité électrique serait affaiblie.

Il est encore très difficile de définir comment agit le froid pour déterminer la paralysie du larynx.

On comprend parfaitement comment il peut amener la paralysie faciale, le trajet même du nerf fournit l'explication. On a parfaitement expliqué par quel mécanisme se produisaient l'anesthésie et les paralysies localisées, dans les gelures, mais dans ces cas, le froid agissant doit être longtemps prolongé, ce qui n'arrive généralement pas dans les cas de paralysies laryngées.

Quoi qu'il en soit, la paralysie du larynx par refroidissement ne peut être niée.

La colère ou la peur déterminent quelquefois l'aphonie.

Elles n'agissent le plus souvent que comme causes déterminantes, et ce n'est que chez des femmes dont le système nerveux était très excité que nous avons trouvé ce genre de paralysie.

Cependant, il est certain que la peur, poussée à une extrême limite, peut déterminer une aphonie passagère *et couper en quelque sorte la parole*. Il n'est personne de nous qui dans un rêve, dans un cauchemar, n'ait éprouvé cette sensation pénible qui consiste à voir un danger que l'on pourrait conjurer en criant et de ne pouvoir pousser un cri. Ce fait, commun en rêve, peut se produire dans la vie réelle, et on cite beaucoup de cas où la victime terrifiée par la vue de l'assassin n'a pu ni fuir ni crier.

Il est beaucoup plus facile d'expliquer comment agit l'ischémie pour déterminer le défaut de rapprochement des cordes vocales inférieures.

L'anémie résultant ou accompagnant la chlorose est aussi très souvent la cause d'un défaut de tension des cordes vocales inférieures. Dans ces cas, il n'y a qu'une parésie des muscles du larynx, il n'y a pas aphonie mais dysphonie.

On peut à la rigueur donner à cette affection le nom de paralysie incomplète.

Dans l'anémie, qu'elle succède ou non à des hémorrhagies abondantes, le fait dominant est l'abaissement considérable du chiffre des globules rouges et l'augmentation de la proportion d'eau dans le sang; c'est la partie essentielle du fluide nourricier, c'est l'agent même de la nutrition qui fait défaut. Or, il ne suffit pas, nous le savons, pour que la nutrition soit maintenue à son niveau normal, que le sang arrive dans les tissus en quantité suffisante, il faut encore que « la qualité réponde aux besoins des échanges organiques ». Ce passage du livre du Dr Jaccoud sur les paraplégies donne toute la pathogénie des paralysies par anémie.

La syphilis est assez souvent la cause de paralysies du larynx.

L'infection vénérienne peut agir de deux façons pour produire cette affection : 1° une tumeur gommeuse peut comprimer les récurrents sur leur trajet; 2° il peut se produire une paralysie analogue à celles décrites par M. le professeur Fournier sur d'autres muscles de l'économie, paralysies justiciables d'un traitement mercuriel et iodique.

Les paralysies par compression par une tumeur gommeuse sont très rares, celle du deuxième genre au contraire sont assez fréquentes. Comment agit la syphilis en ce cas. Nous ne pouvons mieux répondre à cette question qu'en transcrivant l'opinion du savant professeur de l'hôpital Saint-Louis :

« Il est à croire, certes, que les paralysies partielles de la période secondaire (hémiplégies faciales, paralysies oculaires, etc.) résultent, soit d'une compression exercée sur les filets nerveux en quelque point de leur trajet, notamment dans les conduits ostéo-fibreux qu'ils traversent, soit d'une lésion même de leurs tissus, soit d'une cause matérielle quelconque encore inconnue. S'il en était différemment, comment expliquer la circonscription parfaite et rigoureusement anatomique de ces paralysies?

Quant à l'hémiplégie du corps, il ne serait personne pour admettre qu'elle puisse ne pas résulter d'une lésion. Mais où réside cette lésion, et quelle en est la nature? Siège-t-elle dans les os? Dans la substance cérébrale, dans les méninges, dans les vaisseaux?

Nous n'avons pas encore le moindre renseignement microscopique sur ce point.

C'est cette incertitude même dans la pathogénie de l'affection, qui nous l'a fait classer dans les paralysies de causes générales.

Les paralysies diphthéritiques du larynx sont rares. J'ai eu occasion d'en observer quelques cas, un entre autres, précédé de paralysie du voile du palais et d'une paralysie incomplète de la motilité et de la sensibilité dans l'un des bras.

Quant aux paralysies de causes toxiques, nous pouvons affirmer qu'elles sont fort rares. Nous n'avons jamais eu l'occasion d'en observer, mais les différents agents minéraux qui déterminent les paralysies des autres muscles de l'économie, l'arsenic, le plomb en particulier, amènent aussi la paralysie des muscles laryngiens.

Mackenzie a publié des cas de cette nature et un cas de paralysie par intoxication arsenicale.

Si la pathogénie des paralysies de causes générales est environnée d'obscurité, cela tient surtout à ce que ces paralysies coïncidant le plus souvent avec un état général peu grave, les larynx des malades atteints n'ont pu être examinés *post mortem*.

Il n'en est plus de même des paralysies de causes

locales. Que la paralysie soit symptomatique d'un anévrysme de l'aorte, de la sous-clavière, du tronc brachio-céphalique, de la carotide, qu'elle soit symptomatique d'une tumeur du médiastin, de tumeurs péri-bronchiques, de tumeurs du cou, de l'œsophage, etc... c'est toujours la compression du récurrent, et par suite l'interruption plus ou moins complète de l'influx nerveux qui doit être invoquée.

Parmi ces différentes causes, l'anévrysme de l'aorte, l'adénopathie bronchique, et les tumeurs ganglionnaires du cou, celles du corps thyroïde sont de beaucoup les plus fréquentes.

Avant que l'on examinât le larynx avec le miroir, ces paralysies étaient déjà facilement diagnostiquées, mais il manquait la certitude que donne aujourd'hui le laryngoscope.

Il est plus difficile et plus rare de voir des paralysies causées par la compression due à une tumeur de l'œsophage.

J'ai eu l'occasion de voir une paralysie de la corde vocale gauche due à la section probable du récurrent à la suite d'une opération sur le cou.

Enfin, Gerhardt signale la possibilité de paralysies laryngées symptomatiques de tumeurs du pharynx.

Il les regarde comme étant un phénomène réflexe dû à l'irritation de la muqueuse par les produits morbides.

Symptômes. — Marche. — Durée. — Terminaison.

— Les symptômes qui caractérisent les paralysies laryngées varient avec les causes mêmes de ces paralysies ; ils varient encore selon l'intensité de la paralysie, c'est-à-dire si elle est complète ou incomplète et selon les muscles qui sont paralysés.

Ils peuvent être divisés en symptômes :

1° Fonctionnels ;

2° Généraux ;

3° Objectifs ou laryngoscopiques.

Nous allons étudier chacun de ces symptômes dans chaque variété de paralysie.

Paralysies hystériques. — Dans toute paralysie hystérique, la perte de la voix est le premier symptôme qui donne l'éveil. Un jour, sans cause appréciable, la voix se perd subitement et complètement, c'est là le mode le plus fréquent de début.

Cette perte est quelquefois persistante, mais le plus souvent, c'est après plusieurs alternatives de retour et de disparition, que l'aphonie définitive s'établit.

Il est une chose à remarquer, c'est que les paralysies hystériques sont toujours bilatérales, et entraînent toujours la perte complète de la voix.

Il est rare de voir la respiration subir une altération marquée, cependant quelquefois elle est gênée et difficile.

Jamais il n'y a de bruit de cornage et de bruit de drapeau que nous signalerons dans les paralysies unilatérales.

Les malades éprouvent parfois des accès de suffocation qui doivent être rapportés à la cause de la maladie, et d'autres fois, à une grande quantité de mucosités visqueuses, filantes et claires qui s'amassent dans la trachée et que les malades rejettent lorsque l'on pratique l'électrisation interne de l'organe vocal.

Le plus souvent la toux reste sonore; quelquefois les malades sont atteintes d'un hoquet continuel.

Les symptômes généraux sont ceux de l'hystérie : sensation de boule, clous, attaques de nerfs, pertes de connaissance, disposition très grande aux pleurs et aux rires, altération de la sensibilité (analgésie).

La plupart des malades atteintes de paralysies hystériques, sont anémiques, chlorotiques, mal réglées.

Les symptômes objectifs ou laryngoscopiques sont bien simples.

Souvent le pharynx est insensible et l'examen se fait avec la plus grande facilité.

La muqueuse laryngée et toutes les parties de l'organe vocal sont saines, mais les deux cordes vocales inférieures sont écartées l'une de l'autre comme pour la respiration tranquille, et n'ont aucune tendance à se rapprocher pendant les efforts de phonation.

Il semble, dans ces cas, que la paralysie porte seulement sur les muscles phonateurs, ou mieux constricteurs de la glotte, c'est-à-dire sur les crico-aryténoïdiens latéraux et sur l'ary-aryténoïdien.

Il est rare que les cordes ne soient pas blanches; quelquefois cependant elles sont rosées, ce que nous attribuons à la paralysie des thyro-aryténoïdiens. En effet, dans ces cas, les cordes sont complètement flasques. A l'état normal, la muqueuse qui les recouvre étant tendue, laisse voir la couleur blanche nacrée des ligaments vocaux. Cette muqueuse se trouve revenue sur elle-même, et par cela même, augmente d'épaisseur dans le cas de paralysie. La rougeur est donc toute mécanique, et disparaît instantanément, ainsi que nous l'avons vu souvent, lorsqu'on rend aux cordes leur tension au moyen de l'électricité.

En résumé, les paralysies hystériques portent le plus souvent sur les crico-aryténoïdiens latéraux et sur l'ary-aryténoïdien.

D'autres fois, la paralysie est plus étendue et porte sur ces muscles et sur les muscles crico-thyroïdiens et thyro-aryténoïdiens.

La marche de cette variété de paralysie varie selon les cas. Nous avons vu qu'elle s'établissait en général subitement avec des allées et venues plus ou moins nombreuses. Elle revêt quelquefois une véritable marche intermittente.

Sa durée est très variable. Elle oscille entre quelques jours et quelques mois.

La terminaison est toujours favorable, tout au moins dans le jeune âge.

Ce que nous venons de dire des paralysies hystériques peut s'appliquer en quelque sorte à toutes les paralysies de causes générales. Quelques symptômes seuls varient, nous allons les voir successivement.

Paralysies par refroidissement. — Le début de ce genre de paralysie est moins brusque, de plus, il arrive souvent qu'une seule corde est paralysée.

Au laryngoscope, on trouve la muqueuse rouge et un peu tuméfiée, en même temps qu'il existe un catarrhe laryngo-bronchique. Dans les cas où une seule corde est affectée, la paralysie semble atteindre le crico-aryténoïdien postérieur seul, car la corde reste immobile sur la ligne médiane.

Gerhardt divise les paralysies par refroidissement qu'il appelle rhumatismales, en trois classes :

1° Paralysies consécutives à l'inflammation rhumatismale des articulations crico-aryténoïdiennes ;

2° Paralysies rhumatismales catarrhales consécutives à un catarrhe débutant par les fosses nasales et envahissant ultérieurement le pharynx et le larynx ;

3° Paralysies *à frigore* de cause directe.

La durée de la paralysie *à frigore* dure raremen plus d'un septénaire.

Paralysies par peur ou colère. — Comme dans l'hystérie, le début est brusque . Nous avons vu d'ailleurs, en parlant des causes, que ce genre de paralysie survient presque toujours chez des femmes atteintes de névrose.

Les symptômes, moins les symptômes généraux, si

la personne atteinte n'est pas hystérique, se ressemblent en tous points.

Il arrive souvent que la paralysie par peur ou par colère n'est pas complète, et dans ces cas, le miroir montre les aryténoïdes faisant de légers mouvements de rotation qui indiquent le peu de gravité de l'affection dont la durée est toujours courte et la terminaison favorable.

Paralysie par anémie. — Que la perte de sang ait été rapide ou au contraire lente et répétée, les symptômes des paralysies anémiques sont exactement les mêmes.

La phonation seule est atteinte, la respiration est normale. Les symptômes généraux sont ceux de l'anémie, nous n'insisterons donc pas.

Au laryngoscope, ce qui frappe tout d'abord, c'est la décoloration de toute la muqueuse laryngée, analogue à celle que nous avons signalée dans la phthisie laryngée à la période ultime. La paralysie qui presque toujours est incomplète, et c'est pourquoi on pourrait lui donner de préférence le nom de parésie, porte sur les deux cordes vocales inférieures en même temps et en particulier sur les crico-aryténoïdiens latéraux et sur l'ary-aryténoïdien. La durée de cette affection, ainsi que sa marche et sa terminaison, sont subordonnées à la cause qui l'a produite. On peut appliquer à cette paralysie l'axiome latin : *Sublata causa, tollitur effectus.*

Paralysies syphilitiques. — Dans les paralysies de cause syphilitique, nous trouvons des symptômes fonctionnels particuliers. Ces paralysies sont presque toujours unilatérales. La phonation n'est pas complètement abolie. La voix devient rauque et dure, et revêt le caractère bitonal.

La respiration, par le fait même de la diminution de l'aire de la glotte, se trouve gênée, et on trouve toujours une toux assez intense et rauque.

En même temps que la paralysie, on trouve presque toujours d'autres manifestations secondaires de la diathèse. Au laryngoscope on trouve la corde paralysée généralement rouge, le larynx couvert de mucosités.

Ces sortes de paralysies semblent s'établir lentement. Elles ont une durée longue et réclament un traitement énergique. Ces paralysies sont relativement fréquentes.

Paralysies diphthéritiques. — Les paralysies diphthéritiques du larynx sont rares. Le plus souvent, elles sont précédées de paralysie du voile du palais ; nous les avons vues suivies de paralysies diverses du bras, de la jambe, etc. Elles ne revêtent, laryngoscopiquement parlant, aucun signe particulier ; cependant, dans les quelques cas que nous avons eu l'occasion d'étudier, c étaient surtout les constricteurs (crico-aryténoïdiens, ary-aryténoïdiens) qui étaient affectés. Le début de ces paralysies est brusque, leur marche généralement rapide, leur terminaison par guérison, lente.

Paralysies toxiques. — Elles sont très rares, et leur cause seule les fait différencier des autres paralysies.

Paralysies de causes locales ou par compression. — Les symptômes fonctionnels de ces paralysies sont à peu de chose près les mêmes, quelle que soit la cause de la compression.

Dans tous les cas que nous avons observés, la paralysie ne portait que sur une seule corde, tantôt à gauche, et cela le plus souvent, tantôt à droite.

Dans ces cas, elle semble envahir surtout les muscles dilatateurs de la glotte, c'est-à-dire les crico-aryténoïdiens postérieurs, d'où immobilisation de la corde atteinte dans la position nécessaire à la phonation. Aussi est-il rare d'observer une aphonie complète. La voix parlée change de timbre, devient rauque, la voix chantée est impossible, ce qui permet d'admettre la paralysie des thyro-aryténoïdiens et des crico-thyroïdiens du même côté. Le fait même de la conservation de la voix, qui, il est vrai, est mauvaise, permet de différencier ce genre de paralysie, de la plupart des paralysies de causes générales.

Il est des faits, rares il est vrai, où tous les muscles du larynx d'un même côté sont paralysés simultanément. La voix est alors complètement abolie, mais, chose remarquable, cette abolition n'a qu'une durée relativement courte, bien que la paralysie persiste.

L'explication de ce phénomène nous est donnée par le laryngoscope. Au bout d'un certain temps, l'exercice aidant, la corde vocale saine exécute des mouvements beaucoup plus étendus qu'à l'état normal et finit par arriver à affronter le bord libre de la corde immobile. La voix alors revient, mauvaise il est vrai, mais pouvant se faire entendre à une certaine distance.

La respiration est plus profondément altérée que la phonation dans ce genre de paralysie.

En effet, l'espace qui permet à l'air de pénétrer dans la trachée, se trouve subitement, dans la plupart des cas, diminué de moitié. Le malade est donc forcé de faire pénétrer dans un temps donné, une même masse d'air dans son poumon, et pour l'en expulser d'augmenter le nombre des mouvements respiratoires et expiratoires et par cela même de fatiguer et de surmener les muscles du thorax.

Aussi voyons-nous tous les malades accuser le sentiment d'une douleur ayant son siège à la base de la cage thoracique.

La dyspnée résultant de la diminution de l'aire de la glotte n'existe jamais très longtemps. De même que nous avons vu la corde saine amplifier sa course pour venir rejoindre le bord libre de la corde malade, de même elle amplifie sa course dans le sens contraire et elle finit par s'effacer presque complètement dans les efforts inspiratoires.

Dans les paralysies de causes locales, ou par compression, la gêne respiratoire est le plus souvent entretenue par la cause même de la paralysie. Ce symptôme, par cela même, rentre donc un peu dans les symptômes généraux dont nous parlerons dans un instant.

Quoi qu'il en soit, la gêne respiratoire se trouve augmentée par les efforts et par les mouvements brusques. Les malades font entendre un bruit de cornage qui se passe dans le larynx et qui retentit dans toute la poitrine, ce qui gêne fort l'auscultation.

De plus, la corde paralysée étant flasque et détendue, on entend à distance un bruit de drapeau ou de membrane flottante.

Bien que ce symptôme se retrouve dans plusieurs autres affections laryngées, les polypes pédiculés entre autres, nous avons cru devoir le signaler, car nous ne l'avons trouvé noté dans aucun auteur.

La toux dans les paralysies de causes locales, n'est pas la règle. Elle n'existe qu'autant que l'affection, cause de la paralysie, la détermine.

Si les *symptômes fonctionnels* se ressemblent beaucoup dans les paralysies de causes locales, il n'en est plus de même des *symptômes généraux*. Nous ne croyons pas devoir insister sur ces symptômes connus de tous. Un seul mérite d'être signalé, ce sont les accidents de dyspnée qui ont pour caractère de survenir par accès surtout à la suite d'efforts. Ces accès surviennent surtout lorsqu'il y a en même temps que compression du laryngé inférieur, une compression du pneumogastrique. Les symptômes ou mieux les signes laryngoscopiques sont exactement les mêmes, quelle que soit la cause de la paralysie.

On trouve la corde vocale immobile; le cartilage aryténoïde correspondant est ou complètement immobile, ou fait des mouvements insignifiants. Ce cartilage, très souvent, opère un mouvement de bascule d'arrière en avant, de telle sorte que son sommet masque la portion postérieure de la corde correspondante qui paraît être raccourcie. En même temps, il semble être plus rapproché de l'épiglotte, ce qui donne au larynx un aspect de déformation qui frappe l'œil tout d'abord. Cette différence de niveau est surtout appréciable pendant les efforts de phonation. Lorsque le malade fait au contraire des mouvements inspiratoires, la corde paralysée reste sur la ligne médiane, si la paralysie est complète; si elle est incomplète, elle ne s'en écarte que très peu. (Voy. fig. 17 et 18, pl. III.)

Nous supposons, dans tous ces cas, que ce sont les muscles dilatateurs de la glotte qui sont atteints.

Si ce sont les constricteurs (crico-aryténoïdiens latéraux, ary-aryténoïdiens), le bord libre de la corde vocale, au lieu d'être rectiligne, est concave, et pendant les plus grands efforts de phonation, il reste toujours un espace entr'ouvert entre les deux cordes. Cette ouverture est toujours elliptique.

La corde vocale saine finit, avons-nous dit, par acquérir des mouvements plus étendus qu'à l'état normal, de telle sorte que pendant l'inspiration elle s'efface presque complètement, et se cache sous la corde vocale supérieure correspondante.

Quant à la muqueuse et aux autres parties constituantes du larynx, elles sont le plus souvent saines, et l'affection ne peut en aucune façon être diagnostiquée par la rougeur que l'on trouve quelquefois au niveau de la corde paralysée.

J'ai signalé la possibilité de la paralysie d'une corde par suite de la section du récurrent. J'en ai rencontré un cas bien net. La paralysie ne se distinguait par aucun signe particulier des autres paralysies.

Diagnostic. — Le diagnostic de la paralysie même, ainsi que le diagnostic des muscles paralysés, ne peuvent être absolument faits qu'à l'aide du laryngoscope.

Le diagnostic des causes, au contraire, repose sur l'interrogation et l'examen même du malade.

Quels sont donc les signes laryngoscopiques qui nous indiquent si une corde est ou non paralysée?

Dans le cas de paralysie complète, les signes sont absolus. La corde vocale paralysée est immobile; son bord libre, le plus souvent, occupe la ligne médiane et divise l'aire glottique comme une perpendiculaire, abaissée du sommet sur la base, diviserait un triangle isocèle. En même temps, l'aryténoïde correspondant n'opère plus ses mouvements de rotation sur son axe.

La corde vocale frappée d'immobilité paraît être plus courte que sa congénère, et cela tient à deux raisons.

D'une part, la corde est lâche, détendue; d'autre part, l'aryténoïde semble avoir fait en avant un mouvement de bascule, et masque le quart postérieur de la corde qui semble être raccourcie. La coloration est généralement normale.

Lorsque les deux cordes sont paralysées, la paralysie semble porter uniquement sur les muscles constricteurs de la glotte, car dans tous les cas que nous avons observés, nous avons toujours vu les cordes écartées comme pour la respiration tranquille.

On comprend que si la paralysie portait dans ces cas sur les muscles dilatateurs, l'asphyxie ne tarderait pas à se produire.

Dans les cas de paralysie double que nous avons signalés comme étant presque toujours le fait de l'hystérie, la coloration des cordes est toujours normale lorsque les thyro-aryténoïdiens ne sont pas atteints; dans le cas contraire, les cordes sont rosées.

Il arrive souvent de rencontrer dans le cours de la syphilis et de la tuberculose, l'immobilisation de l'une ou de l'autre des deux cordes vocales inférieures. Dans ces cas, il n'y a pas paralysie. Il y a le plus souvent une lésion d'une des articulations crico-aryténoïdiennes, qui se révèle par du gonflement, de l'œdème de voisinage des ligaments ou replis ary-épiglottiques et souvent par des ulcérations. Les signes de ces lésions nous sont maintenant trop connus pour que nous les signalions de nouveau.

En un mot, il est toujours facile de reconnaître au laryngoscope la paralysie *complète* de l'une des cordes ou des deux en même temps.

Il n'en est plus de même des paralysies *incomplètes.*

Pour faire ce diagnostic, il faut avoir une grande habitude de l'examen laryngoscopique et savoir reconnaître si l'une ou si les deux cordes sont animées de mouvements incomplets.

Quant aux paralysies partielles, ce sont les connaissances physiologiques qui nous permettent de les diagnostiquer. En d'autres termes, c'est la physiologie qui nous permet de dire que la paralysie porte sur tel ou tel muscle ou sur tel ou tel groupe musculaire.

Ce diagnostic peut être facilement exposé dans un tableau.

PARALYSIE DES CONSTRICTEURS (Crico-aryténoïdiens et ary-aryténoïdiens.)	PARALYSIE DES DILATATEURS (Crico-aryténoïdiens postérieurs.)	PARALYSIE DES PHONATEURS (Thyro-aryténoïdiens.)
—	—	—
Immobilisation complète ou incomplète de la corde dans une position intermédiaire à la phonation et à la respiration. Bord libre en forme de croissant. Corde paraissant plus courte. Coloration rarement rosée. Aphonie le plus souvent complète.	Immobilisation de la corde dont le bord libre divise l'aire glottique en deux portions égales. Gêne de la respiration. Quelquefois bruit de drapeau. Conservation de la voix qui change de timbre et devient dure et monotone.	Mouvement des aryténoïdes libres et intacts. Défaut de rapprochement de la portion moyenne du bord libre des deux cordes inférieures. Rougeurs de la muqueuse. Pas de gêne de la respiration. Dysphonie très marquée. (Crico-aryténoïdiens.) Défaut de rapprochement des bords libres des deux cordes inférieures, en arrière. Voix parlée assez bonne. Voix chantée impossible.

Lorsqu'on aura porté le diagnostic de paralysie du larynx et qu'on aura déterminé et reconnu quels sont les muscles paralysés, il sera important de faire le diagnostic de la cause de la paralysie.

Le laryngoscope devient alors inutile et le médecin devra faire appel à ses connaissances générales.

Il devra interroger le malade avec soin, et dans les réponses, s'il ne trouve rien qui puisse lui faire croire à une de ces paralysies que nous avons citées comme étant de causes générales, son attention devra se porter de suite sur le cœur, les poumons, le cou, l'œsophage, surtout si la paralysie est unilatérale. Dans tous les cas, on trouvera ainsi la cause de la paralysie.

Pronostic. — Le pronostic des paralysies laryngées varie avec les causes de ces paralysies.

Toutes choses égales d'ailleurs, les paralysies de causes générales sont moins graves que les paralysies de causes locales. En effet, parmi les premières nous n'en avons que rarement trouvé qui fussent rebelles au traitement.

Les paralysies par anémie sont subordonnées aux causes de déglobulisation.

Les paralysies syphilitiques sont plus sérieuses, car elles indiquent une infection profonde.

Parmi les paralysies de causes locales, celles qui tiennent à un anévrysme de l'aorte (les plus fréquentes d'ailleurs), celles qui tiennent à une adénopathie bronchique, compliquée de tuberculose pulmonaire, ou à une tumeur du médiastin ou de l'œsophage, tirent leur gravité de leur cause même, car, dans tous ces cas, ce n'est que lorsque les tumeurs sont très volumineuses, qu'elles en arrivent à comprimer le récurrent correspondant.

Traitement. — Le traitement des paralysies du larynx est absolument subordonné à la cause de la paralysie.

Dans les paralysies de causes générales, il doit être local et général.

Nous entendons par traitement local les électrisations soit externes, soit internes, et les applications topiques sur les cordes vocales paralysées.

L'électrisation externe paraît avoir été pratiquée, il y a longtemps. Pellegrini la pratiquait en 1843.

L'électrisation se fait à l'aide d'une pile dont les deux pôles, terminés par des plaques métalliques, recouvertes de peau, sont appliqués de chaque côté du cou sur le trajet des récurrents.

Cette méthode donne de très bons résultats, mais seulement quand la paralysie ne date que de peu de temps.

Dans les cas de paralysies anciennes, il est préférable d'employer l'électrisation interne qui, croyons-nous, fut faite pour la première fois par Duchenne (de Boulogne) et ensuite par Mackenzie.

Cette électrisation se fait de deux manières.

Dans l'une, l'un des pôles est porté dans le larynx, précisément sur la corde paralysée, tandis que l'autre pôle est mis en communication avec la main du malade ou mieux avec un collier portant à sa partie antérieure et interne une plaque métallique qui s'applique sur le devant du cartilage cricoïde ou sur le thyroïde.

La seconde manière consiste à porter dans le larynx les deux pôles de la pile. Cette opération, qui se fait avec un rhéophore double, est extrêmement facile en se guidant avec le laryngoscope.

On devra faire en sorte que le courant ne soit pas trop intense pour éviter au malade des spasmes trop violents. Pour cela, avant d'introduire le rhéophore dans le larynx, on devra graduer le courant en appliquant les boutons de l'instrument sur les lèvres du patient.

L'électrisation du larynx est généralement très bien supportée. Lorsque la voix revient, le malade rejette une grande quantité de mucosités visqueuses et filantes, et en même temps les cordes, si elles étaient rouges, se décongestionnent instantanément.

Les séances doivent être continuées régulièrement jusqu'au retour complet de la voix, qui quelquefois peut se faire attendre très longtemps.

Mackenzie cite des cas où la voix n'est revenue qu'à la trentième électrisation. Nous-même, nous avons été témoin de faits où le retour complet de la phonation ne s'est fait qu'au bout de plusieurs semaines. Il est bien entendu que nous ne parlons ici que d'aphonies nerveuses.

Dans le cas de paralysies par peur ou *a frigore*, la voix revient presque toujours à la première séance.

Dans les cas de paralysies anémiques, diphthéritiques, syphilitiques, les électrisations ne donnent pas d'aussi bons résultats. Il n'en est pas de même des applications topiques et même caustiques.

Dans les paralysies syphilitiques et diphthéritiques, ces applications rendent les plus grands services. On devra donner la préférence aux solutions de nitrate d'argent 1/20, à la teinture d'iode pure et au perchlorure de fer, portés dans le larynx à l'aide de l'éponge. Mackenzie propose des inhalations de chloroforme et de créosote. Il cite plusieurs cas de guérison.

Comme traitement général dans les paralysies hystériques, on prescrira le bromure de potassium à doses assez fortes, jusqu'à 6 et 8 grammes par jour, et on conseillera en même temps un régime tonique et l'hydrothérapie.

Dans les paralysies par peur et *a frigore*, les préparations de strychnine, de noix vomique en particulier, sont indiquées.

Pour l'anémie et les suites de la diphthérie, ce sont le fer et le quinquina qui donnent les meilleurs résultats.

Quant aux paralysies syphilitiques, nous conseillons les frictions mercurielles, l'iodure de potassium à haute dose, les inhalations de cinabre et les bains de vapeur.

Pour terminer le traitement des paralysies de causes générales, il ne nous reste plus qu'à parler de la gymnastique vocale. Nous entendons par gymnastique vocale l'exercice méthodique de la voix par le solfège.

Toutes les fois que l'on sera parvenu à rendre la voix à une personne atteinte de paralysie laryngée, il est bon de lui recommander de faire pendant quelque temps du solfège pour faire manœuvrer méthodiquement les muscles de son larynx.

De l'ensemble des faits que nous avons observés, il ressort qu'il est rare que la thérapeutique soit impuissante contre les paralysies de causes générales.

Il est loin d'en être de même pour les paralysies de causes locales. En effet, chacun sait combien le traitement est inefficace dans les cas d'anévrysmes soit de l'aorte soit de toute autre artère intra-thoracique.

Or, dans ces cas, la paralysie de l'une des cordes n'est plus qu'un symptôme, et c'est à la cause que doit s'attaquer la médication.

Il n'en est pas de même tout à fait dans l'adénopathie bronchique, surtout si l'adénopathie est de nature scrofuleuse ou syphilitique.

Dans ces cas, le meilleur médicament à employer est l'iode sous ses différentes formes, et principalement sous la forme de teinture alcoolique non acide (1 gr. d'iode pour 10 gr. d'acool à 90°). On prescrit au malade de prendre cette teinture par gouttes, en commençant par 5 gouttes et en augmentant chaque jour d'une goutte jusqu'à ce qu'il ait atteint 30 ou 40 gouttes, selon les âges.

Lorsque le nombre voulu est atteint, on lui recommande de diminuer la dose de une goutte chaque jour.

La teinture peut être prise telle quelle dans du vin de Malaga ou de Xérès, comme le prescrit Gueneau de Mussy, ou bien encore dans de l'eau d'amidon.

Prise de cette façon, elle semble mieux agir que l'iodure de potassium, car, dans ce cas, selon Gubler, elle se transformerait en iodure de sodium, forme sous laquelle elle est le mieux supportée.

Les sels de soude, en effet, sont loin d'être éliminés aussi rapidement par les différentes glandes que les sels de potassium.

La teinture d'iode pourra encore être prescrite en badigeonnages, et concurremment avec l'usage qu'on en fera à l'intérieur.

Il est aussi d'usage de prescrire de l'huile de foie de morue. Il faut pour cela que l'estomac du malade soit en bon état.

Dans l'adénopathie de nature scrofuleuse, les eaux arsenicales donnent souvent de bons résultats, de plus le séjour à la campagne vient se joindre dans ces cas à l'heureuse influence du traitement.

L'adénopathie syphilitique devra être combattue par les frictions mercurielles et par l'iodure de potassium.

Enfin, c'est encore à l'iodure que l'on devra avoir recours dans les tumeurs du médiastin dont la nature est si difficile à préciser.

On pourra dans ces cas essayer le chlorure d'or préparé et administré selon la méthode de Chrestien.

Dans les cas de paralysies des cordes par tumeurs du

cou, il est indiqué d'enlever la tumeur, si elle est simplement ganglionnaire, et si les organes voisins permettent cette ablation. Quant aux kystes du corps thyroïde, s'ils ne sont pas de nature cancéreuse, si l'état général du malade le permet, on peut tenter de les ponctionner, mais il faut être prévenu que ces ponc tions sont loin d'être exemptes de tout danger.

Enfin, dans le cas de cancer de l'œsophage, la maladie est au-dessus de toutes les ressources de l'art.

Dans toutes ces paralysies de différentes natures, le médecin devra surtout s'appliquer à soulager le malade en lui prescrivant surtout des narcotiques (belladone, ciguë, opium), car c'est souvent la gêne de la respiration et surtout les quintes de toux, qui le fatiguent.

Contre la toux, on se trouve généralement bien de gargarismes au bromure de potassium (15 pour 300) et de fumigations de guimauve et de pavot.

L'électricité elle-même ne devra pas être négligée, surtout si la paralysie est incomplète. Il arrive quelquefois que l'on peut rendre ainsi au malade un peu de voix, ce qui le trompe sur son état et lui donne de l'espoir.

NÉVROSES DU LARYNX

Bien que l'anesthésie et que l'hyperesthésie laryngées ne soient jamais que le résultat soit d'une affection de la muqueuse du larynx, soit d'une affection générale qui se traduit encore par d'autres manifestations soit du larynx, soit de tout autre organe, nous avons cru devoir leur réserver une place. Selon nous, notre manière de voir se trouve être justifiée par la prédominance que prennent chez certains malades ces symptômes laryngiens qui le plus souvent nécessitent un traitement tout particulier.

ANESTHÉSIE

Très fréquente, l'anesthésie laryngée, en raison même des causes qui la déterminent le plus souvent, se rencontre surtout chez la femme. C'est en effet presque toujours l'hystérie qui en est la cause directe. Cependant, la paralysie labio-glosso-laryngée, la syphilis, les inflammations ulcéreuses profondes de la muqueuse de l'organe vocal dans la tuberculose et le cancer peuvent lui donner naissance.

Mais, nous le repétons, les faits d'anesthésie les plus nombreux doivent être mis sur le compte de l'hystérie, et c'est ce genre d'anesthésie qui servira de type à notre description.

Le larynx atteint d'anesthésie hystérique ne présente aucune coloration particulière de sa muqueuse, toutes ses fonctions restent normales. La voix ne se trouve altérée ni dans son intensité, ni dans son timbre, la respiration est indemne. C'est presque toujours une fréquence inusitée de la toux qui met le médecin sur la trace de l'affection. Cette fréquence est due à la pénétration dans les voies aériennes de la salive ou de parcelles alimentaires. Ces corps étrangers, grâce à l'insensibilité du larynx, pénètrent dans la cavité laryngienne sans déterminer aucune action réflexe et là par un simple mouvement d'inspiration arrivent dans la trachée.

Il n'est pas rare de trouver chez les mêmes malades une anesthésie complète de la muqueuse pharyngée qui facilite encore la pénétration des corps étrangers dans la trachée.

Chez les hystériques, on retrouve souvent d'autres manifestations de l'affection principale, telles que la boule, des points d'anesthésie ou même d'hyperesthésie de la surface cutanée. Quelques-unes accusent de véritables attaques.

L'anesthésie laryngée due à une affection ulcéreuse locale n'est que très rarement complète. Il y a plutôt diminution de la sensibilité. Il n'est pas utile de s'étendre sur ce symptôme qui d'ailleurs se trouve être complètement effacé par les symptômes autrement sérieux de douleur, de perte de la voix, de gêne de la déglutition, d'œdème.

Dans la paralysie labio-glosso-laryngée, la perte de la sensibilité accompagne les troubles de la motilité. Les cordes vocales et la muqueuse laryngée conservent longtemps leur coloration normale, mais, à la dernière période, la muqueuse prend une coloration pâle, blafarde. Il semble que la circulation ne s'y fasse plus qu'avec difficulté.

Diagnostic. — Le diagnostic de l'anesthésie laryngienne est rendu certain par l'introduction dans le larynx soit d'une tige métallique, soit d'une éponge.

La manœuvre se fait sans aucune difficulté et sans déterminer aucune contraction réflexe.

Chez les hystériques, cette introduction est encore rendue plus facile par suite de l'anesthésie fréquente de la muqueuse pharyngée.

Le diagnostic de la cause n'offre guère plus de difficulté. On reconnaît, sans qu'il soit besoin de description spéciale, l'anesthésie due à une paralysie labio-glosso-laryngée, ou à une altération syphilitique ou cancéreuse de la muqueuse.

Quant à l'anesthésie hystérique, celle à laquelle on

devra toujours songer lorsqu'on sera en présence d'une femme, il est aussi inutile de la différencier des précédentes.

Pronostic. — Le pronostic de cette névrose de l'organe vocal ne présente aucune gravité, si on le rencontre chez une hystérique. Au contraire, il est extrêmement sérieux si on est en présence d'un paralytique, d'un cancéreux ou d'un syphilitique, car l'anesthésie laryngée, ainsi que nous l'avons vu, favorise l'entrée des corps étrangers dans les voies aériennes.

Traitement. — Outre le traitement de l'affection dont elle n'est qu'un symptôme, l'anesthésie laryngée nécessite des soins particuliers. Chez les hystériques, on devra prescrire l'hydrothérapie, et en particulier les douches dirigées sur le devant du cou et sur le fond du pharynx. Si la malade présente, ce qui est presque la règle, un certain degré d'anémie, on lui prescrira du fer en même temps que des bromures, et des préparations de valériane, d'asa fœtida, de musc, etc.

Il sera aussi très important de rechercher si la femme ne présente pas quelque affection utérine, telles que des déviations ou des déplacements de la matrice, ou des ulcérations du col.

L'électricité devra être portée directement dans le larynx à l'aide de l'un des excitateurs que nous avons décrits.

Quant aux anesthésies relevant des autres affections que nous avons signalées, elles ne sont que bien rarement justiciables des moyens thérapeutiques dont nous disposons.

Cependant, dans le cas où on supposerait la syphilis l'origine de tout le mal, le malade devrait être soumis aux frictions mercurielles, et en même temps on pratiquerait des électrisations.

HYPERESTHÉSIE

Les troubles hyperesthésiques du larynx sont plus fréquents que les troubles anesthésiques. Leurs causes en effet sont beaucoup plus nombreuses. Parmi les principales, il faut mettre en première ligne toutes les affections qui déterminent une irritation phlogistique prolongée de la muqueuse (laryngite catarrhale, angine striduleuse, rougeole, scarlatine, fièvre typhoïde, laryngites alcooliques, nicotiniques, phthisie laryngée, polypes du larynx, corps étrangers, etc.).

L'hystérie, l'irritation des filets nerveux par compression soit des récurrents, soit des pneumo-gastriques, l'inflammation de la gaine de ces nerfs, différentes affections du système nerveux central sont aussi fréquemment la cause d'hyperesthésie de la muqueuse du larynx.

Quelles que soient les causes de l'hyperesthésie laryngée, les symptômes en sont presque toujours les mêmes.

Tantôt c'est une douleur localisée dans le larynx, tantôt une sensation plus ou moins vive de chatouillement qui force le malade à tousser, tantôt la sensation d'un corps étranger, un sentiment d'obstruction, d'étranglement qui peut aller jusqu'à déterminer un spasme de la glotte.

Il est un genre de toux rauque, saccadée, intermittente, plus ou moins bruyante, disparaissant pendant le sommeil, qui constitue chez les hystériques un symptôme fréquent de l'hyperesthésie du larynx. C'est une toux en quelque sorte choréique, à laquelle on a donné le nom de toux des *aboyeurs*.

Nous l'avons rencontré chez des femmes hystériques mal réglées et ne présentant aucun autre symptôme de chorée.

Dans l'hyperesthésie, le larynx ne présente le plus souvent qu'une rougeur légère de son vestibule, quelquefois cette rougeur est plus accusée au niveau de la pointe des aryténoïdes et surtout au niveau de l'espace inter-aryténoïdien.

Nous ne parlons pas, bien entendu, des cas où elle est déterminée par la présence de néoplasmes ou d'ulcérations, qui entretiennent toujours une inflammation de voisinage, se traduisant souvent par de la suppuration ou par des œdèmes.

De même que pour l'anesthésie, tous les efforts du

médecin devront tendre à rechercher la cause de l'hyperesthésie.

Une rougeur prononcée de l'organe vocal, sans tumeurs, sans ulcérations, devra faire songer à une laryngite catarrhale aiguë ou chronique.

L'absence de toute lésion appréciable à l'œil chez une femme nerveuse devra faire songer à l'hystérie.

La percussion, l'auscultation de la poitrine apprendront au médecin s'il existe des ganglions trachéo-bronchiques, une tumeur des médiastins, un anévrysme de l'aorte, etc., susceptibles de comprimer soit les laryngés, soit les pneumo-gastriques. Enfin les troubles de la sensibilité générale ou de la motilité ou de l'intelligence indiqueront l'évolution d'une affection du système nerveux central.

Traitement. — De même que l'anesthésie, l'hyperesthésie du larynx nécessite quelquefois un traitement spécial venant au secours du traitement institué contre l'affection qui la détermine.

C'est ainsi que, dans bien des cas, on tirera d'excellents effets d'inhalations de chloroforme, sans aller jusqu'à l'anesthésie. Ces inhalations seront utiles lorsque le malade accusera des sensations de chatouillement, de brûlure, le forçant à tousser d'une façon spasmodique.

Les fumigations narcotiques faites avec les solanées, et en particulier avec le datura, feront souvent cesser des quintes de toux fort pénibles.

Enfin, dans bien des cas, on devra avoir recours à des applications locales faites avec du laudanum, une solution concentrée de bromure de potassium ou mieux avec une solution de morphine de 40 centigrammes pour 20 grammes d'eau de laurier-cerise.

POLYPES DU LARYNX

Définition. — On donne le nom de polypes du larynx à toutes les tumeurs bénignes de cet organe, quels qu'en soient d'ailleurs la grosseur, la coloration, la forme, la consistance, le siège, etc... Il faut cependant retrancher de cette classification certaines végétations que l'on rencontre dans le larynx, et qui, comme nous l'avons vu, peuvent s'y développer sous l'influence de la tuberculose, de la syphilis ou du cancer.

Historique. — En remontant aussi haut que possible dans la science, on ne trouve relaté aucun cas de polype du larynx antérieur à 1750.

A cette époque, Koderik, cité par G. Herbineaux dans une lettre à M. Roux, publiée en 1771, relate un fait de polype laryngien.

En 1767, Lieutaud, dans son histoire anatomo-médicale (obs. 63 et 64), en décrit deux cas ; en ajoutant à ces trois cas, deux cas douteux rapportés par Renaud, deux autres publiés par Andral dans son précis d'anatomie pathologique, nous aurons épuisé la liste des faits cités par Gerdy dans sa thèse sur les polypes, thèse soutenue devant la Faculté de Paris en 1833.

La nomenclature publiée par Gerdy était d'ailleurs incomplète; Ehrmann de Strasbourg, en 1850, publia une monographie des polypes laryngiens et cite huit autres cas publiés avant l'année 1833.

Ces observations sont dues à Desault, Pelletan, Schultz (de Deux-Ponts), Otto Seltenne, Senn de Genève.

A partir de cette époque, Ehrmann nous fait connaître une série d'observations dues à Albers de Bonn, à Dupuytren, à Brauers (de Louvain), à Siemon Dawosky, à Rayer, à Trousseau, à Gérardin, à Mayo de Winchester, à Ryland, à lui-même Ehrmann (1837), à Rendtorff, à Gottelieb Gluge, à Albers de Bonn (2e obs.), à Stallard, à Hermann (1844), à Ruef, à Bertrand.

En 1854, Middeldorpf publia à Breslau un travail dans lequel il rapporte 64 cas de polypes laryngiens, en citant bien entendu ceux que nous avons notés et en y ajoutant des observations dues à lui-même, à Regnoli, à Rokitanski, à Gurdon Buck, à Horace Green. Si nous ajoutons à ces observations un cas dû à Barker (1855), un autre à Maisonneuve (1856) et enfin un dernier publié en 1859 par le Dr Pratt, nous aurons épuisé la liste des cas de polypes laryngiens connus avant l'usage du laryngoscope, les uns diagnostiqués sur le vivant, les autres trouvés seulement sur le cadavre; ce sont là de beaucoup les plus nombreux d'ailleurs.

Autant la littérature médicale était pauvre de faits bien observés de polypes laryngiens avant la découverte du laryngoscope, autant elle devient riche à partir de ce jour.

En 1859, le 8 janvier, Germak publie la première observation de polype diagnostiqué avec le laryngoscope. Vinrent après lui Turck, Lewin, Gibb, Fauvel, Walker et bien d'autres. Bruns de Tubingen publie sur le sujet une monographie qui date de 1865, monographie dans laquelle il décrit 17 cas bien observés. En 1866, Elsberg de Philadelphie en publie 13 autres. En 1868, Bruns en publie 23 nouveaux cas. En 1871, M. Mackenzie publie sa belle monographie contenant 100 observations. Stöerk, Tobold, Schnitzler, Oertel, Schroetter, Hopmam, de 1871 à 1876, en publient 454 observations. En 1876, paraît l'ouvrage de Fauvel qui donne en détail les observations de 300 polypes laryngiens, dont 221 opérés par les voies naturelles. Nous nous contenterons à partir de cette époque de citer simplement les noms des auteurs de différents travaux et de différentes publications ayant trait au sujet qui nous occupe. Les principaux sont : Carlo Labus de Milan, Causit, Mandl, Krishaber, Navratil de Pesth, Jelenffy, Ruppaner, Lefferts, Elsberg, Sommerbrodt, Poyet et bien d'autres encore.

Fréquence. — L'historique rapide que nous venons de faire, montre d'une façon péremptoire combien sont fréquents les polypes laryngiens. Il n'est pas de médecin ayant appliqué quelquefois le laryngoscope qui n'en ait observé quelques cas.

De l'ensemble des observations publiées par les différents auteurs, il résulte que les polypes du larynx sont manifestement plus fréquents chez l'homme que chez la femme, chez le vieillard que chez l'enfant. Chez ces derniers, on rencontre quelquefois des polypes congénitaux qui sont presque toujours de nature papillaire, ainsi que l'a démontré Causit.

Quant à la fréquence des polypes, envisagée au point de vue des professions, on peut dire d'une façon générale que celles qui nécessitent des efforts violents de la voix ou même un usage forcé de l'organe vocal sont celles qui en fournissent le plus d'observations (avocats, chanteurs, professeurs, prédicateurs, militaires, etc.).

Au point de vue de leur nature, nous verrons dans un instant que certaines tumeurs sont beaucoup plus fréquentes que d'autres, et que les papillômes et les adénômes sont de beaucoup les plus nombreux.

Causes. — Les causes qui amènent le développement des polypes laryngiens échappent le plus souvent à toutes nos investigations.

Cependant, il en est quelques-unes que l'on peut signaler en les considérant plutôt comme déterminantes que comme véritablement directes.

En première ligne, signalons une véritable diathèse polypeuse, se traduisant par des papillômes de diverses régions, mains, paupières, pieds, etc.

Il nous est arrivé très souvent de trouver des polypes

papillaires du larynx chez des personnes qui étaient porteuses de verrues de la peau ou qui en avaient été atteintes à un moment de leur existence. D'autre part, il semble dans certains cas qu'il y ait une véritable hérédité, car, étant chef de clinique du Dr Fauvel, j'ai eu l'occasion de trouver le frère et la sœur atteints de papillômes laryngiens, et les deux malades m'affirmèrent que leur père avait présenté identiquement les mêmes symptômes d'altération de voix qu'ils présentaient eux-mêmes. Tous les deux aussi étaient atteints de verrues des mains.

J'ai eu occasion depuis, d'opérer à quelques jours de distance deux frères atteints de polypes papillaires du larynx.

Les congestions fréquentes ou chroniques de l'organe vocal peuvent être considérées comme une cause fréquente du développement des polypes laryngiens, lorsque ces congestions portent surtout sur les cordes vocales inférieures qui, nous le verrons dans un instant, sont presque toujours le siège des polypes. Ce sont les congestions déterminées par les efforts de voix, par les cris, qui font que certaines professions prédisposent plus que d'autres au développement des polypes.

Il est encore quelques professions, telles que celles de chimiste, d'orfèvre, d'aiguiseur, de boulanger, etc., qui déterminent et entretiennent des congestions du larynx soit par inhalation de vapeurs irritantes, soit par aspiration de poussières.

Parmi les causes qui déterminent aussi des congestions des cordes vocales inférieures, il nous faut encore citer l'abus du tabac et en particulier de la cigarette, et enfin l'abus des liqueurs alcooliques.

Siège. — Les cordes vocales inférieures sont presque toujours le siège des polypes laryngiens. Il est extrêmement rare d'en trouver sur l'épiglotte, sur les cordes vocales supérieures et dans la région aryténoïdienne. On en rencontre quelquefois à l'entrée de la trachée, dans la partie accessible à la vue, et c'est pour cela que nous les signalons ici. Parmi les différentes portions des cordes vocales inférieures, il en est quelques-unes qui sont beaucoup plus fréquemment atteintes que d'autres.

On peut dire d'une façon générale que les deux tiers des polypes laryngiens se développent sur les bords libres des cordes inférieures et surtout sur le tiers antérieur de ces bords libres. On en rencontre encore souvent au niveau du tiers moyen, tandis qu'il est très rare d'en trouver au niveau du tiers postérieur. Nous verrons, à propos de l'anatomie pathologique des polypes, qu'ils se développent surtout aux dépens des portions papillaires et glanduleuses de la muqueuse; or, si nous nous reportons à l'anatomie normale telle que nous l'a fait connaître Coyne, il est facile de voir que ce sont précisément les deux tiers antérieurs des cordes vocales inférieures qui sont le plus riches en papilles et en glandes, tandis que leur portion postérieure en est presque totalement dépourvue.

On rencontre souvent des polypes dans l'angle commun des cordes vocales inférieures ; on en trouve aussi sur les faces supérieures et sur les faces inférieures de ces cordes.

Ces derniers sont le plus souvent insérés sur le bord libre de la corde et ont envahi petit à petit soit la face inférieure, soit la supérieure.

Enfin le polype peut s'être développé dans l'un des ventricules du larynx, c'est-à-dire sur la face supérieure de la corde. Ce n'est en général que lorsqu'il a atteint un certain développement qu'il devient apparent dans ces cas. Il faut qu'il vienne déborder en quelque sorte du côté de la glotte ou bien encore qu'il soit inséré à la corde par un pédicule assez long pour lui permettre un certain degré de déplacement.

Les polypes de l'épiglotte sont le plus souvent kystiques et siègent presque invariablement sur le bord libre de l'opercule. Quant aux polypes inter-aryténoïdiens, toujours glandulaires, leur nom même indique suffisamment leur siège.

Les polypes des cordes vocales supérieures siègent sur les bords libres de ces replis, excepté dans les cas où des papillômes, d'abord développés dans l'angle commun des cordes inférieures, finissent par envahir les supérieures, et alors toute leur surface peut être atteinte ainsi que la face postérieure de l'épiglotte elle-même.

Anatomie pathologique. — Nous ne ferons dans ce paragraphe que l'anatomie histologique des polypes du larynx. Les autres caractères de ces petites tumeurs (forme, consistance, couleur, aspect, etc., constituant leur anatomie macroscopique) ne seront décrits qu'à propos de l'examen laryngoscopique.

Papillômes. — Sur une coupe perpendiculaire à l'axe d'un papillôme laryngien, on observe, en allant du centre à la circonférence, d'abord une petite artère en forme d'anse, entourée d'un réseau de capillaires veineux.

Ces vaisseaux sont reliés entre eux par des fibrilles de tissu connectif assez lâche, et la papille ainsi constituée, est recouverte d'un épithélium pavimenteux stratifié dont les couches successives sont d'autant plus déformées qu'elles sont plus rapprochées du centre. Les cellules de la périphérie sont larges et desquamées. Quelquefois elles offrent les mêmes dimensions et les mêmes déformations que celles du centre et cette variété prend le nom de papillôme corné. D'autres fois, la présence d'une plus grande quantité de fibres de tissu connectif fait donner au papillôme le nom de muqueux. Pour nous résumer, un vaisseau artériel central entouré de capillaires veineux soutenus par des fibres de tissu connectif enserrés par de nombreuses couches épithéliales, telle est la constitution microscopiquement parlant, d'un papillôme laryngé.

Adénômes. — Les adénômes laryngiens sont des

polypes glandulaires qui sont presque toujours uniques, arrondis, à surface lisse, pédiculés. Ils ont toujours pour point de départ une ou plusieurs glandes de la muqueuse sur laquelle ils se sont développés, et ces glandes ne diffèrent des glandes normales que par leur hypertrophie seule. Les culs-de-sac des glandes sont normaux et viennent s'ouvrir à la surface de la muqueuse qui tapisse la petite tumeur; quant à l'épithélium qui remplit ces culs-de-sac et les canaux excréteurs, il s'amasse par couches beaucoup plus nombreuses, en même temps que les cellules prennent des proportions considérables.

Il n'est pas rare de voir les cellules épithéliales devenir graisseuses et même subir une dégénérescence colloïde. En même temps que les culs-de-sac glandulaires prennent des proportions plus grandes, le tissu conjonctif inter-acineux, devient plus abondant et dans ses mailles rampe souvent un lacis de petits vaisseaux dilatés.

Fibrômes. — De même que les précédentes, ces tumeurs sont presque toujours solitaires dans le larynx, mal pédiculées, et n'atteignent jamais un grand développement. La muqueuse qui les recouvre est toujours assez mince pour que la couleur blanche nacrée de la tumeur apparaisse par transparence.

Quant à la tumeur, elle se compose de cellules fibroplastiques présentant des prolongements multiples et irréguliers s'anastomosant entre eux.

Ces cellules sont séparées et englobées dans une masse de tissu fibreux s'entre-croisant dans tous les sens comme on en rencontre dans le derme. Les vaisseaux sont très rares et d'un très petit diamètre. Quelquefois à la surface de la tumeur, on rencontre quelques fibres élastiques.

Myxômes. — Les myxômes laryngés sont fort rares et ressemblent assez comme aspect aux polypes des fosses nasales. Au microscope, on les trouve composés d'un réticulum de vaisseaux capillaires dont les mailles peu serrées contiennent des globules de sang et de tissu muqueux dont les cellules sont grandes, fusiformes, anastomosées par de nombreux prolongements. Entre les mailles de ce réseau, on rencontre des cellules arrondies, granuleuses, n'ayant aucune connexion avec les autres éléments.

A la surface de la tumeur, on trouve assez souvent des fibres élastiques qui paraissent être dépendantes de la muqueuse laryngée.

Le liquide abondant que laissent exsuder ces tumeurs après leur ablation est d'un jaune pâle, quelquefois rosé. Aussi y trouve-t-on des globules de sang, des cellules de différentes formes et des lambeaux d'épithélium cylindrique. Si l'on examine le liquide immédiatement après l'opération, on y trouve quelquefois de l'épithélium à cils vibratils, épithélium enlevé probablement à la muqueuse normale du larynx pendant l'opération.

Angiômes. — Nous avons eu plusieurs fois l'occasion d'examiner au microscope des angiômes caverneux du larynx. Notre ami M. le Dr Duret a bien voulu nous donner la description de l'une de ces tumeurs. Elle se composait d'une série d'alvéoles irréguliers et polygonaux dont les cloisons étaient formées de tissu fibreux très fin dont les éléments plasmatiques étaient invisibles.

Ces alvéoles communiquaient largement, ce que l'on voyait fort bien lorsqu'avec un pinceau on en avait chassé les globules de sang qui les encombraient. Par ce procédé encore, on pouvait constater qu'ils étaient tapissés par un épithélium aplati.

Quant au sang qui remplissait la tumeur, il présentait toutes ses qualités normales.

Le polype était recouvert par une muqueuse mince dont le revêtement épithélial paraissait en certains points plus épaissi qu'à l'état normal.

Symptômes. — Les symptômes des polypes laryngiens doivent être divisés en symptômes fonctionnels et en symptômes physiques.

Les symptômes fonctionnels comprennent :

1° L'altération de la voix;

2° Celle de la respiration;

3° Celle de la déglutition.

A. Altérations de la voix. — Quels que soient le siège, la forme, le volume d'un polype laryngien, sa présence entraîne toujours une altération plus ou moins profonde de la voix. Cette altération peut aller de la simple dysphonie à l'aphonie la plus complète, et, ce qui étonne bien souvent, c'est qu'un petit polype altère quelquefois la voix plus profondément qu'un autre beaucoup plus volumineux. Nous allons en voir la raison dans un instant.

Les polypes qui se développent sur l'épiglotte n'altèrent généralement la voix que très peu, ce qui tient à ce qu'ils n'ont aucun point de contact avec les cordes vocales inférieures. Pour que ce contact se fasse, il faut que la tumeur se soit développée au niveau de la face postéro-inférieure de l'opercule, et qu'elle ait pris un accroissement assez important pour venir reposer sur les cordes par la face inférieure de sa périphérie.

Dans ce cas, la voix prend un timbre particulier; elle devient sourde, étouffée, il semble que le malade parle dans le lointain ou dans une amphore.

Ce que nous venons de dire à propos des polypes de l'épiglotte peut encore s'appliquer à ceux qui prennent naissance sur les replis ary-épiglottiques, sur les aryténoïdes et même sur les cordes vocales supérieures. Cependant, ceux-ci demandent un accroissement moins grand pour gêner l'action des cordes vocales inférieures, en raison de leur proximité plus grande.

Au contraire, les polypes qui se développent dans l'espace inter-aryténoïdien, bien que n'intéressant pas les cordes inférieures, amènent toujours très rapidement une dysphonie plus ou moins intense en s'opposant au rapprochement de ces cordes en arrière, comme le ferait un corps placé entre les deux branches d'un compas.

Il est donc facile de déduire de là, que plus le polype sera volumineux, et plus l'altération de la voix sera profonde.

Les polypes des cordes vocales inférieures, de beaucoup les plus fréquents, entraînent toujours des accidents vocaux prononcés et qui ne sont pas toujours en rapport avec leur volume.

C'est surtout par leur position qu'ils s'opposent au libre fonctionnement des cordes.

Si la tumeur s'est développée sur l'une des faces de la corde vocale, tant qu'elle sera petite, sa présence ne se fera que peu sentir.

Le malade sera dysphone, parce que sa corde malade ne vibrera pas à l'unisson avec l'autre.

Petit à petit, le polype se développant, la voix s'altèrera progressivement, ce qui tient à ce qu'il finit par déborder le bord de la corde sur laquelle il est implanté, et qu'il en arrive à entraver les vibrations de la corde saine.

Il n'est pas rare de voir des malades qui, après avoir été très enroués dans de telles conditions, recouvrent peu à peu une voix plus claire, plus vibrante. Le polype, en effet, après s'être opposé par sa présence au rapprochement des lèvres de la glotte, se loge petit à petit soit au-dessus, soit au-dessous des cordes, ou même il se creuse en quelque sorte une loge dans la corde saine. Il se fait alors une sorte d'imbrication qui permet un rapprochement presque complet des bords libres de la glotte. Le premier fait se produit lorsque la tumeur est molle ou de peu de consistance, comme le sont en général les papillômes; le second arrive au contraire lorsque le polype est fibreux ou dur.

Les polypes des bords libres des cordes vocales inférieures sont toujours à leur début la cause d'un enrouement très prononcé dû au défaut de rapprochement des bords libres. Ce défaut de rapprochement est d'autant plus prononcé que le polype s'est développé plus près de l'angle commun des cordes.

Si la tumeur n'est pas pédiculée, l'enrouement s'accentue à mesure qu'elle se développe, car l'écartement des cordes augmente en raison directe de ce développement. Si, au contraire, le polype est pédiculé, et si son pédicule est mou, à mesure qu'il grossit, la voix, très enrouée d'abord, reprend vite une partie de ses qualités de force et de timbre. Cela tient à ce que, grâce à la façon dont il est attaché, le polype tombe du côté de la trachée pendant l'inspiration, ce qui permet aux bords libres de se rapprocher, n'étant plus séparés que par l'épaisseur du pédicule. Quelquefois, à la suite d'une expiration brusque, d'un effort de toux, la tumeur est chassée au-dessus des cordes, elle repose alors sur leurs faces supérieures et la voix s'enroue de nouveau jusqu'à ce qu'une large inspiration permette au polype de repasser dans la trachée. Enfin, il arrive que la voix se perd momentanément au milieu d'une phrase, car le polype mobile, chassé en haut par l'expiration, vient se faire pincer entre les lèvres de la glotte, dont il entrave le rapprochement jusqu'au moment où il est aspiré de nouveau.

Il n'est pas très rare de rencontrer dans le larynx, au niveau des bords libres des cordes, plusieurs polypes développés sur les bords libres.

Il semblerait au premier abord que la voix dût être plus altérée dans ce cas. Il n'en est rien.

Si ces polypes sont papillaires, c'est-à-dire mous, ils finissent par s'imbriquer de telle sorte que, vibrant en même temps que les cordes sur lesquelles ils sont implantés, le malade peut se faire encore entendre et parler quelquefois avec une voix assez bonne.

Si, au contraire, ces polypes présentent une consistance plus grande, la voix se perd complètement, s'ils sont situés directement en face l'un de l'autre, car, dans ce cas, le défaut de rapprochement des lèvres de la glotte se trouve très accentué. S'ils sont situés l'un plus en arrière que l'autre, l'engrènement peut encore se faire, et la voix ne se trouve pas être complètement perdue.

B. *Altérations de la respiration.* — Ainsi qu'il est facile de le supposer a priori, on peut dire, en thèse générale, que la gêne de la respiration produite par la présence d'un polype dans le larynx, est en raison directe de la grosseur de ce polype.

Pour que la respiration soit gênée dans son fonctionnement, il faut qu'il y ait rétrécissement de l'ouverture glottique, ce qui permet d'avancer que les polypes développés sur l'épiglotte, les replis ary-épiglottiques, les cordes vocales supérieures sont rarement la cause d'accidents de ce genre.

Les polypes qui amènent de la gêne de la respiration sont ceux qui siègent sur les cordes vocales inférieures, et en particulier sur leurs bords libres. Inutile de dire qu'à leur début, c'est-à-dire tant que l'espace qu'ils occupent dans l'aire glottique n'est que minime, la gêne ne se fait pas sentir.

Mais lorsqu'ils atteignent le volume d'un fort pois ou d'une petite noisette, le malade accuse un sentiment très prononcé de gêne et même d'oppression. Si le polype est pédiculé, en faisant des efforts d'expiration brusques, il produit un bruit de soupape ou d'explosion que les personnes voisines peuvent entendre.

Dans presque tous les cas, même lorsque le polype est très petit, le malade accuse encore une sensation plus ou moins douloureuse au niveau de la fourchette sternale et à la base de la poitrine, douleur qu'il faut attribuer aux efforts inconscients qu'il fait pour respirer.

Au point de vue de la respiration, c'est tantôt l'inspiration, tantôt l'expiration qui est pénible.

Cela tient à la situation même du polype qui fait l'office d'une soupape. Est-il situé au-dessus du plan des cordes vocales inférieures, c'est l'inspiration qui est gênée. Est-il situé au-dessous des cordes, ou tombe-t-il dans la trachée, grâce à un pédicule suffisant, l'expiration devient fort difficile, tandis que l'inspiration se fait sans peine. Il est bien entendu que nous parlons ici de polypes déjà volumineux mais insuffisants à boucher l'ouverture glottique entière. Les polypes assez gros pour donner ce résultat ne sont pas exceptionnellement rares. Tous les laryngoscopistes ont cité des cas où avant de tenter l'extraction par les voies naturelles, ils ont cru de leur devoir de pratiquer la trachéotomie préalable, dans la crainte de voir leur malade succomber par asphyxie pendant les tentatives d'extraction.

C. *Altérations de la déglutition.* — Bien que ces altérations soient fort rares dans les cas de polypes laryngiens, nous avons cru devoir signaler leur possibilité.

La déglutition peut se trouver altérée lorsqu'un polype volumineux s'est développé sur l'épiglotte.

Elle peut encore se trouver gênée lorsque le siège de la tumeur se trouve être sur l'un des replis ary-épiglottiques ou dans la région aryténoïdienne, surtout si la saillie ne se fait pas du côté du larynx mais du côté de la face postérieure du plateau cricoïdien.

C'est surtout lorsque le polype est assez gros pour amener des accidents de dyspnée qu'il peut être la cause d'une gêne toute réflexe de la déglutition.

Cette gêne pourrait encore exister si un polype se développait dans l'un des sinus pharyngo-laryngés ou *sinus piriformes;* nous n'avons jamais eu l'occasion d'en examiner de cas.

Douleur. — La présence d'un polype laryngien ne détermine en général aucune douleur.

Cependant, ce symptôme peut apparaître dans le cas où la tumeur viendrait à s'ulcérer; les auteurs en ont signalé quelques cas.

Chose singulière, si on se rapporte aux nombreuses observations publiées, on sera très étonné de voir que la sensation même d'un corps étranger dans le larynx fait presque toujours défaut. Il n'y a donc à signaler comme symptôme douloureux existant souvent, que cette douleur sternale que nous avons notée à propos de la gêne de la respiration dont elle est la conséquence.

Signes physiques laryngoscopiques. — Les caractères physiques des polypes laryngiens nous sont révélés par l'examen laryngoscopique. Ce sont : le volume, la forme, la coloration qui constituent l'aspect de la tumeur, aspect qui permet à l'œil d'en apprécier la consistance et souvent la nature. Bien que nous ayons parlé déjà du siège des tumeurs laryngées, nous croyons utile, à propos de l'examen laryngoscopique, de revenir sur ce sujet, en parlant de chaque variété de polypes en particulier.

Les différents caractères physiques des polypes variant beaucoup selon leur nature, nous les décrirons successivement dans chaque groupe, ce qui facilitera beaucoup notre tâche.

Papillômes. — Les tumeurs papillaires du larynx siègent en général dans l'angle antérieur des cordes vocales inférieures, et plus souvent sur les bords libres de ces cordes. Nous avons vu que ces tumeurs peuvent se généraliser et envahir presque toute l'étendue de l'organe vocal (voy. pl. IV, fig. 19 et 20).

Le papillôme du larynx peut être pédiculé ou sessile, cette dernière forme est la plus fréquente. Il apparaît le plus souvent dans la région glottique sous forme d'une tumeur qui varie comme grosseur entre celle d'un grain de millet, d'une fève ou même d'une petite noix. La couleur en est rosée, quelquefois blanchâtre, quelquefois nacrée. La surface en est grenue, rugueuse, chagrinée, divisée par des sillons et presque toujours aussi, en raison même de ces inégalités, le papillôme est recouvert de mucosités visqueuses, gluantes, blanchâtres ou jaunâtres qui masquent sa véritable coloration. Il n'est pas rare de voir à la surface de ces tumeurs, quand elles ont acquis un certain développement, des taches rosées, brunâtres, quelquefois noires, qui sont le fait d'extravasations sanguines dues à la rupture de petits vaisseaux. La consistance des papillômes laryngés n'est pas très grande, et l'œil a parfaitement conscience de ce caractère. Ils se déchirent en effet avec facilité, et il n'est pas rare de voir les malades en rejeter des parcelles à la suite de violents efforts de toux. Ces parcelles s'écrasent facilement sous le doigt.

En un mot, les papillômes du larynx ressemblent beaucoup comme aspect aux papillômes de la verge et des grandes lèvres. Nous avons vu qu'ils leur ressemblaient encore plus au point de vue de leur structure intime.

Adénômes. — Les polypes glandulaires du larynx ou adénômes se présentent le plus souvent sous forme de tumeurs arrondies plus ou moins pédiculées. Leur volume peut atteindre celui d'une forte noisette, rarement celui d'une noix (voy. pl. IV, fig. 22).

Presque toujours arrondis, avons-nous dit, ils sont quelquefois divisés en plusieurs lobes, ce qui paraît être dû au pincement de telle ou telle de leur partie entre les lèvres de la glotte, au fur à mesure que se faisait leur développement. Ils sont presque toujours rosés à leur surface, qui est toujours lisse, quelquefois sillonnée de petits vaisseaux dilatés. En raison même du poli de cette surface, les mucosités ne peuvent s'y arrêter, ce qui permet à l'œil de l'observateur de bien apprécier la coloration des adénômes. De l'ensemble de ces caractères, il résulte qu'il est facile d'imaginer que ces tumeurs ne sont pas très consistantes, ce qui est la vérité. Elles se déchirent facilement entre les pinces, dans les cas où le pédicule ne cède pas à une traction modérée.

De même que les papillômes, les adénômes se développent de préférence dans l'angle commun des cordes vocales inférieures et sur leurs bords libres dans leur portion antérieure.

Fibrômes. — Les fibrômes, relativement rares, atteignent peu communément dans le larynx un volume dépassant celui d'un petit haricot. Ils sont presque toujours arrondis assez régulièrement, tantôt situés sur le bord libre des cordes inférieures, tantôt sur l'une de leurs faces.

Toujours d'une coloration blanchâtre, quelquefois légèrement bleutée, on en rencontre dont la surface est sillonnée de petits vaisseaux dilatés (voy. pl. IV, fig. 21).

De l'ensemble de ces caractères, ressort l'*idée* d'une tumeur solide, idée justifiée par le toucher, car, lorsque l'on presse ces tumeurs entre les doigts, on leur trouve tantôt une résistance presque cartilagineuse, tantôt une consistance analogue à celle de la gomme élastique.

Lorsqu'on les incise, le tissu crie sous le bistouri, la coupe se fait nette et luisante, et si l'on presse les fragments entre les doigts, on en fait sourdre un liquide rosé légèrement gluant.

Il est très rare de trouver en même temps plusieurs fibrômes dans le larnyx.

Myxômes. — Les myxômes peuvent atteindre un volume assez considérable dans le larynx.

Le Dr Fauvel cite un cas dans lequel des portions du polype rejetées par le malade dans des efforts de toux, réunies aux portions qu'il enleva avec des pinces, constituaient comme ensemble une tumeur du volume d'une grosse noix.

La forme de ces tumeurs ne peut être appréciée que d'une façon incomplète, car, toujours très molles, elles se moulent en quelque sorte sur les parties avec lesquelles elles sont en contact. Cependant, on peut dire qu'elles sont arrondies généralement. Leur coloration est jaunâtre, un peu rosée; elles sont transparentes, gélatineuses et ressemblent, à s'y méprendre, aux polypes vésiculeux des fosses nasales. Nous avons dit que leur consistance était molle, ce qui explique que le malade peut en rejeter des portions. Cette expulsion spontanée est encore facilitée par ce fait que presque toujours les myxômes du larynx sont pédiculés. Ils siègent en général dans l'angle commun des cordes et sur leurs bords libres. Une fois arrachés, ils se flétrissent rapidement, laissant écouler un liquide jaune citrin, assez abondant.

Angiômes. — De même que les myxômes, c'est là une variété très rare de polypes laryngiens. Ils sont arrondis et dépassent rarement le volume d'un pois. D'une coloration rouge foncé, ils sont quelquefois violacés, presque noirâtres (voy. pl. IV, fig. 27).

On ne peut mieux les comparer qu'à une de ces petites tumeurs sanguines qui se produisent sur la peau violemment pincée. Ils sont presque toujours sessiles et siègent sur le bord libre des cordes ou sur leurs faces supérieures, tantôt en avant, tantôt en arrière, tantôt au milieu. MM. Mackenzie et Fauvel ont tous les deux eu occasion d'examiner et de traiter un angiôme développé sur la paroi interne du tissu pharyngo-laryngé du côté droit. La tumeur dans ces cas était inégale à sa surface, rugueuse, presque noire, et ressemblait à un paquet variqueux.

Ces deux tumeurs furent détruites avec la galvanocaustie.

Diagnostic. — Le médecin qui ne s'en rapporterait qu'aux symptômes fonctionnels et aux symptômes physiques fournis par l'auscultation, la percussion et l'exploration digitale du larynx, pour diagnostiquer la présence d'un polype laryngien, se mettrait bien souvent dans le cas de commettre une erreur. Le laryngoscope seul qui met la lésion sous les yeux de l'observateur permet de faire un diagnostic certain, irrécusable.

Il permet surtout de faire le diagnostic différentiel des diverses tumeurs. D'après les caractères physiques que nous avons assignés à chaque sorte de polype, le laryngoscopiste un peu versé dans sa profession saura presque toujours s'il a affaire à un papillôme, à un adénôme, à un fibrôme, etc... Il en diagnostiquera le siège précis, chose extrêmement importante au point de vue du traitement.

Au point de vue différentiel, il faudra bien s'assurer, avant d'entreprendre l'extraction d'un polype, si l'on n'est pas en présence de végétations tuberculeuses, syphilitiques, ou si la tumeur n'est pas carcinomateuse.

Nous ne reviendrons pas en détail sur les caractères de ces différentes tumeurs que nous avons décrites à propos de la phthisie laryngée, de la syphilis et du cancer; nous nous contenterons simplement de faire un exposé très rapide de ces lésions.

Les végétations tuberculeuses siègent le plus souvent au niveau de la partie postérieure des cordes, là où elles s'insèrent à l'apophyse antérieure de l'aryténoïde ou processus vocalis. Elles ont toujours été précédées d'une ulcération plus ou moins étendue et sont elles-mêmes très souvent ulcérées.

Elles revêtent à peu de chose près l'aspect d'un papillôme à grain très fin, mais elles sont décolorées, livides et toujours recouvertes de mucosités purulentes. La corde qui en est atteinte est toujours rouge et plus ou moins épaissie, l'aryténoïde voisin est presque toujours œdématié. Les muqueuses circonvoisines, celles du pharynx et du voile du palais en particulier, sont décolorées ; enfin le malade présente toujours des symptômes de tuberculose pulmonaire. La toux est invariablement quinteuse et fréquente, car dans ces cas, outre la cause pulmonaire qui la détermine, le malade a la sensation d'un corps étranger laryngien, sensation qui parfois est douloureuse et détermine un sentiment de brûlure intense pendant la déglutition, surtout s'il existe un œdème aryténoïdien.

Les végétations syphilitiques ressemblent beaucoup aux papillômes. Cependant, étant donné un malade ayant été atteint de la vérole, si on rencontre dans son larynx des végétations d'un rouge sombre, siégeant tantôt sur les cordes vocales inférieures, plus souvent sur les supérieures et dans l'espace inter-aryténoïdien, on sera en droit de les mettre sur le compte de la diathèse ; à plus forte raison, si on trouve dans le pharynx, sur la peau en un endroit quelconque du corps, d'autres manifestations.

Quelques gommes laryngées bien circonscrites peuvent en imposer pour des polypes laryngiens. Il suffit de se rappeler que les accidents de cette nature se développent de préférence au niveau de l'épiglotte, des cordes vocales supérieures et des aryténoïdes, lieux sur lesquels on ne rencontre que rarement des polypes.

De plus, la tumeur gommeuse avant sa période ulcéreuse est toujours arrondie assez uniformément, sa surface lisse est toujours d'un rouge sombre violacé et, chose importante, elle n'est *jamais* pédiculée.

Les tumeurs cancéreuses sont souvent prises au début pour des polypes. L'erreur est très excusable, dans ce sens qu'un épithélioma laryngien, surtout s'il débute par l'une des cordes inférieures, est en quelque sorte un véritable polype, puisque quelques-uns d'entre eux ont guéri à la suite d'arrachements, ainsi que l'ont démontré Mackenzie et Fauvel.

Cependant, en général l'épithélioma à son début peut être reconnu. La tumeur est sessile à base très large. Il semble que toute la corde participe au développement de la tumeur. Elle est toujours injectée et infiltrée aux alentours de la tumeur, ce que l'on ne trouve jamais dans les cas de polypes bénins.

La marche de la maladie, quoique lente, suffira pour poser le diagnostic qui se trouvera encore confirmé si après des tentatives d'arrachement on remarque que la petite plaie a peu de tendance à se cicatriser. L'état général du malade, son âge, ses antécédents, fourniront encore de précieux renseignements.

Il est encore une affection fort rare qui peut en imposer pour un polype laryngien. Je veux parler de l'éversion de la muqueuse ventriculaire. Cette éversion, qui peut se faire à la suite de violents efforts de toux, amène la production d'une tumeur volumineuse dans le larynx, tumeur rosée qui par sa face inférieure repose sur le plan des cordes vocales inférieures, et se comporte au point de vue fonctionnel comme le ferait un véritable polype. Nous n'avons jamais eu l'occasion de rencontrer un cas semblable, mais il nous semble qu'un examen attentif doit suffire seul, pour en faire le diagnostic.

Marche. — Durée. — Terminaison. — La marche des polypes du larynx est en général très lente.

Il n'est pas rare de rencontrer des malades atteints de cette affection, qui vous disent que l'altération de leur voix remonte à 5, 10 et même 20 ans. Cependant, parmi les polypes, les papillômes semblent se développer plus rapidement que tous les autres, et cette rapidité peut devenir assez grande, à partir du jour où les premières tentatives d'extraction ont été faites. L'irritation traumatique accuse alors manifestement son influence.

Les adénômes et les myxômes se développent plus lentement, et nous avons vu, à propos des symptômes et des signes laryngoscopiques, qu'ils peuvent être divisés en plusieurs lobes, ce qui donnerait à penser que leur accroissement se fait en quelque sorte par poussées. Malgré la lenteur de leurs progrès, il n'en est pas moins vrai qu'ils grossissent et peuvent atteindre chez certains sujets des proportions relativement considérables.

Les fibrômes au contraire, arrivés à la grosseur d'un pois, semblent demeurer stationnaires.

Les polypes laryngiens n'ont aucune tendance à disparaître spontanément. On a cependant signalé des cas de guérison à la suite de cautérisations légères paraissant être insuffisantes à donner un pareil résultat. On a cité aussi des cas où à la suite d'une quinte de toux des malades avaient rejeté un polype laryngien les gênant depuis plusieurs années. Nous-même étant chef de clinique du Dr Fauvel, nous avons observé un cas analogue. Ce sont là des faits exceptionnels. Il est rare que les polypes laryngiens déterminent la mort par leur accroissement, aujourd'hui qu'ils peuvent être diagnostiqués avec le miroir glottique. Cependant, cette terminaison peut se produire encore chez les enfants en bas âge.

Nous avons vu la mort survenir par suffocation chez un malade pusillanime qui se refusa formellement à toute tentative d'opération.

Quelques papillômes laryngiens ayant une grande tendance à récidiver peuvent acquérir avec le temps des caractères de malignité qui entraînent leur bourgeonnement rapide et un état cachectique tel que l'on a lieu de croire qu'il s'est fait une transformation dans la nature de la tumeur, et que petit à petit elle s'est transformée en sarcôme. Des faits de ce genre ont été rapportés par Fauvel, Krishaber, Mackenzie, Rauchfuss, Massei. Je n'ai pas eu occasion d'en observer.

Pronostic. — Le pronostic des polypes laryngiens doit être posé au point de vue de la vie du malade et au point de vue de la phonation.

Au point de vue de la vie, nous venons de voir qu'il était fort rare qu'elle pût être compromise. Cela ne peut être mis en question que pour les très jeunes enfants.

Quant à la transformation de la tumeur bénigne en tumeur maligne, il n'y aurait lieu d'y songer que dans le cas où on aurait à opérer un papillôme repullulant très rapidement, et si l'on voyait l'état général du malade péricliter.

En thèse générale on peut donc dire que les polypes laryngiens constituent, au point de vue de la vie du malade, une affection qui ne peut plus la compromettre aujourd'hui, en raison des progrès de la chirurgie.

Au point de vue de la phonation, le pronostic est plus sérieux, surtout si le malade a besoin pour sa profession d'une voix absolument pure. Il est en effet relativement facile d'enlever un polype laryngien, mais il est extrêmement difficile de l'extraire de telle sorte qu'il n'en reste absolument rien, ou qu'il ne reste pas, sur la corde inférieure sur laquelle il était implanté, soit une dépression, soit une légère tuméfaction qui suffit pour empêcher le chant, par exemple.

Une tumeur volumineuse, pédiculée s'enlèvera plus facilement qu'un petit polype sessile, et on aura dans ce dernier cas bien des chances pour qu'après l'opération il reste une légère tuméfaction qui empêche l'affrontement exact des cordes, si la tumeur était située sur l'un des bords libres.

Quant aux polypes qui siègent sur l'épiglotte ou sur toute autre partie du larynx, les cordes vocales exceptées, leur pronostic, au point de vue de la phonation, est toujours extrêmement favorable.

Traitement. — Ce n'est guère que depuis la découverte du laryngoscope qu'il est possible de traiter et de guérir les polypes laryngiens. A part les deux cas opérés, l'un par Hermann, l'autre par Pratt en 1859, presque tous les cas de polypes ont passé inaperçus pendant la vie et ce n'est qu'à l'autopsie que leur présence a été constatée. Les polypes laryngiens peuvent être opérés par deux voies bien distinctes. Ils peuvent être opérés par une voie artificielle que le chirurgien se crée à travers les parois du cou, faisant une laryngotomie; ils peuvent être opérés par les voies naturelles, c'est-à-dire par la bouche.

Traitement par les voies artificielles. — Je ne dirai que quelques mots de l'opération pratiquée par les voies artificielles, car je la considère comme inutile et barbare dans la plupart des cas.

La laryngotomie thyroïdienne consistant à fendre le cartilage thyroïde sur la ligne médiane, en passant entre les deux cordes inférieures, à leur attache antérieure, doit être réservée pour des cas excessivement rares, et ne doit être pratiquée que si toutes les tentatives faites par les voies naturelles ont été infructueuses.

C'est une opération très sérieuse qui expose le malade à des hémorrhagies et qui peut compromettre à jamais la voix. De plus, l'écartement que l'on peut donner aux deux fragments du thyroïde sectionné n'est pas très considérable, ce qui rend encore très difficile la section ou l'arrachement du polype qu'on se propose d'atteindre.

Quelques opérateurs se sont contentés de sectionner le cricoïde et quelques anneaux de la trachée, faisant une laryngo-trachéotomie, et sont arrivés ainsi à se créer un passage pour atteindre la tumeur.

Ces opérations, nous le répétons, n'ont pas leur raison d'être. L'ouverture buccale et le canal pharyngien offrent une voie autrement large et facile.

Dans les cas où l'urgence de l'opération est rendue imminente par la crainte qu'a le médecin de voir le malade asphyxier, il est indiqué de faire la trachéotomie pure et simple, ce qui rendra très facile les manœuvres nécessitées par l'opération faite par les voies naturelles.

Traitement par les voies naturelles. — Ce traitement est de beaucoup préférable au précédent. Il se fait par arrachement, par écrasement, par abrasion, par section, par cautérisations chimiques et galvaniques.

Quelle que soit la méthode que le chirurgien aura choisie, il devra commencer par préparer son malade pendant un temps plus ou moins long, selon le degré de la sensibilité de la muqueuse pharyngée et selon les obstacles matériels résultant soit d'une ouverture buccale médiocre, soit d'une voussure exagérée de la langue, soit d'une hypertrophie des amygdales ou de la luette, soit d'un abaissement considérable de l'épiglotte, etc.

Après avoir soumis pendant quelque temps le malade à des gargarismes et à des pulvérisations faites avec une solution plus ou moins concentrée de bromure de potassium, on lui apprendra à se tenir lui-même la langue avec la main gauche en déprimant assez cette main pour qu'elle ne gêne pas les mouvements de l'opérateur. Lorsque l'on aura obtenu ce premier résultat, on fera donner au malade le son *è* aigu et on lui apprendra à respirer la bouche ouverte, tranquillement, pendant l'introduction du miroir laryngien.

Ce n'est que lorsque ces petites manœuvres se feront sans hésitation et surtout sans mouvements du corps et de la tête que l'on pourra tenter d'introduire dans le larynx soit une tige métallique polie, soit une éponge laryngée, soit même des pinces fermées. Il faut bien dire au malade que ces manœuvres n'ont pour but que de l'habituer petit à petit au contact des instruments et que l'on ne fera aucune tentative d'opération.

Il n'est pas rare que ces premières tentatives amènent quelques suffocations passagères. Dans tous les cas, le malade, les premières fois, conserve dans le larynx la sensation d'un corps étranger, sensation qui persiste quelquefois plusieurs heures.

Le plus souvent, au bout de 7 à 8 séances, espacées de deux jours en deux jours, le malade est suffisamment préparé pour que l'on puisse faire des tentatives fructueuses d'extraction soit par arrachement, soit par écrasement, soit par abrasion.

Si le chirurgien se propose d'opérer son malade par section du polype ou par cautérisations, nous lui conseillons de prolonger quelque temps les manœuvres tendant à familiariser le malade avec l'opération ; car, dans ces méthodes opératoires, on ne doit pas perdre de vue l'extrémité de l'instrument, sous peine de causer des désordres graves.

Bruns qui, le premier, opéra un polype laryngien par les voies naturelles, sur la personne de son frère, passa plusieurs mois à le dresser en quelque sorte à supporter dans son larynx un couteau avec lequel il fit la section de la tumeur.

Opération par arrachement. — C'est à cette méthode que nous donnons la préférence. Après l'avoir décrite, nous dirons les raisons qui nous l'ont fait adopter presque exclusivement.

L'arrachement des polypes laryngiens, quels que soient leur situation, leur forme, leur volume, leur consistance, leur nature, peut se faire avec les pinces laryngées de Fauvel, pinces dites latérales.

Le malade, convenablement éclairé, devra, ainsi que nous l'avons dit, tenir sa langue de la main gauche, en ayant soin de ne pas la rentrer, et surtout de ne faire aucun mouvement de déglutition au moment où l'opérateur placera le miroir laryngien.

Le chirurgien placera le miroir de la main gauche et, lorsqu'il verra bien le larynx dans toute son étendue, il procèdera à l'introduction des pinces préalablement chauffées légèrement. Le premier temps de l'introduction[1] devra se faire lentement, sans hésitation et sans toucher aucun des organes pharyngiens.

Ce premier temps amènera l'extrémité des pinces au niveau de l'épiglotte, un peu en arrière de cet opercule. Elles seront en quelque sorte suspendues au-dessus du larynx.

A ce moment, on recommande au malade de faire quelques inspirations, puis de donner à plusieurs reprises le son *é* aigu. Pendant qu'il se livre à ces manœuvres, le chirurgien doit en quelque sorte viser le polype qu'il veut atteindre, en appréciant à l'œil la distance qui sépare l'extrémité de ses pinces de la tumeur. Alors, sans hésitation, sans brusquerie et sans force, il fera pénétrer l'extrémité des pinces dans le larynx.

Si le polype est situé sur la face de l'une des cordes inférieures, il n'est pas nécessaire de faire passer les cuillères entre les cordes vocales. Il suffit de saisir le polype, comme on saisirait avec les doigts un pois sur une table. Si au contraire le polype est situé sur le bord libre de l'une des cordes ou sous la face inférieure de l'une d'elles, il devient indispensable de faire passer les mors entre les lèvres de la glotte. Pour cela, on doit saisir le moment où le malade fait une inspiration,

1. Nous appelons premier temps de l'introduction le parcours fait par l'extrémité des pinces jusqu'au moment où cette extrémité apparaît dans le miroir, c'est-à-dire quand elle arrive au niveau de l'épiglotte.

puis, une fois entré, par un mouvement rapide qui porte la main droite de l'opérateur sur la gauche du malade, on fait de ses pinces latérales de véritables pinces antéro-postérieures. La cuillère de gauche qui devient alors antérieure doit être appliquée dans l'angle commun des cordes, et rester en quelque sorte immobile pendant que la cuillère droite, qui est devenue postérieure, ramasse dans toute sa longueur les parties saillantes situées sur le bord libre de l'une ou l'autre corde.

Si le polype est situé sur la face inférieure de l'une des cordes, la même manœuvre doit être faite, en prenant soin de déprimer la corde avec les mors mêmes des pinces, de manière à ce que la face inférieure devienne en quelque sorte verticale.

Tel est l'ensemble de la manœuvre pour opérer un polype laryngien par la méthode dite d'arrachements. Ainsi qu'on le voit, la description n'en est pas très compliquée, et il semblerait, au premier abord, qu'il s'agit là d'une opération fort simple que le premier venu peut en quelque sorte pratiquer du premier coup.

Mais ce que l'on ne peut pas décrire, et ce qui rend l'opération très délicate et en réalité fort difficile, c'est que les difficultés ne sont jamais les mêmes, qu'elles varient suivant les malades.

Ainsi, il est bien rare que l'on arrive à voir l'extrémité des pinces jusqu'au moment où on saisit le polype. Quelques malades à ce moment toussent, d'autres suffoquent, d'autres font une large inspiration, d'autres encore font un mouvement de déglutition qui déplace le larynx en totalité. Il en est qui se reculent, qui baissent la tête, qui l'élèvent, qui se dressent tout droit, qui repoussent l'opérateur, qui lui saisissent l'une des mains, qui ferment la bouche, etc.

A toutes ces difficultés si on ajoute que l'on opère en se guidant dans un miroir, avec des pinces d'une grande longueur, sans aucun appui pour la main, on se convaincra rapidement de la difficulté de l'opération. Ce n'est qu'en s'exerçant souvent à toucher des larynx qu'on arrivera à pouvoir pratiquer des extractions de polype.

Les tentatives infructueuses d'arrachement, pourvu toutefois que l'on ne tenaille pas trop fortement la muqueuse des parties constituantes de l'organe vocal, ne déterminent jamais aucune inflammation. C'est là une des raisons qui nous ont fait donner la préférence à la méthode d'arrachement.

Une autre raison qui pour nous a une grande valeur, c'est qu'il n'est pas besoin de préparer le malade aussi longtemps que si l'on voulait opérer par excision ou par les caustiques.

Il nous est arrivé souvent d'opérer des malades dès la première séance et quelquefois sans préparation aucune.

Enfin, il nous a semblé que les polypes opérés par arrachement avaient beaucoup moins de tendance à se reproduire que ceux opérés par les autres procédés.

Opération par écrasement. — L'opération par écrasement n'est, en quelque sorte, qu'un dérivé de la méthode précédente ; en effet, lorsqu'on arrache, on écrase en même temps. Le mode opératoire est le même, nous n'y reviendrons pas. Contentons-nous de dire que cette méthode est surtout applicable, quand on a affaire à des polypes mous ou bien kystiques, ce qui est fort rare.

Ajoutons que, lorsque la tumeur est saisie entre les mors de la pince, il ne faut serrer ces mors que si le malade ne ressent aucune douleur. Les polypes laryngiens, en effet, ne jouissent d'aucune sensibilité, et, si le malade, pendant l'arrachement ou l'écrasement, accuse une sensation douloureuse, on peut être convaincu que l'on a saisi des parties saines de la muqueuse. M. Fauvel conseille donc aux débutants de convenir d'un signe avec le malade, signe servant à indiquer à l'opérateur, s'il fait ou non souffrir. Dans le cas de douleur on doit interrompre toute tentative.

Opération par abrasion. — L'opération par abrasion se fait, soit avec des sondes rugueuses, soit avec de véritables grattoirs.

J'ai réussi deux fois à détruire de petites papillômes du bord libre des cordes inférieures, avec une sorte de gouge laryngée.

Fauvel a pu détruire des papillômes développés dans l'angle commun des cordes, avec une sorte de râpe ou de lime.

Cette opération, peu en faveur et ne donnant que de très médiocres résultats, ne mérite pas de description particulière. L'introduction de l'instrument se fait comme celle des pinces; une fois introduit, on dirige sa partie rugueuse sur la tumeur, que l'on froisse, que l'on écrase, en la comprimant entre l'instrument d'une part et le squelette laryngien de l'autre.

Cette opération est douloureuse, et amène toujours à sa suite une inflammation assez intense de la muqueuse.

Opération par excision. — L'excision des polypes laryngiens se fait avec les divers couteaux et les diverses guillotines, que nous avons décrits dans la première partie de ce travail.

Il n'est guère que les polypes situés sur les bords libres des cordes vocales, qui puissent être opérés par ce procédé. Encore faut-il que leur volume soit suffisamment petit, pour qu'ils puissent s'encastrer dans la lunette de l'instrument.

Lorsqu'on veut opérer un polype du larynx par cette méthode, il faut d'abord exercer le malade pendant un long temps à supporter dans son larynx la présence d'un corps étranger; car, pour sectionner le polype, ou, du moins, pour faire jouer le couteau du polypotôme, il *faut voir* le polype bien encastré dans la lunette. Si l'on n'a pas cette prudence, on s'expose à causer dans le larynx des désordres graves. Fauvel a opéré avec ses pinces un malade, à qui un spécialiste avait, avec une guillotine, sectionné le sommet des deux aryténoïdes.

Pour amener les malades à supporter rapidement la présence de la guillotine dans leur larynx, les Allemands pratiquent l'anesthésie locale, de la manière suivante. Ils touchent alternativement le larynx avec un pinceau trempé dans le chloroforme, et avec un pinceau trempé dans une solution de morphine. Ils renouvellent ces attouchements trois ou quatre fois par jour, pendant trois jours, en ayant soin de faire prendre au malade beaucoup de café, pour éviter la narcose générale. Nous avons peine à croire que les malades français se soumettent jamais à ces manœuvres, qui peuvent amener une inflammation violente et des œdèmes, qui ne sont pas sans dangers.

Jelenffy de Pesth, grâce à une construction spéciale de sa guillotine, qui fait qu'il ne peut couper que les parties saillantes sur les bords libres des cordes, opère d'une façon toute particulière.

Le miroir ne lui sert qu'à l'introduction de la guillotine entre les lèvres de la glotte. Une fois là, portant sa guillotine soit à droite soit à gauche, selon la situation du polype, situation déterminée par un examen préalable, il fait manœuvrer le couteau, de haut en bas et de bas en haut, à plusieurs reprises. Il a pu, par ce procédé, opérer un certain nombre de tumeurs.

Opération par les caustiques chimiques. — Nous

conseillons de réserver cette opération pour les polypes très petits, sessiles, situés sur les bords libres ou sur les faces supérieures des cordes vocales inférieures, ou pour ceux qui se sont développés sur les cordes supérieures ou sur l'épiglotte.

En un mot, on tentera de détruire avec des caustiques chimiques le polype que l'on ne pourra pas saisir avec les pinces laryngées.

De tous les caustiques employés dans le larynx, le nitrate d'argent a toujours eu la préférence. Il peut s'employer en solutions plus ou moins concentrées et même en crayon. Lorsque nous voulons cautériser un petit polype laryngien avec une solution de nitrate d'argent, nous employons la petite éponge laryngée, de beaucoup préférable au pinceau. Quand nous voulons, au contraire, faire la cautérisation avec le nitrate solide, nous employons l'instrument de Fauvel, ou bien le porte-nitrate à cuvette, si le polype est situé sur le bord libre de l'une des cordes. Nous nous sommes aussi très bien trouvé d'une petite éponge sèche, sur laquelle nous avions coulé une goutte de nitrate d'argent, fondu à la lampe à alcool.

Dans tous les cas, aussitôt que l'on aura touché le polype, on devra rapidement retirer l'éponge ou l'instrument, car une cautérisation trop profonde pourrait déterminer un spasme très violent. Ce spasme existe toujours, mais peu intense, si l'on a soin de conseiller au malade de ne pas essayer de parler, de reprendre lentement sa respiration, de tousser légèrement, et d'avaler quelques gorgées d'eau froide.

On a essayé de cautériser des polypes laryngiens avec le sulfate de cuivre. Les résultats ont été mauvais ou insignifiants.

Quelques opérateurs ont fait des cautérisations avec l'acide acétique, avec le nitrate acide de mercure, avec le chlorure de zinc, l'acide chromique pur.

Pour nous, nous nous garderons bien de recommander des agents aussi actifs, pouvant déterminer des accidents funestes.

Traitement par les cautérisations galvaniques. — Les polypes laryngiens peuvent enfin être détruits par des cautérisations faites avec des appareils galvanocaustiques. Middeldorpf et Voltolini de Breslau ont publié beaucoup de cas opérés de cette façon. Nous n'avons jamais eu l'occasion de nous servir de cette méthode, que nous n'avons jamais vu employer par Fauvel dans les cas de polypes. C'est, selon nous, une méthode peu pratique, en ce sens que l'instrumentation, très coûteuse, est en même temps souvent défectueuse. De même que la méthode par section, elle nécessite une longue éducation du malade : car, si on n'obtenait pas son immobilité complète, on s'exposerait à faire de graves lésions dans le larynx.

Les instruments qui servent à ces opérations, sont des couteaux de platine, que l'on introduit froids dans le larynx, et que l'on ne fait rougir, que lorsque l'on s'est assuré qu'ils sont appliqués sur la tumeur à détruire.

La source d'électricité est une pile à immersion de Grenet ou de Chardin. Cette méthode, défectueuse quand il s'agit d'opérer sur les cordes vocales, est au contraire excellente, lorsque l'on veut opérer sur l'épiglotte ou dans l'un des sinus pharyngo-laryngés. Nous avons pu détruire, avec un couteau galvanique, un kyste de l'épiglotte très volumineux.

Fauvel et Mackenzie ont détruit de la même façon des angiômes situés dans les sinus piriformes.

TUMEURS DE DIVERSES NATURES

Ainsi qu'on vient de le voir dans le chapitre précédent, les polypes laryngiens présentent d'assez grandes variétés de nature. Il en existe encore d'autres que nous nous contenterons de signaler, car ils sont fort rares et ne se distinguent en rien, symptomatiquement parlant, de ceux que nous avons décrits.

Fauvel a eu l'occasion d'examiner plusieurs épithéliômes tubulés. Selon nous, il serait plus rationnel de faire rentrer ces cas dans la classe des cancers.

Ce que nous disons ici est encore applicable aux sarcômes laryngiens, qui ont été décrits par plusieurs auteurs, Bruns, Turck, Fauvel, Mackenzie, etc.

Ce dernier observateur a observé un lipôme du larynx et a observé aussi un enchondrôme développé aux dépens du cartilage thyroïde. La tumeur avait pris un tel accroissement qu'elle en était arrivée à obstruer presque tout le larynx.

Enfin, pour terminer la série des tumeurs rares de l'organe vocal, nous citerons le fait de concrétions calcaires des cordes vocales inférieures, concrétions rouvées, décrites et opérées par Mandl.

KYSTES DU LARYNX

Fréquence et siège. — Les kystes du larynx sont fort rares, et il suffit pour s'en convaincre de lire l'article de notre confrère, le Dr Moure (Bordeaux, 1881), qui en signale un certain nombre de cas.

Quelques portions de l'organe vocal paraissent en être presque exclusivement atteintes. L'épiglotte en particulier semble être leur siège de prédilection. Ils se développent tantôt sur sa face supérieure, tantôt sur sa face inférieure, tantôt sur le bord libre. On en rencontre quelquefois sur les bords libres des cordes vocales inférieures, quelquefois enfin sur les bords libres des cordes supérieures.

Anatomie pathologique. — Quel que soit leur siège, se développant dans une cavité où ils ne sont gênés en rien, ni comprimés par aucun organe, ils prennent tous une forme globuleuse, et ils peuvent atteindre d'assez grandes proportions (voy. pl. IV, fig. 24).

Presque toujours leurs parois sont minces, transparentes, de telle sorte qu'ils apparaissent dans le miroir d'une couleur jaunâtre, translucide. A leur surface, on rencontre quelquefois de petits vaisseaux dilatés. Dans un cas que j'ai observé et dont je donne le dessin à la fin de ce travail, le kyste avait acquis la grosseur d'une forte noix, il était transparent, ressemblait à une grenouillette et, à sa face supérieure, on remarquait une cicatrice, trace de plusieurs ouvertures que le porteur de la tumeur, un étudiant en médecine, avait pratiquées avec l'ongle dans des moments d'asphyxie.

Je reviendrai d'ailleurs sur ce fait à propos des symptômes.

Quant au contenu de ces kystes, tantôt il est clair et peu consistant, tantôt il est légèrement jaunâtre et d'une consistance sirupeuse.

Jamais nous n'avons eu l'occasion de l'examiner au microscope. La paroi ou la coque est presque toujours constituée par la muqueuse même du larynx, doublée de faisceaux de tissu fibreux et l'épithélium de la paroi interne est toujours formé de cellules aplaties stratifiées.

Symptômes. — Les symptômes déterminés par ces petites tumeurs sont variables en raison de leur siège et de leurs dimensions. Lorsqu'elles se développent sur le bord libre des cordes vocales inférieures, elles se comportent exactement comme le feraient des polypes papillaires, adénoïdes ou autres. Nous ne reviendrons donc pas sur ces symptômes.

Lorsqu'elles se développent sur les cordes supérieures, ce n'est que lorsque leurs dimensions seront très considérables qu'elles pourront attirer l'attention du malade, c'est-à-dire lorsqu'elles arriveront à gêner le jeu des cordes inférieures ou à entraver la respiration.

Ce n'est encore que dans ces cas que les kystes de l'épiglotte pourront être soupçonnés et reconnus.

Dans le cas auquel nous faisions allusion plus haut, le malade, étudiant en médecine, vit, sans souffrance aucune, sa respiration devenir de plus en plus gênée. Un jour, il eut un accès de suffocation violente et, ayant depuis peu de temps une sensation de corps étranger dans la gorge, il y porta violemment le doigt. Il cracha une gorgée environ d'un liquide clair, citrin, et l'accès de suffocation disparut de suite. Avec son ongle, il avait sans s'en douter rompu la coque de son kyste.

L'accident s'étant renouvelé quelque temps plus tard, le résultat fut le même, et il pria le professeur Trélat de vouloir bien l'examiner.

Ce ne fut qu'alors qu'il sut qu'il avait un kyste de l'épiglotte. Quand je le vis, la tumeur avait les dimensions et l'aspect que j'ai représenté dans mon dessin. La tumeur, développée sur la face supérieure de l'épiglotte, s'arc-boutait en quelque sorte sur la base de la langue et dans les mouvements de déglutition et de bâillement, elle déprimait tellement l'épiglotte que celle-ci s'appliquait sur l'ouverture du larynx comme un couvercle sur une boîte. De là les accès de suffocation.

La voix nullement altérée dans son timbre était cependant un peu étouffée et faible.

Les kystes du larynx ne déterminent jamais aucuns symptômes généraux.

Diagnostic. — En raison même de leur siège, de leur aspect transparent, il est facile de diagnostiquer les kystes du larynx. Ils ne peuvent guère être confondus avec d'autres tumeurs, que lorsqu'ils siègent sur les cordes vocales inférieures. Un kyste dans ce cas pourrait être pris pour un myxôme, l'erreur ne serait en rien préjudiciable au malade, le traitement et le pronostic étant le même.

Pronostic. — Le pronostic est on ne peut plus favorable. Il suffit le plus souvent de les écraser pour les voir disparaître. Il est cependant préférable d'arracher et de détruire complètement la coque.

Traitement. — Le traitement des kystes laryngiens est à peu de chose près celui des polypes.

Lorsqu'ils siègent sur les cordes vocales inférieures, nous conseillons de les arracher avec les pinces comme on le ferait d'un polype. Lorsqu'ils siègent sur les cordes supérieures, s'ils sont volumineux, on peut les inciser avec une lancette. Ce même procédé opératoire est applicable aux polypes de l'épiglotte.

Cependant, si l'on avait à opérer un kyste très volumineux de la face supérieure de l'épiglotte, il serait préférable de le traverser par un fil qu'on laisserait à demeure jusqu'à l'affaissement de la poche et à l'adhésion des parois par inflammation. On éviterait ainsi la récidive. Il est encore indiqué dans ces cas de faire l'ablation totale de la coque à l'aide d'un serre-nœud galvanique.

PLAIES DU LARYNX

Causes. — Fréquences. — Les plaies du larynx sont relativement rares. La plupart de celles que les chirurgiens ont à observer sont le résultat de crimes ou de tentatives de suicide, et sont toutes dues à des instruments tranchants ou piquants.

Nous omettons à dessein de parler des plaies produites par les armes à feu, car, dans la plupart des cas, elles déterminent des fractures multiples comminutives amenant très rapidement la mort.

Siège. — Les plaies laryngées produites par section peuvent porter sur différentes parties de l'organe. Tantôt, la lame a tranché la membrane hyo-thyroïdienne, entamé et même détaché une portion de l'épiglotte (nous en avons vu un cas), tantôt, au contraire, la section a été faite entre le thyroïde et le cricoïde, séparant plus ou moins complètement la membrane crico-thyroïdienne. Dans ces cas, les sections sont presque toujours profondes. La blessure est toujours moins étendue lorsque la section porte sur le cartilage thyroïde qui quelquefois est ossifié et offre au corps vulnérant une résistance plus ou moins considérable.

Dans ces cas, la blessure peut intéresser les cordes vocales inférieures, ce qui, nous le verrons, donne beaucoup de gravité au pronostic.

Symptômes. — A quelque niveau qu'ait été sectionné le larynx, les symptômes sont à peu de chose près ceux que l'on observe dans le cas de trachéotomie.

La perte de sang est en rapport avec l'importance des vaisseaux lésés (nous supposons que les carotides et les jugulaires ont été respectées). L'écoulement du sang dans les voies aériennes détermine de violentes quintes de toux qui amènent entre les lèvres de la plaie une écume rouge, ou rosée seulement, si elle est mélangée de mucus bronchique.

Si la plaie se trouve au niveau de l'espace hyo-thyroïdien ou de l'espace crico-thyroïdien, le segment inférieur est attiré en bas par les muscles qui s'insèrent au sternum, pendant que le même effet musculaire entraîne en haut le segment supérieur, et elle reste béante.

Lorsque la plaie siège au-dessous des cordes vocales inférieures, elle entraîne forcément la perte de la voix qui ne peut reparaître que si on ferme la plaie artificiellement ou en faisant fortement fléchir la tête sur la poitrine.

Diagnostic.—Pronostic. — Le diagnostic des plaies du larynx est trop facile, une fois que les symptômes en sont connus, pour qu'il nous arrête un instant.

Quant au pronostic il mérite toute notre attention.

D'une façon générale, on peut dire que les plaies du larynx sont peu graves par elles-mêmes, en ce sens que si de gros vaisseaux voisins n'ont pas été lésés, la guérison est rapidement obtenue.

Nous ne parlons pas, bien entendu, des cas dans lesquels il survient de l'infection purulente ou du tétanos. Leurs conséquences ultérieures, au contraire, peuvent être très sérieuses, car la cicatrisation des tissus peut amener un fléchissement forcé de la tête sur la poitrine. Il est encore une autre complication plus grave. Nous avons dit, il y a un instant, que lorsque la section portait sur le cartilage thyroïde, elle pouvait intéresser les cordes vocales inférieures.

Dans ces cas, la cicatrisation peut amener la soudure des bords libres de ces deux cordes, d'où une perte de la voix définitive et une gêne plus ou moins intense de la respiration. C'est parce que nous avons vu un cas de ce genre, que nous avons cru devoir parler des plaies du larynx, alors que ce sujet paraît être plutôt du ressort de la chirurgie en général que de celui d'un traité spécial du genre de celui-ci.

Dans le cas auquel nous faisons allusion, il s'agissait d'un jeune homme de vingt-trois ans, qui, la nuit, couché auprès d'une maîtresse d'occasion, fut réveillé en sursaut par une douleur violente au niveau du cou. La femme était en train de lui scier la gorge avec un rasoir. Ayant pu s'échapper, il courut, perdant beaucoup de sang, à la maison municipale de santé dont il n'était pas très éloigné. Le Dr Demarquay employa le traitement que nous signalerons plus bas, c'est-à-dire la flexion du cou sur la poitrine et de simples compresses imbibées d'eau froide. La cicatrisation se fit en quelques jours. Malheureusement, la section avait porté sur le thyroïde, juste au niveau des cordes vocales inférieures qui, après la guérison de la plaie du cou, se trouvèrent soudées dans plus des deux tiers de leur longueur. Lorsque je vis le malade, la voix était complètement abolie, le malade parlait en chuchotant et se plaignait d'une grande gêne de la respiration. Le laryngoscope montrait parfaitement la soudure des cordes, et malgré des tentatives faites par M. le Dr Mandl avec le galvano-cautère, malgré celles que je fis moi-même avec le bistouri et des sondes dilatatrices, il fut impossible de détruire cette adhérence des cordes, et le malade dut rester infirme.

Traitement. — Dans les cas de plaies du larynx, le chirurgien ne devra pas faire de sutures, car, si la réunion n'était pas parfaite, il s'exposerait à déterminer un emphysème qui pourrait envahir le cou, la figure, la poitrine, et déterminer des accidents ultérieurs sérieux.

Il devra se borner, s'il y a hémorrhagie, à pratiquer les ligatures nécessaires, et mieux, à placer sur les vaisseaux sectionnés quelques pinces hémostatiques que l'on peut enlever au bout de quelques heures.

On immobilisera ensuite la tête dans la flexion forcée, et on fera sur la plaie un pansement simple avec des compresses imbibées d'eau phéniquée.

Éviter surtout de placer sur la plaie de la charpie dont quelques brins pourraient être aspirés.

Il y a aussi indication d'examiner de temps à autre le larynx avec le miroir pour s'opposer, dans la mesure du possible, à la cicatrisation vicieuse des cordes vocales, et, pour cela, engager le blessé à respirer le plus largement qu'il le pourra et même de temps à autre, si son état général le permet, introduire une sonde dilatarice entre les lèvres de la glotte.

FRACTURES DU LARYNX

Causes — Fréquence. — Les fractures du larynx sont relativement rares et sont dues le plus souvent à des causes directes, c'est-à-dire agissant violemment sur le devant du cou, chutes, chocs violents, constriction énergique, soit avec les mains, soit avec un lien.

Anatomie pathologique. — Les fractures du larynx se font, soit aux dépens du thyroïde, soit aux dépens du cricoïde.

Quelquefois les deux cartilages sont fracturés en même temps et on peut trouver d'autres lésions, telles que la luxation d'un ou des deux aryténoïdes, des déchirures de la muqueuse mettant le foyer de la fracture en contact avec l'air expiré, d'où un gonflement emphysémateux du cou.

Ces lésions de la muqueuse peuvent entraîner des pertes sanguines ou simplement des infiltrations de sang sous-muqueuses, ainsi que je l'ai constaté dans un cas.

Le thyroïde est plus souvent fracturé que le cricoïde,

ce qui tient à sa situation même, et à sa forme qui permet de le saisir entre les doigts, et de l'écraser en quelque sorte en rapprochant ses deux lames. Souvent aussi la fracture paraît être due à l'écrasement direct prenant la colonne vertébrale pour point d'appui (pendaison).

Quel que soit le mécanisme qui ait produit la fracture du thyroïde, elle siège le plus souvent en dehors de la ligne médiane et porte sur l'un des plateaux qui presqu'invariablement est fracturé obliquement de haut en bas et d'avant en arrière. On a trouvé des fractures comminutives du cartilage résultant de chocs violents sur le devant du cou (chute sur le bord d'un seau, sur le bord d'une marche d'escalier. — Passage d'une roue de voiture sur le devant du cou).

C'est aussi dans ces cas de traumatismes violents que l'on a signalé des fractures de l'une des grandes cornes du thyroïde et des luxations des aryténoïdes.

Les fractures du cricoïde portent toujours sur la ligne médiane et sont dues comme les précédentes à des pressions violentes exercées sur cet anneau. Il est facile de comprendre que, dans ces cas, le cartilage cède dans sa portion la moins résistante qui correspond précisément au-devant du cou.

Les fractures des cartilages laryngés s'accompagnent le plus souvent d'autres lésions, telles que ecchymoses du cou, plaies plus ou moins étendues, déchirures de la muqueuse laryngée, emphysème du cou et du larynx pouvant simuler l'œdème.

Symptômes. — Les symptômes de la fracture des cartilages laryngiens sont : la douleur, la toux, la gêne de la respiration et surtout la mobilité des cartilages.

Ces symptômes varient avec l'étendue des lésions. La douleur est le résultat de la cause de la lésion, chute, coups, plaies, contusions.

La toux apparaît de suite et elle s'accompagne de l'expulsion de mucosités sanglantes ou même de sang pur lorsque la muqueuse laryngée a été lésée.

La gêne de la respiration est instantanée lorsqu'il y a eu écrasement des cartilages. Si la fracture est simple, elle peut manquer au début et ne survenir que lorsqu'il s'est fait du gonflement des parties molles.

Il n'est pas rare dans les cas de fractures laryngées de voir survenir un emphysème de la muqueuse laryngée simulant de l'œdème. Ces faits se produisent quand le foyer de la fracture communique avec des plaies laryngées.

La crépitation est un des meilleurs signes des fractures du larynx. Si la fracture est communicative et que le malade ne succombe pas immédiatement, on perçoit cette crépitation en appliquant la main sur le larynx et en faisant tousser le malade. On a signalé la déformation du cou qui prend une forme cylindrique.

Pronostic. — Le pronostic des fractures du larynx est toujours très grave. Celles que nous avons eu occasion de voir se sont toujours terminées par la mort par asphyxie. Il n'y a qu'un seul moyen d'éviter cette terminaison fatale, c'est de trachéotomiser le malade.

Traitement. — Dans tous les cas de fractures des cartilages du larynx, nous conseillons de faire d'abord la trachéotomie, sans attendre même qu'il y ait des menaces de suffocation. Si la tuméfaction des parties molles était considérable, appliquer des compresses d'eau froide, une vessie remplie de glace. Enfin lorsque le malade sera trachéotomisé, chercher le plus possible à immobiliser le larynx et pour cela, recommander au malade de faire le moins d'efforts possible et au besoin entourer le cou d'une cuirasse faite avec des bandelettes de diachylon.

CORPS ÉTRANGERS DU LARYNX

Nature et mode de pénétration. — Assez souvent le laryngoscopiste est appelé à reconnaître la présence dans le larynx de corps étrangers qui s'y sont engagés. La nature de ces corps est très variée. On y a trouvé des pièces de monnaie, des aiguilles et des épingles, des noyaux et des pepins de fruits, des fragments de pain, de viande, d'os, des arêtes de poissons, des poils de brosse à dent, de petits morceaux de bois, des pois, des haricots et jusqu'à des pièces de prothèse dentaire.

Les parcelles alimentaires, arêtes de poissons, os, pepins et noyaux de fruits, pénètrent en général dans le larynx à la suite d'un mouvement de déglutition défectueux; quant aux autres corps étrangers, placés dans la bouche pour une raison ou pour une autre, ils sont entraînés dans le larynx par un effort d'inspiration et souvent, s'ils s'arrêtent dans l'organe vocal, c'est que leur volume ou leur forme ne leur permet pas de franchir la glotte.

C'est surtout chez les gens du peuple que l'on a trouvé des cas de pièces de monnaie arrêtées dans le larynx.

Beaucoup de marchands ont l'habitude de mettre entre leurs dents ou leurs lèvres les petites pièces de monnaie pendant qu'ils en rendent l'appoint.

S'ils desserrent les dents ou les lèvres pour répondre à une question, et que ce mouvement coïncide avec une inspiration violente, le courant d'air ainsi établi entraîne la pièce du côté du larynx.

Les tapissiers ont l'habitude de mettre dans leur bouche une certaine quantité de clous; les tailleurs, les couturières, tiennent leurs épingles entre leurs lèvres et sont ainsi exposés à les aspirer.

Quant aux noyaux et aux pepins de fruits, aux boutons, aux pois, aux haricots, aux billes, etc., c'est généralement chez les enfants qu'on les rencontre.

On a trouvé quelquefois dans le larynx des corps étrangers venant de l'économie même. On y a trouvé des hydatides venant du poumon, des lombrics ayant remonté l'œsophage, des fragments de cartilages venant de la trachée nécrosée ou même d'une portion de larynx.

Enfin on y a trouvé plusieurs fois des sangsues qui y avaient pénétré pendant la déglutition d'eaux impures.

Ces faits sont, paraît-il, assez fréquents en Italie et en Afrique.

Situation. — La situation de corps étrangers dans le larynx est d'autant plus variable qu'il suffit souvent d'un effort de respiration, de toux, d'un mouvement de déglutition pour varier leur position et même pour les faire passer dans la trachée ou dans l'œsophage, ou encore pour les ramener dans le pharynx.

Quand le corps est très volumineux, il reste sur l'ouverture supérieure du larynx, faisant soupape, reposant sur les replis aryténoïdiens ou sur les cordes vocales supérieures et les aryténoïdes.

Lorsque le córps étranger est une petite pièce de monnaie, elle peut s'engager entre les cordes vocales supérieures et les inférieures sur lesquelles, dans ce cas, elle repose, les bords de la pièce étant logés dans les ventricules. Krishaber a rapporté un cas de ce genre, et Mackenzie a publié une observation ou une lamelle osseuse s'était engagée de cette façon dans le larynx.

Si le corps n'est pas très volumineux, il peut pénétrer et se loger dans les ventricules.

Nous ne parlons bien entendu que des corps mousses ou arrondis. Quant aux corps pointus (arêtes, épingles, aiguilles, clous, poils de brosse à dents, fragments osseux, etc., ils peuvent occuper bien d'autres positions. On a trouvé des aiguilles et des épingles piquées sur l'épiglotte, soit sur son bord libre, soit sur sa face antèro-supérieure, soit sur sa face laryngée. On en a trouvé sur les replis aryténoïdiens, sur les aryténoïdes, dans l'espace inter-aryténoidien, sur les cordes supérieures, dans les ventricules. On a trouvé de petits fragments d'os engagés de travers dans le larynx et arc-boutés par leurs deux extrémités, tantôt au-dessus du plan des cordes supérieures, tantôt dans les ventricules. J'ai retiré un os de lapin arc-bouté par ses deux extrémités, d'un côté sur la face postérieure de la lame gauche du thyroïde, de l'autre contre le repli aryténoïdien. Enfin, j'ai enlevé une aiguille à laine de quatre centimètres de long, qui s'était fixée sur la partie inférieure de la face postérieure du plateau du cricoïde, se trouvant ainsi en partie engagée dans l'entrée de l'œsophage.

Symptômes. — Les symptômes déterminés par la présence de corps étrangers dans le larynx, varient avec *le volume*, *la forme* et *la nature* de ces corps. Ils varient aussi selon le *siège* qu'ils occupent.

Lorsqu'un corps très volumineux pénètre dans le larynx de manière à recouvrir l'organe comme le ferait une soupape, la mort est très rapide. Millard a rapporté un cas de ce genre ; il s'agissait d'un vieillard édenté ayant voulu avaler un morceau de bœuf volumineux.

Dans les cas analogues, il est fort difficile de porter secours au sujet, car, en même temps que la respiration, la voix est complètement abolie et il ne peut appeler à son aide.

Lorsque le volume du corps étranger lui permet de s'engager entre les cordes vocales inférieures, l'asphyxie peut encore être très rapide. Si au contraire ce corps se loge dans l'un des ventricules, le malade accuse alors une sensation de gêne de la respiration et fait de violents efforts pour rejeter le corps étranger.

Dans un cas que j'ai eu l'occasion d'observer, la toux était incessante et la voix avait pris le timbre de polichinelle.

Nous avons vu que les corps étrangers du larynx étaient le plus souvent des corps pointus ou présentant des saillies irrégulières. Ceci tient à ce que les corps étrangers arrondis pénètrent le plus souvent dans la trachée et de là dans les bronches, principalement dans la droite.

Nous nous contentons donc de les signaler, car leur présence ne peut être signalée par le laryngoscope. Il n'en est pas de même des corps pointus, tels que épingles, aiguilles, fragments d'os, de coquilles, de noyaux, etc.

Quelle que soit la partie du larynx où un de ces corps s'est arrêté, le malade accuse d'abord une sensation douloureuse de piqûre ou de déchirure qui provoque immédiatement des quintes de toux plus ou moins violentes et prolongées. En même temps, surviennent des accès de suffocation d'autant plus violents que le corps étranger est plus volumineux et qu'il obture une plus ou moins grande étendue de l'orifice glottique.

Il est bon de savoir cependant qu'il est des cas où

un corps relativement petit peut donner des symptômes de suffocation très intenses; c'est lorsque sa présence détermine un spasme réflexe de la glotte. J'en ai observé un cas.

Il s'agissait d'une épingle dont l'extrémité pointue était engagée dans le ventricule droit.

Lorsque le corps étranger a pris une position définitive, au bout de peu de temps, s'il n'est pas très gros, les accès de suffocation disparaissent. La toux devient moins fréquente, la voix reste presque normale, mais les phénomènes douloureux augmentent en raison même de l'inflammation déterminée par la présence de ce corps.

Le malade accuse une sensation de piqûre dont le siège est fixe, une sensation de brûlure au niveau du larynx.

L'expectoration est abondante, souvent striée de sang.

La déglutition se trouve être très gênée par suite de l'exaspération de la douleur pendant les efforts qu'elle nécessite. Il semble au malade que le corps étranger s'enfonce plus profondément dans les tissus.

Plus tard, si le corps n'est pas rejeté naturellement, ou extrait par la main du chirurgien, il peut être le point de départ d'un abcès laryngien ou d'un œdème de l'organe, complications qui peuvent amener de nouveaux accidents de suffocation, d'altération et de perte de la voix, et même la mort.

Tels sont les symptômes fonctionnels déterminés par les corps étrangers du larynx.

Les symptômes généraux manquent le plus souvent. Dans les cas de formation d'abcès ou d'inflammation de l'organe vocal, on voit survenir de la fièvre et un état d'anxiété fort pénible.

Diagnostic. — L'examen laryngoscopique permet toujours de voir les corps étrangers laryngiens. Il n'y aurait que dans le cas où un corps très peu volumineux se serait engagé dans l'un des ventricules, qu'il passerait inaperçu.

Le laryngoscope montre la situation exact du corps.

Il en indique la nature, dans les cas où le patient ne peut donner aucun renseignement au chirurgien.

Il est fort important, dans les cas de corps étrangers du larynx, d'en bien examiner la situation, car pour les extraire, nous allons voir dans un instant qu'il faut user des plus grandes précautions, pour ne pas les faire pénétrer dans les voies aériennes inférieures.

Pronostic. — La pénétration d'un corps étranger dans le larynx est toujours un accident grave, en raison même de la facilité avec laquelle il peut franchir les lèvres de la glotte et passer dans la trachée.

Toutes choses égales d'ailleurs, plus le corps sera volumineux et plus le pronostic sera grave, c'est-à-dire proportionné aux chances de suffocation.

Un corps présentant des saillies multiples, sera plus difficile à extraire qu'un corps simplement pointu et sera moins facilement rejeté spontanément qu'un corps rond ou plat. Le pronostic s'aggravera encore selon que les accidents inflammatoires consécutifs seront plus étendus et plus violents.

L'âge du malade devra encore être pris en sérieuse considération. Un corps étranger qui ne donnerait que de faibles accidents de suffocation, chez un adulte, en raison du développement de la glotte, peut déterminer l'asphyxie chez un enfant. De plus, chez l'adulte les manœuvres opératoires sont singulièrement facilitées par la bonne volonté même du patient, tandis qu'elles sont presqu'entièrement paralysées par les efforts de l'enfant qui ne comprend pas les dangers de sa situation.

Traitement. — Lorsque le laryngoscopiste sera appelé auprès d'un malade ayant un corps étranger dans le larynx, si les accidents de suffocation menacent la vie, il ne devra pas hésiter à pratiquer la trachéotomie ou la laryngotomie intercrico-thyroïdienne, avant même de savoir s'il a affaire à un corps étranger du larynx ou des voies aériennes. Après avoir interrogé minutieusement et le malade et les personnes présentes à l'accident, il pratiquera l'examen laryngoscopique et procèdera à l'extraction du corps étranger.

Si la respiration n'est que peu gênée, après s'être enquis de la nature du corps étranger, de sa forme, de son volume, des circonstances dans lesquelles s'est produit l'accident, il procèdera à l'examen laryngien avec les plus grandes précautions, car, il ne faut pas oublier qu'un simple effort de toux ou de vomissement peut changer la position du corps et lui faire franchir les lèvres de la glotte.

Aussitôt qu'il aura reconnu la présence du corps étranger et sa position exacte, il devra procéder à son extraction immédiate. Pour cela, si le corps présente une saillie suffisante, il devra se servir de pinces laryngées qu'il introduira avec précaution de façon à le saisir avec force et sans hésitation. L'effort de traction devra être modéré pour ne pas briser le corps étranger, pour qu'il ne glisse pas entre les mors des pinces et enfin pour ne produire autant que possible aucun désordre dans l'appareil vocal.

Si le corps étranger ne présente aucune aspérité, s'il est arrondi ou rond et plat comme une pièce de monnaie, une bille, une boulette de pain, un grain de raisin, etc., en un mot, s'il ne peut être saisi facilement par les pinces, le médecin fera mettre le patient sur un plan incliné, la tête en bas, et même il le fera suspendre par les pieds en lui frappant sur la poitrine, dans le dos et sur le cou, en lui conseillant de ne pas se contracter et de respirer le plus naturellement qu'il lui sera possible.

Dans quelques cas, le corps obéissant aux lois de la pesanteur, on a des chances pour que son expulsion résulte de ces manœuvres.

Ce n'est que lorsque l'on aura eu recours infructueusement à ces manœuvres, que l'on tentera l'extraction avec les pinces.

L'extraction des corps engagés dans les ventricules laryngiens par leurs deux extrémités, présente de grandes difficultés.

Mackenzie cite le cas d'une lamelle osseuse ainsi engagée et qui ne put être enlevée que par morcellement après la trachéotomie préalable. Krishaber a cité le cas d'une pièce de monnaie reposant à plat sur les cordes vocales inférieures et dont la circonférence était engagée dans les ventricules.

Le dessin que nous en donnons est destiné à bien montrer la situation de la pièce, d'après la description que Krishaber en a donnée.

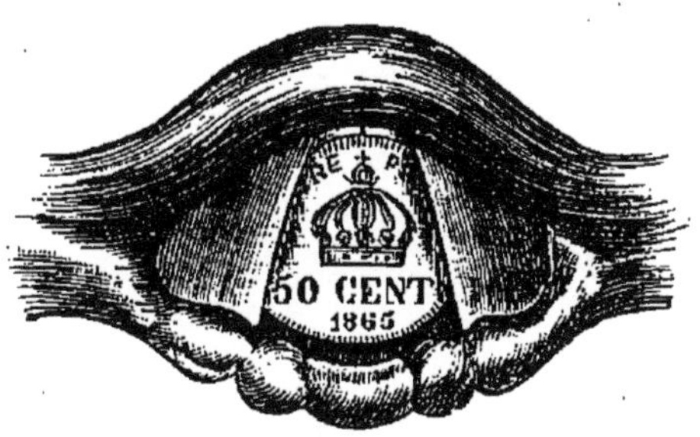

FIG. 35.

Dans ces cas, pensons-nous, les tentatives d'extraction par les voies naturelles ne doivent pas être prolongées.

Il vaut mieux pratiquer la trachéotomie et par la

plaie trachéale repousser le corps de bas en haut, dans le pharynx, ou bien encore, faire une thyrotomie et extraire le corps par la plaie.

On le voit donc, le traitement des corps étrangers du larynx est purement chirurgical.

C'est à dessein que nous avons omis de parler des vomitifs qu'on a l'habitude de donner aux personnes victimes de cet accident. C'est tout au plus si ce traitement est applicable aux jeunes enfants, alors que tout renseignement manque complètement et qu'on ne sait si on a affaire à une angine striduleuse ou a tout autre affection spasmodique déterminant des suffocations. Quand on sait que les étouffements sont le résultat de la présence d'un corps étranger, nous le répétons, avant de savoir si ce corps s'est arrêté dans le larynx ou s'il a pénétré dans la trachée, le chirurgien devra pratiquer la trachéotomie.

FIN

TABLE DES MATIÈRES

FIN DE LA TABLE DES MATIÈRES

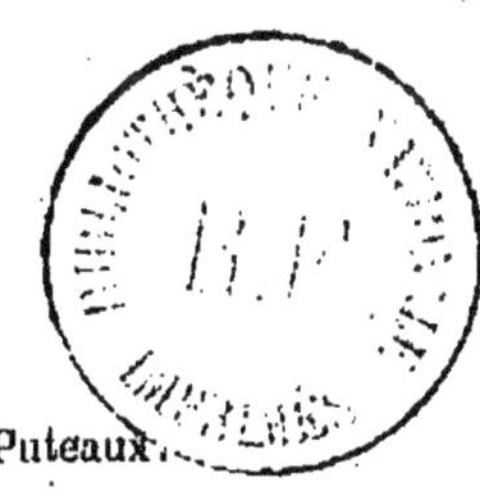

MOTTEROZ, Adm.-Direct. des Imprimeries réunies, B, Puteaux.

PLANCHE I

Fig. 1. — Laryngite catarrhale aiguë. Tout le larynx présente une teinte rosée uniforme. Entre les cordes vocales inférieures se trouvent des mucosités purulentes.

Fig. 2. — Laryngite catarrhale chronique. Hypertrophie de la corde vocale inférieure gauche. (Chorditis tuberosa.)

Fig. 3. — Congestion partielle de la corde vocale inférieure gauche résultant d'un catarrhe aigu chez un tuberculeux pulmonaire.

Fig. 4. — Phthisie laryngée. Hypertrophie de la corde vocale supérieure droite qui masque complètement la corde vocale inférieure correspondante. Tuméfaction œdémateuse de l'aryténoïde et de l'espace inter-aryténoïdien.

Fig. 5. — Végétations de l'espace inter-aryténoïdien chez un tuberculeux.

Fig. 6. — Phthisie laryngée. Œdème de l'épiglotte, de l'aryténoïde droit et de l'espace inter-aryténoïdien. La corde vocale inférieure droite est érodée sur son bord libre.

O. Doin Edit. PL. I

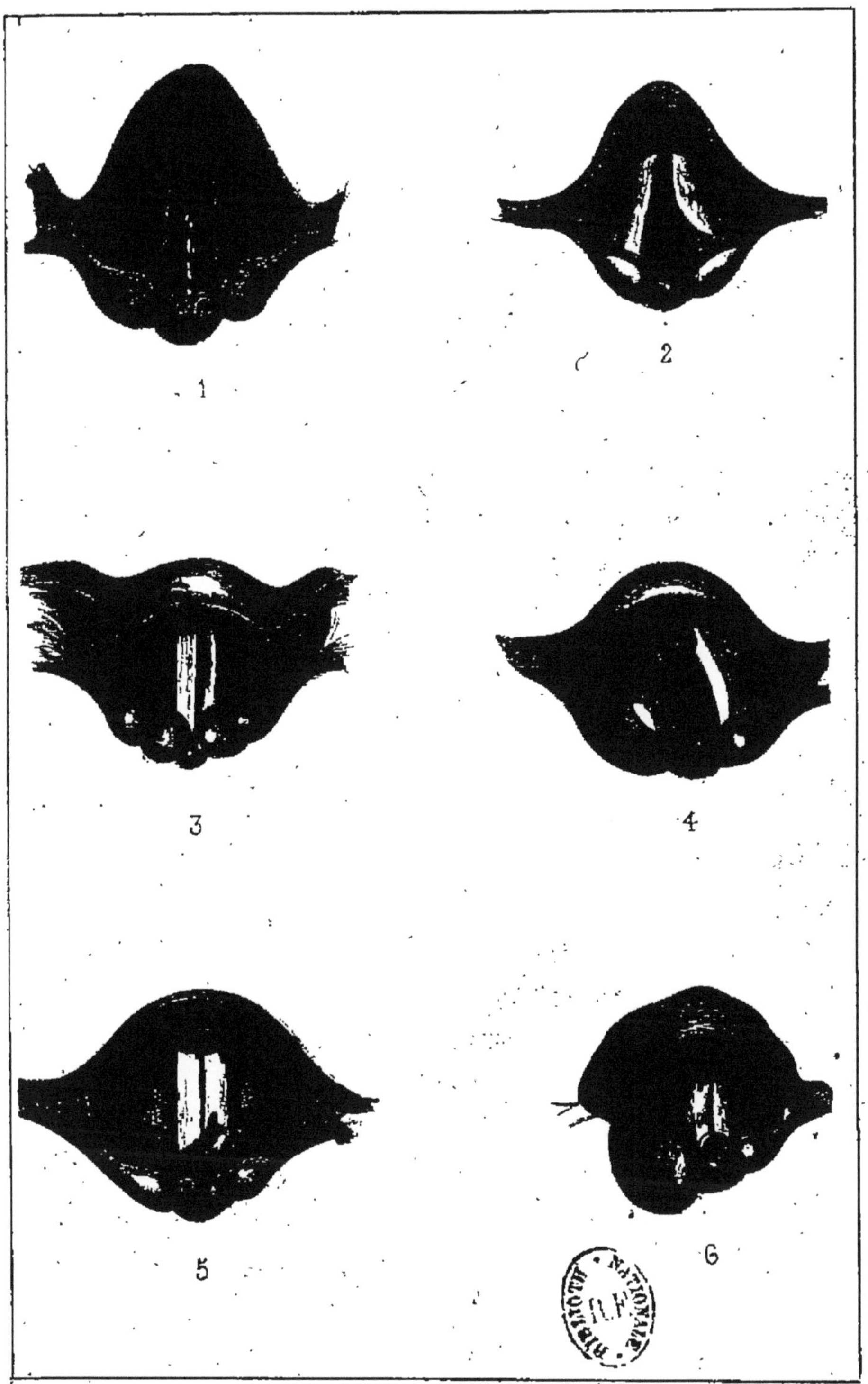

Poyet del Lefebvre lith.

PLANCHE II

Fig. 7. — Œdème sous-glottique. La muqueuse de la face inférieure des cordes vocales et de la partie supérieure de la trachée borde les deux cordes vocales inférieures en rétrécissant l'orifice de la glotte.

Fig. 8. — Syphilides érosives de l'épiglotte et des cordes supérieures et inférieures.

Fig. 9. — Ulcération syphilitique secondaire (plaque muqueuse) de la fossette sus-épiglottique droite.

Fig. 10. — Syphilide ulcéreuse de l'aryténoïde gauche. La corde supérieure du même côté et l'aryténoïde sont tuméfiés. (Œdème dur syphilitique.)

Fig. 11. — Œdème dur syphilitique de l'épiglotte. La corde vocale inférieure gauche est tuméfiée et n'obture la glotte que très incomplètement.

Fig. 12. — Gomme syphilitique non ulcérée de la région aryténoïdienne.

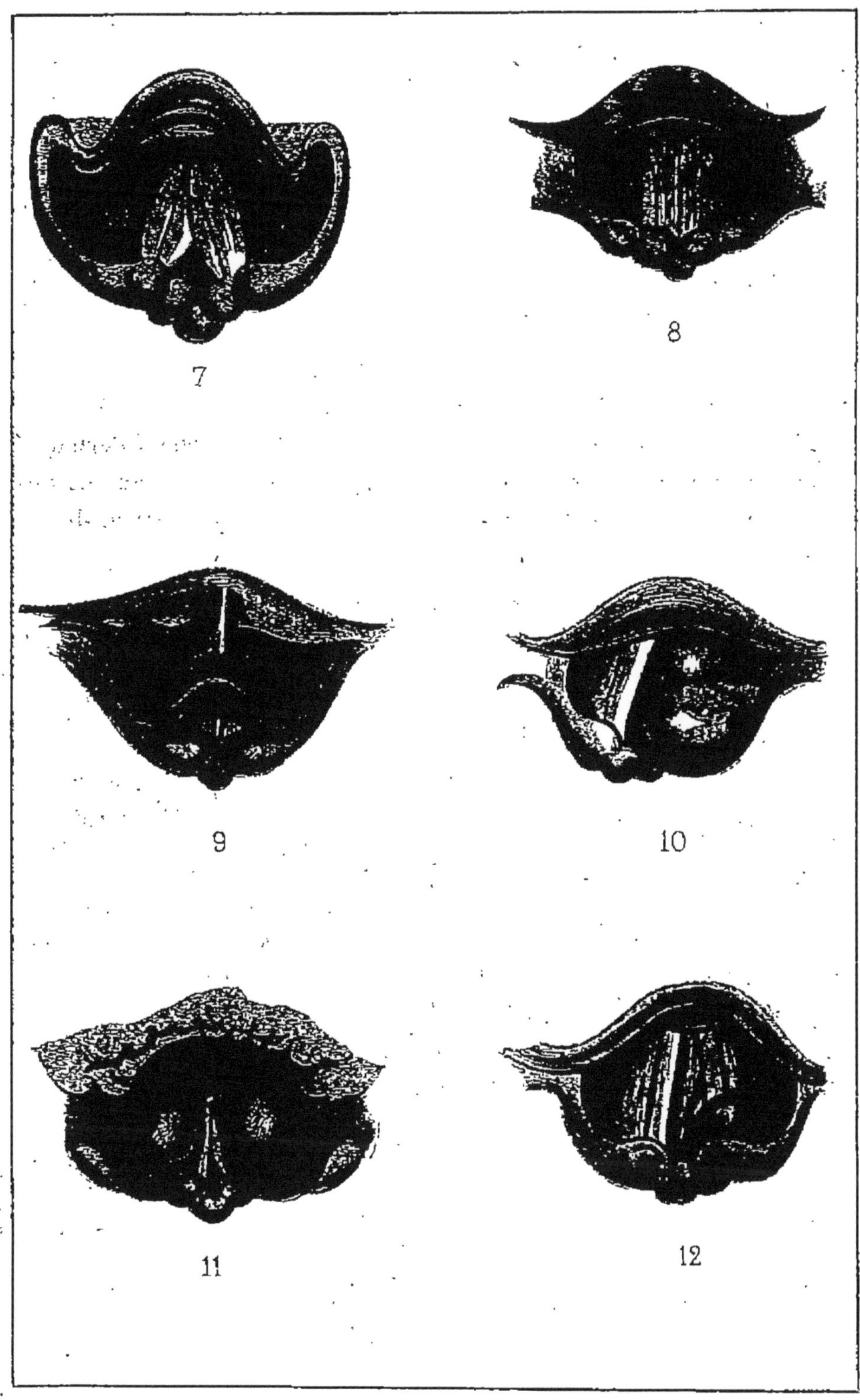

Poyet del.

Lefebvre lith.

PLANCHE III

Fig. 13. — Gomme infiltrée, cicatrisée. L'épiglotte, la corde supérieure et la corde inférieure gauche ont été ulcérées et la cicatrisation a amené une déformation complète de l'organe.

Fig. 14. — Cancer de la moitié gauche du larynx avant l'ulcération La corde supérieure et la région aryténoïdienne ne forment plus qu'une masse rouge, tuméfiée, dure, pouvant faire croire à une infiltration gommeuse.

Fig. 15. — Carcinôme épithélial ulcéré de la moitié gauche du larynx. On remarque une ulcération de la base de la langue. L'épiglotte est tuméfiée dans presque toute son étendue. La masse végétante ulcérée à sa partie postérieure s'est développée aux dépens de la corde supérieure.

Fig. 16. — Ulcérations scrofuleuses cicatrisées, du bord libre de l'épiglotte et du bord de la corde supérieure gauche.

Fig. 17. — Paralysie de la corde vocale inférieure gauche dont le bord libre reste immobile sur la ligne médiane. (Paralysie par compression anévrysmale du nerf récurrent.)

Fig. 18. — Paralysie incomplète de la corde vocale inférieure droite. (Compression du récurrent par des ganglions trachéobronchiques.)

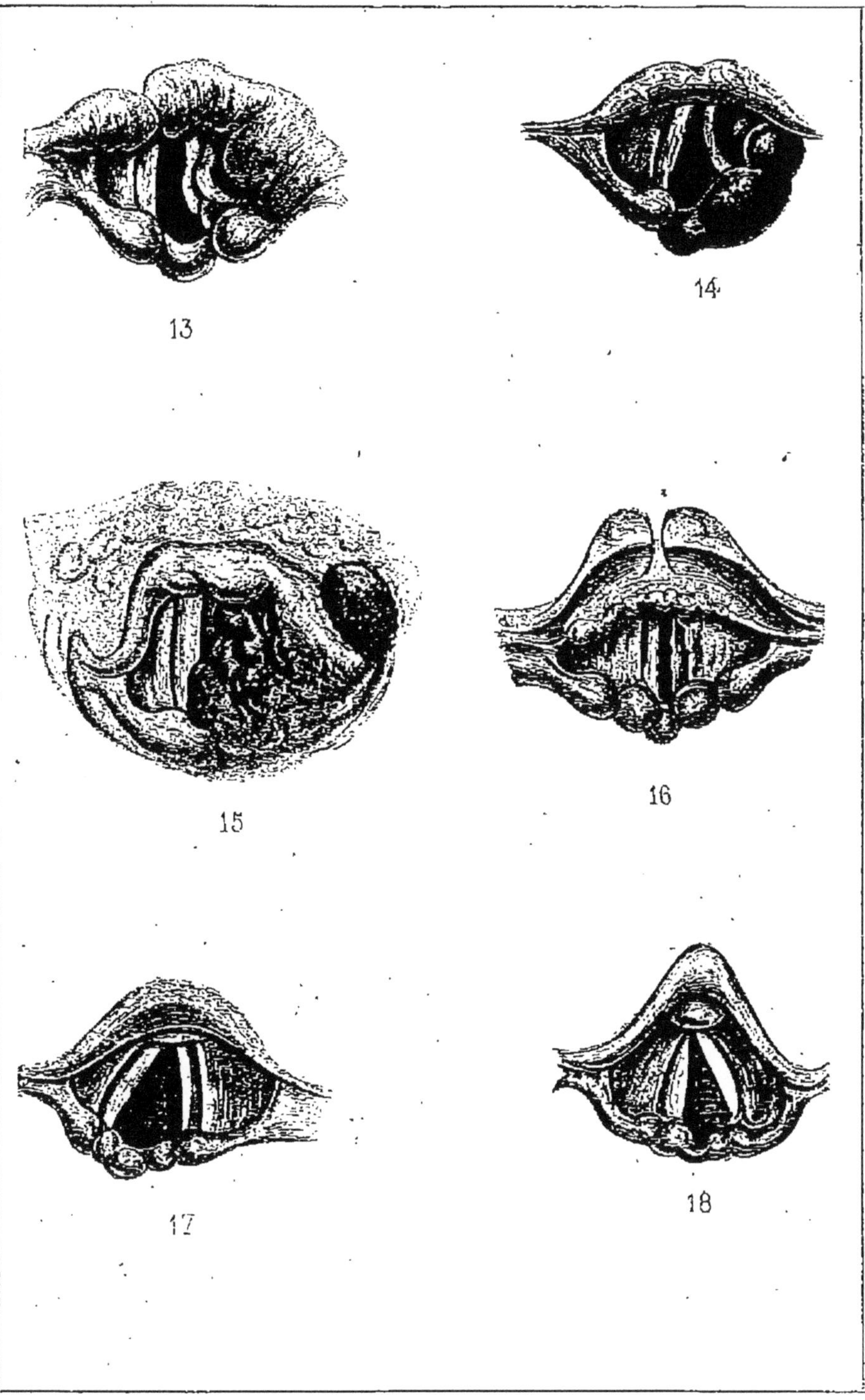

Poyet del. Lefebvre lith.

PLANCHE IV

Fig. 19. — Polype papillaire de la portion antérieure du bord libre de la corde vocale inférieure droite.

Fig. 20. — Papillômes ayant envahi toute la moitié gauche du larynx et pouvant simuler un épithélioma.

Fig. 21. — Fibrôme légèrement pédiculé du bord libre de la corde vocale inférieure gauche.

Fig. 22. — Myxôme inséré sur le bord libre de la corde vocale inférieure gauche. La petite tumeur fréquemment pincée entre les bords libres des cordes inférieures, s'est étranglée à sa partie moyenne et a pris une forme de gourde.

Fig. 23. — Angiôme inséré à la face inférieure de la corde vocale inférieure droite, très près du bord libre. Cette petite tumeur n'était visible que pendant l'inspiration. Pendant le rapprochement des cordes elle était cachée du côté de la trachée.

Fig. 24. — Kyste séreux de la face linguale de l'épiglotte. La tumeur refoule l'épiglotte sur le larynx qui est totalement obstrué. On trouve à la surface de la tumeur quelques petits vaisseaux qui correspondent à un point où elle a été plusieurs fois ouverte et vidée par le malade lui-même, étudiant en médecine.

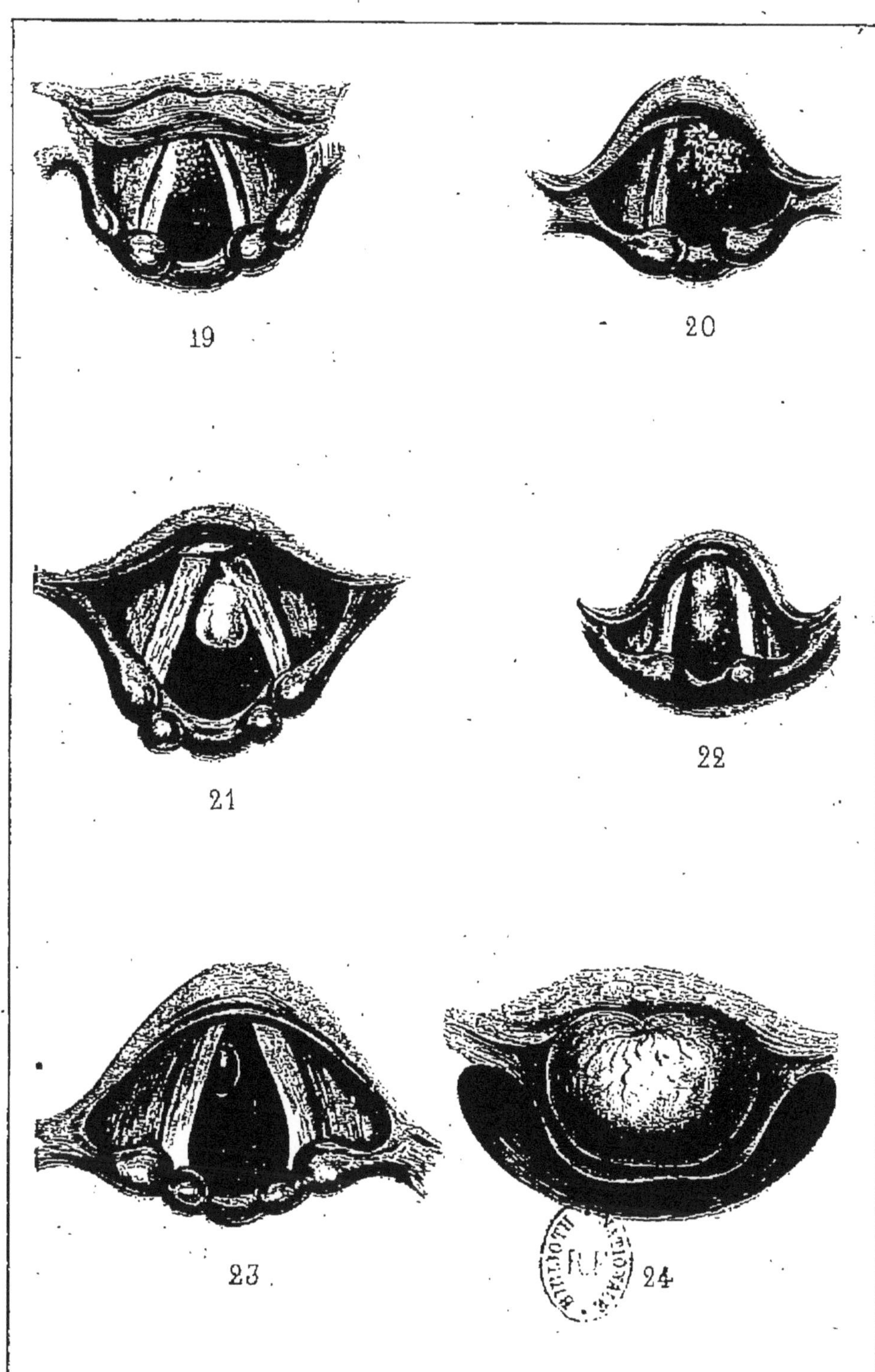

Poyet del Lefebvre lith